国家卫生健康委员会"十三五"规划教材

全国中医药高职高专教育教材

供医学美容技术等专业用

U0304173

美容外科学概论

第 3 版

主　　编　贾小丽

副主编　李　伟　孙羽佳　武　燕

编　　委　（按姓氏笔画排序）

刘子琦（重庆三峡医药高等专科学校）　　　武　燕（安徽中医药高等专科学校）

刘海波（江苏省连云港中医药高等职　　　金　可（成都铜雀台医学美容医院）
　　　　　业技术学校）　　　　　　　　　周　羽（江苏医药职业学院）

安　黎（四川华美紫馨医学美容医院）　　　周丽艳（江西医学高等专科学校）

孙羽佳（辽宁医药职业学院）　　　　　　　赵东升（石家庄医学高等专科学校）

孙珊珊（山东中医药高等专科学校）　　　　贾小丽（四川中医药高等专科学校）

李　伟（黑龙江中医药大学佳木斯学院）　　高　亮（华人医联丽元整形医院）

李海珠（白城医学高等专科学校）　　　　　黄　艳（江西卫生职业学院）

李潇潇（四川中医药高等专科学校）　　　　黄国强（浙江温州梦露医疗美容门

吴　明（福建卫生职业技术学院）　　　　　　　　　诊部）

邱　添（湖北中医药高等专科学校）　　　　崔　娟（青海卫生职业技术学院）

陈　倩（四川米兰柏羽医学美容医院）

学术秘书　李潇潇（兼）

人民卫生出版社

图书在版编目（CIP）数据

美容外科学概论/贾小丽主编. —3 版. —北京：
人民卫生出版社,2019
ISBN 978-7-117-28834-7

Ⅰ.①美…　Ⅱ.①贾…　Ⅲ.①美容术-中医学院-教材　Ⅳ.①R622

中国版本图书馆 CIP 数据核字（2019）第 192903 号

人卫智网　www. ipmph. com	医学教育、学术、考试、健康，购书智慧智能综合服务平台
人卫官网　www. pmph. com	人卫官方资讯发布平台

美容外科学概论

第 3 版

主　　编：贾小丽
出版发行：人民卫生出版社（中继线 010-59780011）
地　　址：北京市朝阳区潘家园南里 19 号
邮　　编：100021
E - mail：pmph @ pmph. com
购书热线：010-59787592　010-59787584　010-65264830
印　　刷：三河市潮河印业有限公司
经　　销：新华书店
开　　本：787×1092　1/16　　印张：18
字　　数：415 千字
版　　次：2010 年 7 月第 1 版　　2019 年 10 月第 3 版
　　　　　2025 年 1 月第 3 版第 9 次印刷（总第 13 次印刷）
标准书号：ISBN 978-7-117-28834-7
定　　价：52.00 元

《美容外科学概论》数字增值
服务编委会

主　　编　贾小丽

副 主 编　李　伟　孙羽佳　武　燕

编　　委　（按姓氏笔画排序）

刘子琦（重庆三峡医药高等专科学校）

刘晓红（绵阳市中医院）

刘海波（江苏省连云港中医药高等职业技术学校）

安　黎（四川华美紫馨医学美容医院）

孙羽佳（辽宁医药职业学院）

孙珊珊（山东中医药高等专科学校）

李　伟（黑龙江中医药大学佳木斯学院）

李全兴（四川中医药高等专科学校附属医院）

李海珠（白城医学高等专科学校）

李潇潇（四川中医药高等专科学校）

吴　明（福建卫生职业技术学院）

邱　添（湖北中医药高等专科学校）

陈　倩（四川米兰柏羽医学美容医院）

武　燕（安徽中医药高等专科学校）

金　可（成都铜雀台医学美容医院）

周　羽（江苏医药职业学院）

周丽艳（江西医学高等专科学校）

赵东升（石家庄医学高等专科学校）

贾小丽（四川中医药高等专科学校）

高　亮（华人医联丽元整形医院）

黄　艳（江西卫生职业学院）

黄国强（浙江温州梦露医疗美容门诊部）

崔　娟（青海卫生职业技术学院）

学术秘书　李潇潇（兼）

修 订 说 明

为了更好地推进中医药职业教育教材建设,适应当前我国中医药职业教育教学改革发展的形势与中医药健康服务技术技能人才的要求,贯彻落实《国家中长期教育改革和发展规划纲要(2010—2020年)》《医药卫生中长期人才发展规划(2011—2020年)》《中医药发展战略规划纲要(2016—2030年)》精神,做好新一轮中医药职业教育教材建设工作,人民卫生出版社在教育部、国家卫生健康委员会、国家中医药管理局的领导下,组织和规划了第四轮全国中医药高职高专教育、国家卫生健康委员会"十三五"规划教材的编写和修订工作。

本轮教材修订之时,正值《中华人民共和国中医药法》正式实施之际,中医药职业教育迎来发展大好的际遇。为做好新一轮教材出版工作,我们成立了第四届中医药高职高专教育教材建设指导委员会和各专业教材评审委员会,以指导和组织教材的编写和评审工作;按照公开、公平、公正的原则,在全国1 400余位专家和学者申报的基础上,经中医药高职高专教育教材建设指导委员会审定批准,聘任了教材主编、副主编和编委;确立了本轮教材的指导思想和编写要求,全面修订全国中医药高职高专教育第四轮规划教材,即中医学、中药学、针灸推拿、护理、医学美容技术、康复治疗技术6个专业83门教材。

第四轮全国中医药高职高专教育教材具有以下特色:

1. 定位准确,目标明确 教材的深度和广度符合各专业培养目标的要求和特定学制、特定对象、特定层次的培养目标,力求体现"专科特色、技能特点、时代特征",既体现职业性,又体现其高等教育性,注意与本科教材、中专教材的区别,适应中医药职业人才培养要求和市场需求。

2. 谨守大纲,注重三基 人卫版中医药高职高专教材始终坚持"以教学计划为基本依据"的原则,强调各教材编写大纲一定要符合高职高专相关专业的培养目标与要求,以培养目标为导向、职业岗位能力需求为前提、综合职业能力培养为根本,同时注重基本理论、基本知识和基本技能的培养和全面素质的提高。

3. 重点考点,突出体现 教材紧扣中医药职业教育教学活动和知识结构,以解决目前各高职高专院校教材使用中的突出问题为出发点和落脚点,体现职业教育对人才的要求,突出教学重点和执业考点。

4. 规划科学,详略得当 全套教材严格界定职业教育教材与本科教材、毕业后教育教材的知识范畴,严格把握教材内容的深度、广度和侧重点,突出应用型、技能型教育内容。基础课教材内容服务于专业课教材,以"必须、够用"为度,强调基本技能的培养;专业课教材紧密围绕专业培养目标的需要进行选材。

5

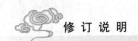

5. 体例设计，服务学生　本套教材的结构设置、编写风格等坚持创新，体现以学生为中心的编写理念，以实现和满足学生的发展为需求。根据上一版教材体例设计在教学中的反馈意见，将"学习要点""知识链接""复习思考题"作为必设模块，"知识拓展""病案分析(案例分析)""课堂讨论""操作要点"作为选设模块，以明确学生学习的目的性和主动性，增强教材的可读性，提高学生分析问题、解决问题的能力。

6. 强调实用，避免脱节　贯彻现代职业教育理念。体现"以就业为导向，以能力为本位，以发展技能为核心"的职业教育理念。突出技能培养，提倡"做中学、学中做"的"理实一体化"思想，突出应用型、技能型教育内容。避免理论与实际脱节、教育与实践脱节、人才培养与社会需求脱节的倾向。

7. 针对岗位，学考结合　本套教材编写按照职业教育培养目标，将国家职业技能的相关标准和要求融入教材中。充分考虑学生考取相关职业资格证书、岗位证书的需要，与职业岗位证书相关的教材，其内容和实训项目的选取涵盖相关的考试内容，做到学考结合，体现了职业教育的特点。

8. 纸数融合，坚持创新　新版教材最大的亮点就是建设纸质教材和数字增值服务融合的教材服务体系。书中设有自主学习二维码，通过扫码，学生可对本套教材的数字增值服务内容进行自主学习，实现与教学要求匹配、与岗位需求对接、与执业考试接轨，打造优质、生动、立体的学习内容。教材编写充分体现与时代融合、与现代科技融合、与现代医学融合的特色和理念，适度增加新进展、新技术、新方法，充分培养学生的探索精神、创新精神；同时，将移动互联、网络增值、慕课、翻转课堂等新的教学理念和教学技术、学习方式融入教材建设之中，开发多媒体教材、数字教材等新媒体形式教材。

人民卫生出版社医药卫生规划教材经过长时间的实践与积累，其中的优良传统在本轮修订中得到了很好的传承。在中医药高职高专教育教材建设指导委员会和各专业教材评审委员会指导下，经过调研会议、论证会议、主编人会议、各专业编写会议、审定稿会议，确保了教材的科学性、先进性和实用性。参编本套教材的近1 000位专家，来自全国40余所院校，从事高职高专教育工作多年，业务精纯，见解独到。谨此，向有关单位和个人表示衷心的感谢！希望各院校在教材使用中，在改革的进程中，及时提出宝贵意见或建议，以便不断修订和完善，为下一轮教材的修订工作奠定坚实的基础。

人民卫生出版社有限公司

2018 年 4 月

全国中医药高职高专院校第四轮规划教材书目

教材序号	教材名称	主编	适用专业
1	大学语文(第4版)	孙 洁	中医学、针灸推拿、中医骨伤、护理等专业
2	中医诊断学(第4版)	马维平	中医学、针灸推拿、中医骨伤、中医美容等专业
3	中医基础理论(第4版)*	陈 刚 徐宜兵	中医学、针灸推拿、中医骨伤、护理等专业
4	生理学(第4版)*	郭争鸣 唐晓伟	中医学、中医骨伤、针灸推拿、护理等专业
5	病理学(第4版)	苑光军 张宏泉	中医学、护理、针灸推拿、康复治疗技术等专业
6	人体解剖学(第4版)	陈晓杰 孟繁伟	中医学、针灸推拿、中医骨伤、护理等专业
7	免疫学与病原生物学(第4版)	刘文辉 田维珍	中医学、针灸推拿、中医骨伤、护理等专业
8	诊断学基础(第4版)	李广元 周艳丽	中医学、针灸推拿、中医骨伤、护理等专业
9	药理学(第4版)	侯 晞	中医学、针灸推拿、中医骨伤、护理等专业
10	中医内科学(第4版)*	陈建章	中医学、针灸推拿、中医骨伤、护理等专业
11	中医外科学(第4版)*	尹跃兵	中医学、针灸推拿、中医骨伤、护理等专业
12	中医妇科学(第4版)	盛 红	中医学、针灸推拿、中医骨伤、护理等专业
13	中医儿科学(第4版)*	聂绍通	中医学、针灸推拿、中医骨伤、护理等专业
14	中医伤科学(第4版)	方家选	中医学、针灸推拿、中医骨伤、护理、康复治疗技术专业
15	中药学(第4版)	杨德全	中医学、中药学、针灸推拿、中医骨伤、康复治疗技术等专业
16	方剂学(第4版)*	王义祁	中医学、针灸推拿、中医骨伤、康复治疗技术、护理等专业

续表

教材序号	教材名称	主编	适用专业
17	针灸学(第4版)	汪安宁 易志龙	中医学、针灸推拿、中医骨伤、康复治疗技术等专业
18	推拿学(第4版)	郭 翔	中医学、针灸推拿、中医骨伤、护理等专业
19	医学心理学(第4版)	孙 萍 朱 玲	中医学、针灸推拿、中医骨伤、护理等专业
20	西医内科学(第4版)*	许幼晖	中医学、针灸推拿、中医骨伤、护理等专业
21	西医外科学(第4版)	朱云根 陈京来	中医学、针灸推拿、中医骨伤、护理等专业
22	西医妇产科学(第4版)	冯 玲 黄会霞	中医学、针灸推拿、中医骨伤、护理等专业
23	西医儿科学(第4版)	王龙梅	中医学、针灸推拿、中医骨伤、护理等专业
24	传染病学(第3版)	陈艳成	中医学、针灸推拿、中医骨伤、护理等专业
25	预防医学(第2版)	吴 娟 张立祥	中医学、针灸推拿、中医骨伤、护理等专业
1	中医学基础概要(第4版)	范俊德 徐迎涛	中药学、中药制药技术、医学美容技术、康复治疗技术、中医养生保健等专业
2	中药药理与应用(第4版)	冯彬彬	中药学、中药制药技术等专业
3	中药药剂学(第4版)	胡志方 易生富	中药学、中药制药技术等专业
4	中药炮制技术(第4版)	刘 波	中药学、中药制药技术等专业
5	中药鉴定技术(第4版)	张钦德	中药学、中药制药技术、中药生产与加工、药学等专业
6	中药化学技术(第4版)	吕华瑛 王 英	中药学、中药制药技术等专业
7	中药方剂学(第4版)	马 波 黄敬文	中药学、中药制药技术等专业
8	有机化学(第4版)*	王志江 陈东林	中药学、中药制药技术、药学等专业
9	药用植物栽培技术(第3版)*	宋丽艳 汪荣斌	中药学、中药制药技术、中药生产与加工等专业
10	药用植物学(第4版)*	郑小吉 金 虹	中药学、中药制药技术、中药生产与加工等专业
11	药事管理与法规(第3版)	周铁文	中药学、中药制药技术、药学等专业
12	无机化学(第4版)	冯务群	中药学、中药制药技术、药学等专业
13	人体解剖生理学(第4版)	刘 斌	中药学、中药制药技术、药学等专业
14	分析化学(第4版)	陈哲洪 鲍 羽	中药学、中药制药技术、药学等专业
15	中药储存与养护技术(第2版)	沈 力	中药学、中药制药技术等专业

续表

教材序号	教材名称	主编	适用专业
1	中医护理（第3版）*	王 文	护理专业
2	内科护理（第3版）	刘 杰 吕云玲	护理专业
3	外科护理（第3版）	江跃华	护理、助产类专业
4	妇产科护理（第3版）	林 萍	护理、助产类专业
5	儿科护理（第3版）	艾学云	护理、助产类专业
6	社区护理（第3版）	张先庚	护理专业
7	急救护理（第3版）	李延玲	护理专业
8	老年护理（第3版）	唐凤平 郝 刚	护理专业
9	精神科护理（第3版）	井霖源	护理、助产专业
10	健康评估（第3版）	刘惠莲 滕艺萍	护理、助产专业
11	眼耳鼻咽喉口腔科护理（第3版）	范 真	护理专业
12	基础护理技术（第3版）	张少羽	护理、助产专业
13	护士人文修养（第3版）	胡爱明	护理专业
14	护理药理学（第3版）*	姜国贤	护理专业
15	护理学导论（第3版）	陈香娟 曾晓英	护理、助产专业
16	传染病护理（第3版）	王美芝	护理专业
17	康复护理（第2版）	黄学英	护理专业
1	针灸治疗（第4版）	刘宝林	针灸推拿专业
2	针法灸法（第4版）*	刘 茜	针灸推拿专业
3	小儿推拿（第4版）	刘世红	针灸推拿专业
4	推拿治疗（第4版）	梅利民	针灸推拿专业
5	推拿手法（第4版）	那继文	针灸推拿专业
6	经络与腧穴（第4版）*	王德敬	针灸推拿专业
1	医学美学（第3版）	周红娟	医学美容技术等专业
2	美容辨证调护技术（第3版）	陈美仁	医学美容技术等专业
3	美容中药方剂学（第3版）*	黄丽平 姜 醒	医学美容技术等专业

续表

教材序号	教材名称	主编	适用专业
4	美容业经营与管理(第3版)	申芳芳	医学美容技术等专业
5	美容心理学(第3版)*	陈 敏 汪启荣	医学美容技术等专业
6	美容外科学概论(第3版)	贾小丽	医学美容技术等专业
7	美容实用技术(第3版)	张丽宏	医学美容技术等专业
8	美容皮肤科学(第3版)	陈丽娟	医学美容技术等专业
9	美容礼仪与人际沟通(第3版)	位汶军 夏 曼	医学美容技术等专业
10	美容解剖学与组织学(第3版)	刘荣志	医学美容技术等专业
11	美容保健技术(第3版)	陈景华	医学美容技术等专业
12	化妆品与调配技术(第3版)	谷建梅	医学美容技术等专业
1	康复评定(第3版)	孙 权 梁 娟	康复治疗技术等专业
2	物理治疗技术(第3版)	林成杰	康复治疗技术等专业
3	作业治疗技术(第3版)	吴淑娥	康复治疗技术等专业
4	言语治疗技术(第3版)	田 莉	康复治疗技术等专业
5	中医养生康复技术(第3版)	王德瑜 邓 沂	康复治疗技术等专业
6	临床康复学(第3版)	邓 倩	康复治疗技术等专业
7	临床医学概要(第3版)	周建军 符逢春	康复治疗技术等专业
8	康复医学导论(第3版)	谭 工	康复治疗技术等专业

* 为"十二五"职业教育国家规划教材

第四届全国中医药高职高专教育教材建设指导委员会

第四届全国中医药高职高专医学美容技术专业教材评审委员会

前　言

　　本书是在全国中医药高职高专教材建设指导委员会、人民卫生出版社共同组织规划下，按照全国中医药高职高专院校医学美容技术专业的培养目标对2014年7月出版的《美容手术概论(第2版)》进行了修订，更名为《美容外科学概论》，供医学美容技术等专业使用的教学用书。

　　本书适用于医学美容技术专业大学专科层次使用，医学美容技术专业为非处方专业，不能从事美容手术的各项操作。医学美容技术专业的部分毕业生从事医学美容咨询与沟通，术后康复指导等工作，需要美容外科相关的基础理论知识和相关技能。基于该专业从事相关工作时应具备必需及够用的知识与技能的原则，根据2009年原卫生部办公厅印发的《医疗美容项目分级管理目录》，对本书的项目和内容进行了调整，有别于美容外科医生所掌握的知识及技能。本书内容涵盖了《医疗美容项目分级管理目录》中规定的美容手术项目，以及美容外科相关基础知识，并增加了美容咨询与沟通的相关知识。

　　本次修订，得到了全国15家开展医学美容技术专业的高等医学(职业技术)院校和医学美容医院临床一线专家的大力支持，在此表示衷心感谢！本次教材修订过程中，参考了大量论著和相关资料，在此谨向有关作者致以谢意。在编写过程中，感谢人民卫生出版社和上一版主编李全兴教授的悉心指导和大力支持，特此表示诚挚谢意。

　　由于时间仓促，技术更新编入较少，影像资料收集不足，很多地方还有待完善。在使用过程中会逐步补充，力求使本教材日臻完善，能够更好地适应医学美容技术专业教学和临床的需要。

《美容外科学概论》编委会

2019年5月

目　录

第一章

绪　论

 学习要点

美容外科的概念;美容外科的诊疗范围;美容外科工作者应具备的基本素质与要求。

第一节　美容外科的概念与范畴

一、美容外科的概念

美容外科来源于整形外科,故曾称为美容整形外科。其含义是一门以人体美学理论为基础,运用审美学、心理学与外科技术相结合为手段,对人体美加以修复和再塑,或对一些损容性疾病施以美容手术治疗,在保持功能完好的基础上,以此来改善或增进人体形态及功能之美感,从而达到解除人们内心压抑或心理障碍的目的的医学分支学科。因此,凡利用外科手段来增进人体美感的医学实践活动均被称为美容外科。

二、美容外科的范畴

一般认为,凡以追求人体美为目的,以外科手术为手段来增加人体外在美的内容均属于美容外科实施的范畴。它不仅将原来分属于整形外科、皮肤外科、颅颌面外科、眼科、五官科等学科中的手术美容范畴纳入其中,而且还将近年来新创的美容手术项目,如超声吸脂术、内镜除皱术等都归属于美容外科的范畴。目前常开展的美容外科项目有:

1. 面部轮廓的美容外科手术　包括颧骨增高及降低术、下颌角肥大矫正术、面部软组织填充术,酒窝形成术、面部脂肪抽吸术、颌面骨整形美容术等。

2. 五官美容外科手术　包括眉眼部美容外科手术,如眉成形术、重睑成形术、眼袋成形术、内眦赘皮矫正术等。鼻部美容外科手,如隆鼻术、鼻尖美容术、鼻翼缺损修复术、鼻小柱及鼻孔美容术等。

3. 耳部美容外科手术　招风耳矫正术、杯状耳矫正术、耳垂穿孔术、耳垂畸形修复术等。

4. 口唇部美容外科手术　唇珠美容术、唇外翻矫正术、唇裂的术后上唇畸形修复术、唇峰及薄唇增厚美容术、唇缺损修复术,厚唇变薄术等。

5. 头面部其他美容外科手术　包括发际升高和降低术,毛发移植术,肿瘤、瘢痕、色素痣和其他损容性皮损美容手术,额、面、颈部除皱术,脂肪移植填充术,以及肉毒毒素注射治疗等新材料、新技术的应用。

6. 乳房美容外科手术　包括隆胸术、巨乳缩小术、乳房下垂矫正术、乳头内陷矫正术、男性乳房肥大矫正术等。

7. 形体雕塑美容外科手术　包括腹壁整形术、丰臀术、小腿美容术、负压脂肪抽吸术等。

8. 会阴部美容外科手术　包括小阴唇肥大修复术、处女膜成形术、阴道松弛缩紧术等。

另外,随着医学美容行业的发展,出于美容目的的还有微创项目,包括:①注射填充类:包括自体脂肪填充、玻尿酸填充、胶原蛋白填充等;②注射类:包括肉毒毒素去皱、瘦脸针等。此外,采用机械摩擦、化学剥脱、冷冻、微针美容技术、手术切除以及高频电刀等方法治疗体表的损容性疾病,包括肿瘤、肿块以及皮肤瘢痕等,也归属于美容外科治疗的范畴。

第二节　美容外科的发展简史

人类文明的历史在于人不仅按照美的规律改造自然和创造世界,同时也渴望以美的规律来塑造自身。爱美是人的天性,爱美之心人皆有之,人类自产生审美意识后,便不断地以各种方式来装饰和塑造自身,古人如此,现代人更是如此,人类追求美的历史已有数千年之久。纵观美容外科及其萌芽状态的各种美容技术,就是建立在这一古已有之"爱美之心"求美欲望的基础上所付诸的一种人体审美实践。

一、古代美容外科的萌芽与发展

人类鉴赏美的本领,追求美的愿望,以及不断创造美、装饰美和塑造美的行为与人类历史同样悠久。据考古出土的文物证实,无论中外,有关美化人体的实践活动,最初都起源于远古时期原始人的戴耳环、穿鼻环、文身图案等形体美的装饰及塑造。国外最早有文字记载的美容外科技术,首推公元前6世纪印度的Susurtd用额部皮瓣施行鼻再造术和耳垂再造术。古罗马著名医学家Celsus(公元前25年—公元50年)用滑行皮瓣进行美容术。

在我国,美容外科的萌芽和起步很早,记载极为丰富。早在汉代以前(公元前2世纪)就有穿耳带环的记载。晋代已有修补唇裂的记载,公元3世纪《晋书·魏咏之传》就有成功修复唇裂的案例。唐代已出现了专职的"治唇先生",并有修复唇裂的论述。先后成书的如南宋的《唐诗纪事》《小儿卫生总微论方》,明代王肯堂的《疡医准绳》,清代顾世澄的《疡医大全》等著作中都有唇裂修复的记载。东晋名医葛洪所著的《肘后备急方》是较早记载了手术治疗面部瘢痕的中医文献。唐宋时期已采用磨削美容法治疗面部瘢痕,如《圣济总录》中所记载的北宋淳化三年(公元992年)"玉磨"治疗面部瘢痕的技术,可谓是现代皮肤磨削术的先导。此外,古代文献中还有许多关于美容手术的记载,如唐代的酒窝形成术、南宋时期的义眼术、北宋时期的皮肤磨削术、元代的鼻梁修补术、明清时期的缺唇修复术和缺耳修复术等。这些史料足以证实，华夏民族的美容外科技术及方法对世界美容医学的发展做出了巨大贡献，并丰富了人类医学宝藏。

二、近代美容外科发展史

在欧洲文化中，16 世纪意大利著名解剖学家、外科学教授塔利亚考奇（Gasparo Tagliacozzi）发明了以上臂单蒂皮瓣做鼻再造术，并在其《颜面成形术》（1599 年）中论述，故被后人誉为"整形外科之父"。17~18 世纪美容整形手术开展较少。

19 世纪中后期，由于麻醉技术和无菌术的发明，外科技术得以迅速发展，美容整形外科也同步发展，并逐步成为医学中一门独立的学科，美容外科技术也逐渐扩展到鼻以外的其他部位。当时柏林大学外科学教授获芬巴赫（Dieffenbach，1792—1847 年）与其继承人、外科学教授朗金柏克（Von Langenbeck，1810—1887）都不仅在鼻再造术方面有所创新，而且在眼睑、颊部和口唇的再造美容整形技术上做出了很大贡献。

19 世纪皮肤移植整形外科技术得到了发展。Giuseppe Baronio（1804 年）报道了用羊皮进行植皮的动物实验，Cooper（1817 年）首次用截肢的皮肤为断指残端进行植皮，Bunger 将大腿的皮肤植于鼻部等。19 世纪美容外科应用范围的扩展及植皮技术的形成和发展，为现代美容外科的发展奠定了坚实基础。

三、现代美容外科的形成与发展

现代美容外科是从 20 世纪初开始形成与发展的。在两次世界大战中，有大批伤员的颌面毁损，肢体残缺，体表重要组织器官发生缺损，需要为之成形修复。因此，整形手术需求极大，大量其他专业的医生纷纷开展整形外科手术，有力地促进了整形外科技术的快速发展。20 世纪初，Filatov（1917 年）和 Gillies（1920 年）发明了皮管移植修复缺损。当时最负盛名的美容整形外科专家有英国的 Gillies、美国的 Davis 和 Blair 等。由于对战伤的成功救治以及对残缺、缺损的全面修复和功能的重建，当时的整形外科无论是在医学界还是在民众中均赢得了广泛赞誉和极好的口碑。

第二次世界大战结束后，由于经济迅速发展，人们生活富裕，普遍希望提高生活质量，整形外科的诊疗范围不再仅仅局限为对先天性或后天性等形态性疾病的修复和成形，而是以美容为目的，相关手术也应运而生，并以强劲的势头迅猛发展，美容外科也随之诞生。其间各国纷纷成立整形外科协会，各种专业杂志也不断涌现。目前国际上最有影响的整形外科杂志 *Plastic and Reconstructive Surgery* 就创刊于 1946 年。国际整形外科协会成立于 1955 年。

我国现代整形外科起步较晚，而现代美容外科的历史更短。尽管我国在 20 世纪 40 年代就有学者开展美容手术，然而直至改革开放前，美容外科一直被视为禁区。20 世纪 50—60 年代，国内整形外科的病种以烧伤后期的整形修复为主。宋儒耀是国内第一位（1942 年）去美国学习整形外科的医生，回国后于 1957 年在北京建立了中国首家整形外科医院，目前也是世界上规模较大的一所整形外科医院。在抗美援朝战争时期及停战以后，由于需要，全国各地纷纷建立了整形外科，如朱洪荫教授 1949 年在北京建立了整形外科，汪良能教授 1954 年在西安建立了整形外科，张涤生教授 1956 年在上海建立了整形外科。20 世纪 70 年代末期，我国的改革开放为美容外科的发展开创了良好契机,在 20 世纪 80 年代初期,有 4 个自发的学术团体活跃在我国美容医学界,分别为医学美学、美容皮肤、美容牙科和美容外科。这 4 个自发的学术团体在当时纷纷组织学术活动,为美容医学体系的形成与发展起到了积极的推动作用。20 世纪 80 年代末,显微外科技术的出现,使我国的整形外科技术迈上了新台阶。同时,我国美容外科从业者主编出版了大量的著作。例如,1985 年查元坤主编出版了《擦皮美容术》,1988 年高景桓、王大枚分别主编出版了《实用美容术》《美容外科简明手术学》,1989 年汪良能和高学书主编出版了《整形外科学》,1990 年宋儒耀主编出版了《美容整形外科学》等。这些著作为美容外科学的发展与完善起到了理论指导作用。1990 年,我国批准成立了"中华医学会医学美学与美容学分会",下设 4 个学组和工作组,标志着当代美容外科发展阶段的形成。

我国现代美容外科的历史很短,但改革开放 40 年来,国民经济迅速发展,人们生活水平显著提高,美容外科发展积极迅速。近 30 年来,美容外科手术在全国范围内得以突飞猛进的发展,有些甚至扩展至海外。随着生活水平的不断提高,人类文明和科学技术的进步,社会和谐和健康观念的更新,越来越多的人追求形体美、形象美、曲线美,以求活得更美丽,更潇洒,更愉悦。为了满足经济、社会发展的需要和人们爱美的需求,美容外科迅速发展,专业技术队伍不断壮大,整个行业展现了广阔而可喜的前景。在此期间,大量美容医学方面的文献得以发表,美容专著纷纷出版,美容医学的学术组织不断建立,相应的学术期刊得以创办;美容外科的基础研究和临床应用研究成果辈出,美容医学专业教育和美容外科学术交流在全国兴起。上述事实表明,我国美容外科开始向纵深发展,其学术水平和专业技术已赶超国际先进水平。这标志着我国美容外科迈入新的里程。

第三节 美容外科工作者的基本素质与要求

美容外科既有外科的属性,又具有美学的属性。对于美容外科工作者来讲,不但要掌握本专业的基本知识和技能,而且还应有丰富的美学知识及素养,同时也要具备与美容外科相关专业与基础学科等方面的知识与技能。美容外科工作者应具备的素质与要求如下所述。

一、具有高尚的道德情操和职业操守

对于健康所系、生命相托的医学事业,要求每位医务工作者具备良好的道德修养、高尚的职业操守,要真正地关心、爱护求美者,从医学和求美者角度,共同权衡手术效果及预期,对手术效果不夸大、不假设,坚持美容外科的科学性和严谨性。美容外科工作者应将对求美者的爱心、对职业的责任心、对美容外科技术操作的进取心等放在首要位置,将沟通技巧和话术放在次要位置,才能长久地赢得求美者的信赖,有良好的口碑效应。

二、具备一定的医学审美能力和艺术修养

美容外科学是医学与美学高度结合的学科,实施的过程就是运用外科技术和医学审美对人体进行艺术性的外科创作过程,维护、修复和塑造出的人体之美就是一件件

艺术作品。因此,作为一名美容外科工作者,不仅要具备良好的医学知识,还需要对美学有深刻的认识,自身具备良好的审美修养,运用科学的、与时俱进的审美标准,结合医学知识来指导求美者,并根据每位求美者的特征全面地分析每位求美者的年龄、性格、工作、生活环境等,为其有针对性地介绍、设计美容外科项目,尽可能做到个性化,避免千篇一律。

三、具有广泛的学科基础知识与技能

随着经济社会的发展,医学模式的转变和健康观念的更新,以及求美者形形色色的特殊要求,美容外科工作者必须不断更新知识结构,完善知识体系,才能适应学科发展的需要。因此,美容外科工作者应具备广博的学科知识、熟练的技能、开阔的视野和不断进取的创新精神。美容外科工作者应具备广阔的美容医学基础知识,如人体解剖学、免疫学、微生物学、生理学、病理学等;具有审美能力和艺术修养,如医学人体美学、形象设计等;具备医学美容学科知识和技能,如中医美容、美容营养学、美容皮肤科学等;具有良好的人际沟通、懂得美容心理学和美容经营与管理等方面的能力。

四、具有一定的美容心理学知识

现代生物-心理-社会医学模式强调社会心理因素在医学中的作用。从心理学需要的观念来看,爱美本质上是人的社会性需要。在美容外科工作中,要重视求美者的心理状态,并将其贯彻于美容外科诊疗的全过程。由于人们的社会背景、文化素质、经济地位以及所处的环境决定其心理状态,故对每一位求美者进行心理分析是必要的。接受医学美容项目的求美者,必须要心理健康,全身情况良好。但在临床工作中,求美者往往是生理状况良好,而求美动机却存在着不同程度的心理问题或异常。因此,应根据求美者的具体情况,以及求美的动机等方面进行综合分析,明确该求美者是否适合诊疗。对于不能诊疗或暂时不宜诊疗而又有心理障碍的求美者,美容外科工作者要及时有效地进行心理辅导,必要时找心理医生治疗,绝不能盲目诊疗。求美者心理问题不仅会出现在诊疗前,也可能出现在诊疗中或诊疗后,因此美容工作者要在求美者诊疗前、诊疗中及诊疗后进行必要的心理疏导,帮助求美者积极配合诊疗后的康复。另外,根据临床心理学分析,60%的人求美动机均存在着不同程度的心理异常,美容外科工作者在实际工作中务必要引起重视。当求美者的求美动机不正确时,一旦对其实施手术,其效果往往达不到预定的要求,甚至酿成医疗纠纷,给双方带来损失。因此,美容外科工作者具备一定的心理学知识,并对有心理异常的美容就医者进行相应的心理学治疗,是一个美容外科工作者必须具备的能力。

(李潇潇)

　复习思考题

扫一扫
测一测

1. 阐述美容外科手术的概念。
2. 阐述美容外科工作者应具备的基本素质与要求。

第二章

美容手术的特点及其实施中的基本原则

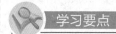学习要点

美容外科手术的特点；美容外科的医学审美原则；美容医学心理诊断、辅导原则以及医学伦理学原则；美容手术服务对象的一般特点、心理特点及术后反应特点；美容手术实施效果评价的基本原则。

第一节　美容外科手术的特点

一、医学人体美学理论指导下的外科审美

美容手术是以医学人体美学与整形外科技术相结合为手段，对人体属于正常解剖生理限度内的美学缺陷加以改进、修复与塑造，以增进人体美感与形态年轻化的一门医疗操作技术。美容手术的施术者必须遵循人体形式美法则进行整体设计，在与美容受术者充分沟通的基础上，运用目测观察法、测量法、照相法、计算机图像处理等技术，将整形外科技术应用于受术者身上，力求达到形、神、韵的完美结合。

二、体现现代医学模式及健康观念的更新

美容手术服务的对象是一个较为特殊的社会群体，他们追求美，为增强美感和提高自尊，更好地适应社会，而寻求通过美容手术来医治容貌与形体的缺陷，增强生命活力美感和构建和谐心理。因此，美容手术治疗是在改善和增进人体外在美的同时，解除心理上的困扰和精神上的痛苦，满足人们审美的社会需求，增强自信心，从而维护身心健康和提高生存质量。因此，美容外科手术及相关疗法的实施过程与结果，充分体现了现代医学模式下的健康新观念。

三、审美能力与技艺实践的完美统一

整形外科的重点是研究对各种先天性或后天性畸形、组织缺损以及创伤、肿瘤等损害所致的残缺，实施手术修复与再造，使其病态的形体和功能转为正常状态，是一项雪中送炭的外科操作技艺。而美容外科则是通过手术使正常的器官或部位升华为更美的状态，是一项锦上添花的外科操作技艺。因此，美容外科手术比其他任何临床手

术都需要更精湛的技术,将审美能力与娴熟的技艺实践完美结合,融为一体。

四、确保手术安全和最佳美学效果的统一

美容外科技术操作的过程本身就存在着一定的侵入性、风险性甚至创伤性,如何把这种风险或创伤降到最低程度,又能达到最佳的美学和社会心理效果,一直是美容外科研究的重要课题。因此,美容外科医生必须受过美学和心理学系统的训练,具备整形外科的知识与技能,严格掌握美容手术的适应证、禁忌证,慎重选择术式,达到创伤最小、美学效果最佳的境界。

第二节　美容手术实施的基本原则

一、医学审美原则

在美容外科治疗过程中,医学审美不仅是一个至关重要的指导原则,而且也是一种医疗操作技能,并贯穿于医疗美容实践的全过程。

(一)以现代医学模式为指导

医学审美与人的心理因素密切相关,其中包括人格特征、社会背景、个人审美习惯等多个方面。在医疗美容技术操作过程中,医学是基础,心理是条件,审美是核心,务必体现审美技能、心理技能与临床技能三者的综合运用,并以此来量化每一例手术。

(二)以医学人体美法则为基准

医学人体美的本质是人体结构与功能的均衡、对称、协调而显示出整体的和谐与统一之美。表现在医学形式美法则上主要有:和谐、匀称、对比、对称、均衡、节奏、整体性与多样统一等形式美规律。更为具体而重要的原则有,三庭五眼以及审美平面等,符合这种黄金分割比例(1∶0.618)及其他审美标准就能产生美感和愉悦。

(三)整体与局部并重的原则

在医疗美容实践中,对人体健康状态和审美评价的整个过程中,必须遵循整体与局部并重的原则,既要重视局部的美化,更要重视整体的审美与健康,使局部与整体协调统一,不能顾此失彼。

(四)审美具有极强的社会特性

作为社会的医疗美容专业工作者,务必了解人体审美的社会流行性及发展趋势。例如,体形、脸形、眼形、眉形、鼻形等造型的设计,要考虑不同种族、不同职业、不同年龄以及个体因素的差异。医学审美虽然具有社会特性,但绝不允许任何损害人体健康而一味追求时尚性,甚至企图改变正常结构或性别特征的错误做法。

二、美容医学心理诊断和辅导原则

在美容外科实践过程中进行心理诊断,目的是为了正确掌握受术者的美容医学心理适应证和禁忌证,选择适当的医疗美容技术操作方法及手术方式,防范美容医疗纠纷的发生。美容外科治疗过程中尽可能疏导美容受术者的焦虑情绪,在充分沟通的基础上,纠正其异常的审美心理,协调自身组织条件与期望值之间的落差。

三、美容医学伦理学原则

美容外科手术是为了满足美容受术者的审美心理需求,这种特殊性决定了在美容外科工作中务必遵循以下伦理学原则。

(一)知情同意原则

美容受术者对所实施的手术及手术方式方法的优缺点、局限性、并发症等均有知情权。美容外科医生在术前履行告知义务后,与受术者达成共识,在双方签署知情同意书后方可实施手术。

(二)局部微创原则

手术本身就是一类具有创伤性的医疗操作技术,在实施美容手术的医疗过程中,如何将这种创伤及其所带来的风险降至最低程度,以及如何防范和避免不必要的创伤,一直是现代外科关注的焦点,更是美容外科医生的职责与追求。只有坚持无创伤操作和微创原则,才能达到"锦上添花"的效果。

(三)整体无伤害原则

任何医疗美容技术操作,都不能以牺牲受术者的器官功能和整体健康为代价来寻求所谓的美学效果,更不能本末倒置,甚至危及生命安全。

(四)尊重和保密原则

美容外科工作者应尊重美容就医者的隐私权和肖像权,在未经美容受术者同意的情况下,不得以任何形式泄露其术前、术后的照片及其相关信息与资料。

第三节　美容手术服务的对象及其特点

由于审美认知和求美动机千差万别,美容手术的服务对象可表现出不同的心理状态。因此,术前充分地认识服务对象生理、心理和社会文化等各方面的特点,是保证美容手术达到预期效果、减少术后纠纷的重要环节。一般说来,美容手术的服务对象具有以下几个特点。

一、一般特点

(一)性别特点

首先,服务对象以女性居多。女性比男性更注重外貌的修饰,她们为了职业、社会活动和亲人的情感,常将自己摆在审美对象的位置,以达到与社会相融、满足社会要求的目的;男性则是偏重于通过提高经济水平与社会地位来树立自己的形象。其次,由于男女的生理构造及审美需求不同,他们在选择手术的部位与类型,以及追求手术的效果等方面也存在差异。

(二)年龄特点

美容手术的服务对象存在于各个年龄阶段,不同年龄阶段的服务对象对美容的认识和追求有所差别,手术的选择也不尽相同。①儿童:就诊的儿童大多数为先天性疾病患者,如唇裂、腭裂、色素痣等,少部分为后天性疾病,如瘢痕挛缩畸形。容貌缺陷的儿童,会随着年龄的增长而产生自卑感,并影响成年后的心理与人格发展。因此,应尽早在学龄前施行矫正治疗。②青春期:处于身体和心理的形成期,审美观不稳定,容易受到外界因素的影响,盲目跟风,对于此阶段求美者应慎重施行美容手术。③青年人:青年人面对就业、择偶等人生重大事件,希望在竞争对手面前更具优势,急切盼望自己容貌能得以纠正或美化。此阶段求美者的心态较好,术后满意度较高。④中年人:为了在竞争中取得主导地位,他们自觉加入美容整形行列。他们大多事业有成或有较好的经济能力,企盼通过美容手术来获得或保持容貌和体形的健美,稳固自己的社会与家庭地位。该年龄组是服务对象中人数较多的一组,他们对手术技术的要求与手术期望值都较高,因此是较为挑剔的一组。⑤老年人:常因面部皮肤松弛、出现皱纹,腹部脂肪堆积而要求手术。该年龄组心态较好,但机体组织器官功能开始衰退,忌手术难度过大或过于复杂。

（三）职业特点

整形美容项目要求受术者有一定的经济实力,而受术者也往往具有较明显的职业特征,如演艺界人士、私企老板、公关小姐、营销人员等。这类人群注重身份、个人形象及生活品位,实施的手术多为重睑术、鼻成形术以及隆胸手术等。

（四）种族与文化特点

不同地域的人们以及不同人种之间在面部与形体上往往存在差异,受生活习俗、文化素养的影响,人们对整形美容的认识与接纳程度也大相径庭。东方人注重颜面,而西方人注重身材,如重睑术、鼻成形术等在日本、韩国以及中国备受青睐,而隆胸手术和提臀手术在美国和巴西深受欢迎。

二、心理特点

（一）爱美心理

"爱美之心,人皆有之",指的是个体对自身容貌美化的心理需求具有必然性和普遍性。差异性是爱美之心的另一个重要特点,它包含着个体需求层次与审美心理的差异,受不同的社会、种族、文化、习惯、职业、性别、年龄、时代、经历以及生活背景的影响,人们在爱美需求与审美水平方面均存在着明显的差异。

（二）容貌缺陷心理

容貌缺陷是指人体美学方面的缺陷,包括影响身体美观的组织器官缺损、缺失、畸形、异位、色泽异常等,以及可引起丑感的相貌与形体。具有容貌缺陷的个体容易存在以下心理行为的改变,包括自卑、害羞、怯懦、抑郁、渴望又惧怕参加社会活动。容貌缺陷者在求美过程中能主动与美容外科工作者配合,求美欲望强。相对于先天性容貌缺陷者来说,后天性容貌缺陷者对外形美的要求更高,他们期望术后效果能完全恢复到术前状态。

一个人没有明显的容貌缺陷,却存在明显的容貌缺陷感,这种现象称为体像障碍,这是一种严重的容貌缺陷心理。如果美容外科工作者不能很好地识别这种现象而贸然手术,容易造成不必要的医疗纠纷。

（三）分型

根据美容手术服务对象的心理状态,大致分为以下四种常见类型。

1. 单纯求美型　是美容外科手术中最多见的一个类型。此类型受术者有较正确的审美观念,就诊时能详细回答美容工作者所提的问题,并对手术效果以及可能发生的问题表示理解。受术者自身条件较好,提出的要求能切合实际,多能获得满意的手术效果,此类情况是美容手术的最佳适应证。

2. 期望过高型　受术者容貌没有明显的缺陷,但求美欲望十分强烈,希望通过手术达到完美效果。这类人自我意识强,过分挑剔,对手术效果缺乏客观评价。对于这类受术者,应在术前降低其期望值,反复交代手术可能达到的效果和可能出现的并发症。若受术者始终抱有不切实际的幻想,则暂缓或拒绝对其进行手术。

3. 残缺自卑型　受术者有明显的缺陷或畸形,长期受到他人的歧视与嘲笑,性格内向,常常感到悲观失望,自暴自弃。美容手术能够不同程度地帮助其改善心理障碍,增强自信心和提高生存质量。此类情况是美容手术的良好适应证。但如果受术者将自己人生失败、受挫的原因完全归咎于容貌和体形,希望借助美容手术改变现状,期望值过高,手术宜慎重。

4. 精神异常型　受术者客观上没有施行美容手术的必要,内心却强烈要求手术治疗,并固执地要求医生按自身的设想与要求来施行手术。术后他们虽能获得暂时的满足,但不久又会对手术部位提出新的要求,使施术者陷入无休止的纠纷中。此类受术者情绪多变,多有癔症倾向或精神病史,不宜对其施行美容手术。

三、术后反应特点

(一)术后一般心理反应

美容受术者术后既急切地想看到手术效果,又非常担心手术失败,表现为紧张、焦虑、抑郁、恐惧、急躁等心理反应。这种反应一般在术后一周内出现,其反应的轻重及持续的时间,一般与受术者心理承受的能力、手术的部位有关。若能给予受术者言语上的激励和温暖的关怀,及时发现与纠正不良心态,引导其正确评价手术效果,可有效减少负面情绪的产生。

早期,由于术后的疼痛、肿胀、青紫,以及伤口的包扎、行动的不便等,使受术者在术前形成的肯定的心理定势受到严重冲击。如果对手术部位组织修复过程缺乏了解,受术者容易惊慌失措,怀疑手术失败。后期,由于相貌发生了变化,内心尚未适应,如若周围亲友对这种变化持有否定态度,受术者心理障碍的表现会更为明显,甚至会要求医生再次进行手术以恢复原来的容貌。因此,施术者应在术前将组织修复的过程、预计的手术效果和所带来的改变等一系列问题向受术者交代清楚,以减轻或消除受术者的心理障碍。

(二)对手术效果不满意

满意度的话题一直是美容手术界最为关注的焦点,受术者、施术者与旁观者三方都满意,美容手术才算真正意义上的完美。术后大部分受术者对手术效果表示满意,但也有少数人对手术效果表示不满,这种不满的原因归结于以下两种情况。

1. 主观因素　美容受术者术前期望值过高,是造成其对手术总体效果不满意的主要原因。在手术进行之前,施术者要与受术者进行详细的交谈,了解受术者的手术动机和对手术的期望,并在术前告知受术者可能出现的术后并发症以及不可控因素,使受术者有足够的认识和心理准备。科学与真实地宣传美容手术的实际功效,纠正受术者不切实际的幻想,提高受术者的审美认知,也有助于降低不满率。

2. 客观因素　主要是医源性因素造成的,多为未适当掌握手术适应证和设计上存在偏差,少数因感染所引起。通过再次手术或对症治疗,往往可以获得较满意的效果。但医院要重视提高医务人员的业务素质,严格无菌操作以及把关美容整形材料的质量,尽量减少医疗纠纷的发生。

第四节　美容手术实施效果评价的基本原则

医疗美容手术与传统医学的临床及护理治疗相比较,该治疗的实施更具有社会心理效益,其治疗目的是在保证人体健康与功能正常的前提下,力求使所治疗部位的不足或缺陷得以修复和美化,更符合医学人体美法则和美学参数的范围值,并产生积极的社会心理效应。在临床实践中,一般可据此目的来明确疗效的基本要求和主要内容,并遵循循证医学的基本原则,明确主次,不断完善,使其更具有可操作性。

一、手术疗效评价的主要内容

(一)保证健康

健康是人体美的基础,生命活力美是人体健美的核心。美容外科手术是一类具有侵入性、风险性以及创伤性的医疗技术,在美化人体和改善功能的同时,伴有一定程度的伤害。因此,在美容外科实践工作中务必高度重视,保证人体健康是不可逾越的基本底线。

(二)功能正常

美容手术过程中的任何技术或方法,都不能一味地强调或片面地追求所谓的美容效果,而以牺牲人体的生理功能为代价。任何美容手术都要以保障美容受术者的身心健康为基准,以维护人体生理功能正常为前提。

(三)美学效果

美容外科手术力求改善、修复其受术者在容貌或形体上的缺陷,使外貌得到不同程度的改进和美化,从而达到预定的美学效果。其主要参考标准是对称、均衡、协调和整体统一的人体形式美法则。

(四)心理效果

心理效果与美学效果是相辅相成的,良好的美学效果往往带来积极的心理效果。凡经美容外科手术后获得了满意感,增强了自信心,增进了身心健康,就是一次成功的医疗美容技术操作。

(五)社会效果

凡得到了社会或周围人群的认可和赞许,受术者的社会适应能力得到了一定程度的提高,那么此次美容手术的实施便达到了应有的社会效果。但是,在现实生活中也有可能由于受术者的人格异常、审美观异常或其他因素的影响,而导致社会、婚姻或人际关系的紧张等不良后果;有时尽管美容外科手术就现有的条件和技术,已经达到了良好的美学效果,但由于受术者的要求怪异或根本不符合实际,也不一定能达到良好的社会效果。

二、手术疗效评价的基本原则及要求

(一)评价的基本标准

美容手术疗效的评价应以健康、功能与美学效果为依据,而心理效果与社会效果

仅作为参考。前者的客观性和可操作性较强,量化指标简便、可靠,后者的影响因素复杂、多变,且难以控制,不可作为美容手术实施效果评价的主要依据。

（二）评价等级的确定

医疗美容疗效的评价应根据健康、功能和美学三个方面综合评定。在临床上,一般将美容外科手术的疗效分为显效、有效、无效三个定性等级。若有争议,应以专家评定为准。

（三）异常情况的评价依据

在心理与社会两个方面,如美容受术者本身具有人格障碍、审美观念错误和社会目标模糊等异常情况存在,不能因为受其周围人群议论和新闻媒体的干扰等做出错误判断,而应以美容心理医生的临床诊断为依据。

（四）特殊情况的评价方法

凡美容外科手术后仍处于恢复期的美容受术者,暂时不进行评价。对美容手术中植入填充材料而效果有异议者,应按照国家主管部门有关文件的原则和要求进行评价。

（吴　明）

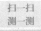

复习思考题

1. 简述美容外科手术的特点。
2. 简述美容外科手术实施的基本原则。
3. 简述美容外科服务对象的心理状态分型。
4. 简述美容外科服务对象不同年龄段的特点。
5. 简述美容外科手术疗效评价包括的主要内容。
6. 简述医疗美容手术疗效评价的基本标准和等级。

第三章

PPT 课件
03章PPT

美容手术的咨询与沟通

学习要点

扫一扫
知重点

美容手术咨询与沟通的流程;美容手术的咨询与沟通的方法和技巧;美容手术咨询与沟通中应注意的问题;美容手术咨询与沟通的目的和内容;美容和手术的回访和康复指导。

追求美是人类的天性,创造美和维护美是时代发展的需要。随着生产力的发展,社会文明化进程的加快和民众文化素养的不断提高,人们对美的追求已成为构建和谐社会不可缺少的部分。医疗美容除了作为一种医学技术之外,同时还具有较强的人文性、艺术性和社会性。因此,美容医疗必须通过咨询与求美者进行有效地沟通,才能达到塑造美的目的。

第一节　美容手术的咨询与沟通

一、咨询与沟通的目的与内容

咨询(consult)一词来源于拉丁语 consultatio,基本含义是商讨或协商,也具有考虑、反省、深思、忠告、交谈等意思。就美容手术而言,因其手术对象区别于普通手术客户群体,咨询在整个手术环节中具有重要的意义。美容手术中的咨询是基于对人体美的认知,以人际交流为基础,为达到特定目的而进行的信息了解沟通过程。对于一个专业的医疗美容机构来说,美容咨询师在求美者与医疗美容机构之间起着桥梁及纽带作用,与每一位求美者进行有效地沟通与交流,以达到医学美容项目的销售与服务的目的。这对于医学美容咨询师的知识与技能,特别是沟通与交流能力有很高的要求。具体说来包括以下几个方面:①能否与求美者有效地沟通;②能否取得求美者的信任;③能否针对求美者所提出的问题,给予满意的答复;④能否针对求美者的具体要求给予满足;⑤能否根据求美者的求美欲望给予专业化的解释和建议;⑥能否有意识地对求美者进行医学美学教育;⑦能否给予有关美学知识的全面解释;⑧能否对求美者进行必要的心理咨询与辅导;⑨能否针对求美者的审美观给予医学人体美法则方面的宣讲;⑩能否就所实施的美容手术及其方式、方法、预期的效果、局限性、并发症以及所涉及的费用等问题做出合理解释;⑪能否动之以情、晓之以理地对本次美容手术的相关问题履行告知义务。⑫能否完成医学美容项目的销售与跟进服务。

（一）咨询与沟通的作用

1. 咨询与沟通是美容医疗服务的首要环节　医疗美容服务是面对求美者的服务,咨询的目的就是促成求美者进行相关的美容医疗实践活动。为达成这一目的,美学心理沟通,美学观念交流,医学美学知识的宣讲,医学伦理道德的弘扬,对医疗美容技术应用的效果与并发症的合理解释等,均是咨询沟通的重要内容。

2. 咨询与沟通贯穿于美容医疗服务的各个环节　医学美容咨询应该是每一个医疗美容机构服务管理工作的主要途径,贯穿于美容医疗服务的各个环节(图3-1)。

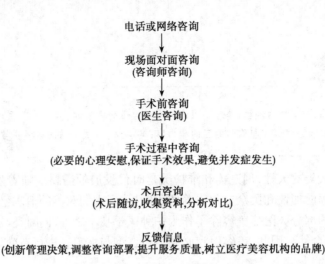

图 3-1　医学美容咨询贯穿于美容医疗服务的各个环节

3. 咨询与沟通对医疗美容效果起重要作用　医疗美容的根本目的就是求美者通过医疗美容行为来维护心身健康,增强自信心,提高生活品质和社会心理效益,从而激活心灵美感,享受美的愉悦。良好的咨询沟通对于医疗美容最终的效果,起着积极的促进作用。

4. 咨询与沟通是医疗美容营销的主要手段　对医疗美容机构而言,医学美容咨询人员是本产业第一线的"推销员"。按营销学的基本要素来分析,美容咨询专业人员应该具备如下的基本营销素质(图3-2)：

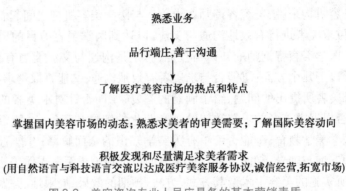

图 3-2　美容咨询专业人员应具备的基本营销素质

5. 咨询与沟通是防止医疗美容纠纷的关键 美容医学是临床医学中纠纷发生相对比较多的一个领域。除了医疗美容对象是一个心理问题比较多的群体这一客观原因外,咨询与沟通不到位也是一个重要的因素。

为实现上述目标,这就要求美容咨询师必须具备高超的咨询技能,积极的态度,科学的承诺。

（二）咨询与沟通的内容

医疗美容咨询有着一般医学专业咨询的共性,同时又具有医疗美容行业自身的特殊性。由于个人的审美观不同,因此在实施美容手术等医疗过程之前,有必要进行认真准备,与求美者及其亲属进行充分地交流,就手术的方案、手术的过程、麻醉的方式、术中所用材料、手术并发症的防范、预期的效果、术后恢复的时间以及相关费用等达成基本共识。如果贸然进行治疗,则往往达不到预期的效果,或对结果的认知存在偏差,由此而酿成的医疗纠纷有可能层出不穷。充分的医疗美容咨询和沟通,不仅能够促进医患关系和谐发展,防范医疗纠纷发生,还可提高美容效果的满意度。大体流程如下（图3-3）：

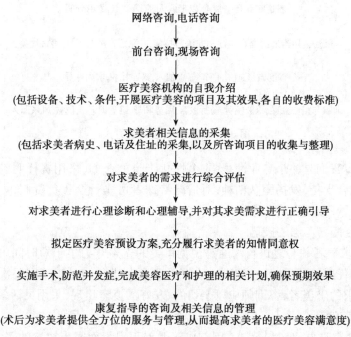

图3-3 医疗美容咨询和沟通流程图

（三）咨询与沟通的要求

通过医疗美容咨询服务来提高美容手术项目的销售率;通过咨询即开始规避美容医疗风险;通过咨询为求美者提供切实、有效的美容服务。因此,医疗美容咨询是以美容心理学、医学美学、人体美学、人体审美法则、经营管理学以及医疗美容技术等专业知识为基础,运用容貌分析和心理评估,预设方案建议,以交流、沟通等专业技能为手段,为求美者提供医疗美容咨询服务和美容实施方案的建议,为美容手术的顺利实施和达到预期的效果达成共识,并为其创造良好契机的系统工程。术中关爱、术后随访、总结分析等也是咨询工作的延续,并以此创新理念,开拓进取,提升美容咨询服务水平。

二、咨询与沟通的方法与技巧

（一）咨询与沟通的方法

医疗美容的咨询要循序渐进,逐步完成,依次为接待人员、美容咨询师、专科医生。咨询不可能一次完成,应该让其会见更多的专业人员,从而提高咨询的成功率。每一个环节除应保证咨询的有效性外,还应在咨询受挫时,彼此均有责任将求美者向下一个环节输送(图3-4)。

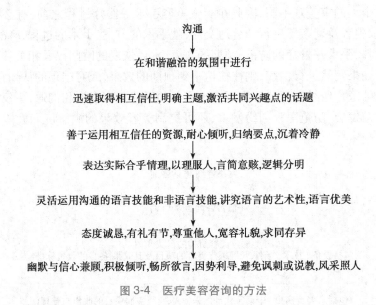

图3-4 医疗美容咨询的方法

医学美容咨询是一个专业性很强,个性化十足的服务,采用责任明确的一对一的服务,相互配合支持,发扬团队精神,对情况特殊者可实行全程负责制,力争为求美者提供一套前后一致的咨询服务。

（二）咨询与沟通的技巧

1. 接待求美者并与之进行沟通是视觉审美的先声 力争于短时间内使求美者产生亲切感、信任感,才可能使咨询进一步深入和顺利进行。对于不同层次、职业、年龄乃至不同需求的求美者,咨询师应以亲切的、友好的姿态出现,采用灵活多变的咨询方式和技巧与其交流。

（1）消除羞愧法:不少求美者,因首次接触羞于启齿而露出尴尬的表情,此时咨询人员应热情、亲切,用诸如“爱美是人的天性,到我们这里来的都是爱美的人群,不用难为情”等语言来消除其羞愧、紧张心理,然后再逐步进行询问,交流,使气氛融洽、轻松。

（2）由点到面法:自求美者要求改变其某一部位的缺陷或不美开始沟通,巧妙地延伸至相关部位,指出美中不足的瑕疵或缺陷,以医学审美法则来解释美的协调性与整体性,说明本次手术的必要性、重要性以及关联性。

（3）开诚布公法:不少求美者是抱着向医生进行全面讨教的心情前来就医的,此时可根据其年龄、文化、职业、需求的高低,先阐述局部及整体审美的意义,再逐步地进行全面的审美交流,以取得其信任。

（4）耐心倾听法：先聆听求美者的真实需求，避免强硬的推销，待其建立良好信任后，再循序渐进地引导其正确审美观与审美标准的建立，以取得充分合作。

2. 明确求美者所关心的问题　医疗美容机构应根据求美者需求，有的放矢地写成咨询会话脚本，以供咨询师日常运用，以及临场发挥。例如：

（1）手术医生的学历、经历、职称、专业水平、手术熟练程度以及既往手术量等。

（2）手术的原理和方法，手术可达到什么样的效果，手术效果可维持多久。

（3）手术使用的材料，优势以及价格等。

（4）手术时间，手术是否疼痛，采用什么麻醉方式，疼痛程度如何。

（5）手术后恢复时间，几天后才能正常上班而不被人发现有手术的迹象，是否需要住院治疗，住院的日期以及费用等。

（6）手术有无风险，是否有并发症，万一出现问题如何处理，所产生的费用如何解决。

（7）手术前后有哪些注意事项以及医疗、护理措施的配合等。

三、咨询与沟通中应注意的问题

语言表达是沟通过程中的主要手段与重要工具。在语言表达中，要正确运用语言技能和非语言技能，不仅要把自然语言和科技语言运用自如，还要注意语言表达的艺术性、简洁性、严密性、逻辑性、通俗性和吸引性。在沟通交流过程中，应尽可能地避免失言、误解、方言、承诺、误导等现象发生。

（一）通俗的专业化语言

医学美容人员与求美者的交流应该以求美者为中心，应以亲切、朴实、通俗、易懂的语言与其交流，既要有自然语言，又要因势利导地插入专业化语言使其易于理解。

（二）有的放矢的亲切

医疗美容人员应该与求美者建立亲密、和谐的融洽关系，但是在重要节点时应保持相应距离的沟通。

（三）投其所好的建议

洞察求美者的审美需要，是每一位咨询人员综合能力的最好体现。首先尊重求美者的审美偏爱，在"投其所好"的前提下，加以正确引导，制订可行性方案。在咨询过程中要将医疗美容技术的科学性、态度的诚恳性、语言的艺术性体现得淋漓尽致。

（四）积极诚恳地回答

了解其求美的动机，要以积极、诚恳的态度及亲切的语言，客观如实地回答求美者所提出的问题，解除其疑虑。

（五）缓慢适时地交代

美容手术是一种为人们塑造与美化容貌和形体而又具有创伤性的医疗操作技术。如何给受术者交待手术的损伤与痛苦，也是一个十分专业的沟通交流话题。如何因势利导地进行沟通与交流，践行沟通的科学发展观，注重语言艺术，与时俱进，也是咨询人员应有的品质与追求。交代此类问题的基本原则是"缓慢地、适时地交代"，说话留有余地，其效果会更好。

（六）全程咨询服务的理念

咨询应该贯穿于医疗美容服务的始终。对求美者所实施的美容医疗实践过程也是与咨询相伴相存的,预期的效果和求美者的期望值也会通过咨询沟通来科学地量化和平衡。因此,需要树立全程咨询的理念,制订切实可行的咨询制度,从而创新咨询理念和提高医疗美容服务的质量。

第二节　美容手术后回访与康复指导

一、回访的目的与内容

在医疗美容发展的进程中,很长一段时间里,大多数求美者有一个心理状态,即"术后是仇人,恢复后就是恩人",这句话反映了很多求美者的心理状态。随着医疗美容的进步与护理观念的更新,术后回访已成为求美者获得术后信息的方式。对求美者进行术后回访,对求美者进行积极的心理暗示和辅导,是提高医疗质量的重要环节。由于手术后需要一个恢复过程,才能将最终的美态呈现,求美者并不完全清楚恢复期的过程,因短期肿胀而产生焦虑而影响术后恢复等情况时有发生。故术后的回访,传递相关信息和表达对术后的关怀尤为重要。通过术后咨询,对受术者实施积极的心理暗示,从而提高其积极的自体形象,使其增强自信心,这将为获得满意的美容效果提供保障。通过术后随访,给予安慰性与解释性的咨询,打消受术者的疑问与顾虑,使其获得安全感与亲切感,不但使求美者感到本次手术已获得了预期效果,而且也树立了医院的良好形象,并为科研、教学提供了可靠资料。

（一）回访的目的

通过术后回访,了解患者的术后恢复情况,观察患者的生命体征,检查伤口愈合情况,检查引流管道是否通畅,引流物有无异常,检查皮肤的完整性和肢体、血管及神经的功能,评价术中护理措施是否到位,术前所提护理问题是否解决,综合评价手术室的整体护理效果。通过术后回访,鞭策和督促医疗人员不断学习,发现医疗机构的不足,进一步做好客户维护,发现医疗机构的营销不足,优化机构的营销管理,提高专业技能,转变服务观念,改善服务态度和质量。

（二）回访的内容

根据相关岗位职责,设定回访内容。在医疗机构中,有医疗美容咨询师、专家助理、回访专员等不同岗位的设置,他们在术后回访中也起到不同的作用,从这三个角度去做回访,聆听求美者术后真实反映,进而改善医疗机构的服务满意度和医疗质量,提升医疗机构的品牌和口碑。

医疗美容咨询师作为求美者来院咨询并和医院建立桥梁的关键人员,不仅是在术前给予求美者专业的咨询内容,还应在其术后恢复期进行术后回访,体现的作用是情感关怀,以及治疗后效果安抚。

医生助理是手术医生的传声筒,其职责是在求美者术后,对其进行及时的关心、回访,提醒术后换药、拆线等,并进行随诊回访。

回访专员的职责是负责未成交及已成交客人的满意度调查,为其提供增值服务,进行临时活动的邀约、告知。

二、回访的方式与内容

（一）回访的方式

术后回访是维护医院和求美者之间情感最有效的方式之一。通过术后关怀产生情感的联系和共情，站在求美者的角度考虑术后需要，及时关怀，提供相应的建议，进行术后康复指导。回访的过程中，回访人员需要耐心细致，语言亲切并注意保护求美者的隐私。要热情地回答求美者的问题，不说不负责任的话或者给予错误的指导。对于术后不满意的求美者要及时做好解释工作，安抚求美者的情绪，防止矛盾激化，并将相关信息及时地反馈给主诊医生，协助寻求合理的解决方案。

回访的方式技巧有以下几种：

1. **语气亲和温柔** 通常术后回访的时间都会放在下午，但由于忙碌的一天工作会增加疲惫感，所以在每一次正式或非正式面对顾客的时候，应整理好情绪和精神面貌，保持良好的职业素养去面对顾客。

2. **话术规范化** 规范服务是指服务人员在为服务对象提供服务过程中所应达到的要求和质量的标准。为了保证客户全程接受到规范服务，故在手术后，关心回访的话术应是标准话术。

3. **时间合理化** 根据其技术难度、复杂性和风险度，将手术分为四级：

一级手术：技术难度较低、手术过程简单、风险度较小的各种手术。

二级手术：技术难度一般、手术过程不复杂、风险度中等的各种手术。

三级手术：技术难度较大、手术过程较复杂、风险度较大的各种手术。

四级手术：技术难度大、手术过程复杂、风险度大的各种手术。

不同级别的美容外科手术，对应的换药、拆线时间不同。依据机构开展的项目，针对不同级别的手术进行术后有针对性的回访，在求美者最需要的时候给予恰当的关怀，可以提高求美者对手术和医疗服务质量的满意度。

总的来说，术后回访的时间分为定期回访和不定期随机回访。定期回访为术后一天，术后一周，术后一个月，术后三个月，术后半年，术后一年等特定的时间进行回访。不定期随机回访则为在术后一个月到半年或一年，甚至更长的时间里进行回访关心。

（二）回访的内容

回访的内容包括：关怀恢复情况，解答求美者提出的疑问，对求美者术后健康恢复给出指导以及术后恢复效果的评价；对现场咨询人员、护理人员、医生水平的满意程度。同时征询求美者对机构的建议和意见。通过定期的回访，提醒求美者不同时期的相关术后注意事项，针对术后恢复不同时期的求美者进行指导和心理疏导。

三、康复指导

根据不同的手术以及后期情况，选择相应的内容进行指导。

（一）体位

选择合适的体位可以促使受术者尽快恢复健康，同时避免意外损伤。全麻手术者未清醒时需要去枕平卧6小时，已清醒者在病情允许情况下可半卧位。面部手术者不能以面部着枕侧睡或俯卧入睡；胸部手术者只宜仰卧休息；一些特殊部位手术，需要特殊体位休息。总之,所有手术者无论采取任何体位,必须预防触碰伤口,以免造成新的损伤或增加手术创口恶化而延迟愈合。

（二）营养与膳食

合理的营养膳食是保障手术者尽快康复的重要手段。多数受术者在术后需要进食富含高蛋白和维生素 C 的饮食,禁忌烟、酒和辛辣刺激食物。面部和下颌部手术者不宜进食较硬的食物,以流质或半流质食物为主。所有受术者都应多饮水,促进体内药物的排泄。

（三）休息和活动

动静结合是所有受术者康复的原则。充足的睡眠是促进人体自我修复的重要因素,合理的运动是增强人体活动功能的唯一途径。所有受术者在早期都应多休息,不宜熬夜。特别是手术创面或深度较明显的,根据情况常建议卧床休息 3~7 天。在 3 天后,特别是拆线后应逐渐增加适量的运动,以不使伤口处疼痛明显增加为度。

（四）伤口的护理

手术医疗美容是有创伤的,因此术后伤口的护理最为关键。在伤口愈合之前或拆线之前,必须遵医嘱定期消毒或换药,不可沾水。

（五）术后用药

每一位受术者都要严格按照医嘱规律用药,切不可掉以轻心而延误恢复,甚至出现伤口的感染。

（六）其他疗法

针刺、艾灸、中药、热敷、微波等疗法对术后恢复都有一定的帮助作用,每个受术者可以根据情况选择相应的疗法来促进身体的恢复速度。

（安　黎）

扫一扫
测一测

复习思考题

1. 简述医学美容手术咨询与沟通的目的和内容。
2. 简述医学美容手术咨询与沟通的方法和技巧。
3. 试述医学美容手术咨询与沟通中应注意的问题。

第四章

美容手术基本知识及技术

学习要点

美容手术操作的基本原则;切口的设计与选择原则;剥离、止血、结扎、缝合的各种方法以及注意事项;剪线、包扎与固定的方法;各种形状的切除及其缝合技术;V-Y 成形术、Z 成形术、W 成形术的概念。

美容手术范围涉及人体各个部位,其手术种类繁多,术式复杂多样,但无论是何种手术,均由几大类的基本操作技术构成。

第一节　美容手术操作的基本原则

随着当代医学美学理论的发展和美容医学整体学科的形成,美容外科这一多学科渗透、新技术、新材料支撑的新兴学科,正逐步成为美容医学整体学科中的一朵艳丽夺目的奇葩。

美容手术均应遵循以下基本原则:

1. 无菌原则　美容外科手术多是一期手术,加上美容手术的特殊性,应尽量避免创面感染的发生。因此,医务人员在围术期一切操作都要严格按照医疗技术操作常规进行,严格遵守无菌原理。

2. 微创原则　术中切忌过度夹持、挤压、牵拉、电凝、干燥、以免导致部分组织、细胞坏死而成为滋生细菌的良好培养基,引起或加重感染,或因为感染导致纤维组织过度增生形成瘢痕。

3. 无张力原则　切口对合时一定要张力适中。

4. 无出血原则　术中一定要严格按照解剖层次进行切开和分离,及时止血,保持创面清洁、视野清晰。

5. 无死腔、无血肿原则　无论是死腔还是血肿,都可导致积液、细菌感染、压迫周围组织、影响创面愈合,甚至导致切口裂开。

6. 无痛原则　无痛原则是医疗操作和治疗过程中应共同遵守的基本原则,也是尊重人权的基本准则,美容手术更是如此。

7. 对称原则　对称、协调是医学人体美法则之一。

第二节　美容手术切口的设计与选择原则

一般来说,普通外科手术具有固定的术式可循,而美容外科手术因求美者的具体情况不同,对手术效果的期盼各异,加上施术者个人的审美观点和术式选择习惯以及方法上的差异,几乎没有固定的模式可循。

一、切口设计原则

（一）美学原则

此为美容手术根本目的的体现,也是求美者所追求的共同目标,所以在设计切口时要遵循医学审美的原则,结合求美者的意愿、职业、时代背景等进行设计。

（二）整体性原则

人体是一个完整统一的有机体,如果忽略了这一点,仅仅对某个局部进行手术而忽略了对整体形象容貌的观察和设计,往往会得不偿失。

（三）安全性原则

所有手术都应将受术者的生命安全放在首位考虑,美容手术也不例外。当今,控制性手术越来越多地被临床所重视。

（四）留有余地的原则

人体上任何组织或器官都有其固有的位置、形态和功能,是其他的组织或器官无法替代的,所以在手术设计和组织调整时必须留有充分的余地。

二、切口选择原则

（一）尽量选在隐蔽处

为了达到美容的目的,并尽可能地减少术后瘢痕,美容外科手术应尽可能地将切口选择在隐蔽之处。

（二）切口方向应与皮纹或皱纹一致

美容手术切口设计的总体原则是沿皮肤纹理和肌纤维走行的方向选作切口,既符合美学标准,在切口愈合后又不至于产生明显的瘢痕。

1. 沿朗格（Langer）皮纹做切口　最常用的皮肤切口是 Langer 皮纹切口（图 4-1）,实践证明顺着 Lange 皮纹走向做切口,切开后创口裂开小,切口愈合后形成的瘢痕最小（图 4-2）。

2. 沿皱纹线做切口　皮肤还有其自然曲线,即通常所说的皮肤皱纹线（图 4-3）。

3. 沿轮廓线做切口　美容手术中还有一种较隐蔽的切口线即轮廓线,常见的部位有:耳根、眉周、红唇缘、鼻唇沟、重睑线、发际线和乳房下皱襞线等。这种切口比较隐蔽,也是美容外科常用的切口。

4. 推挤试验所做的切口　然而并不是所有部位均明显可见上述的皮肤纹理,在皮肤松软的部位有时

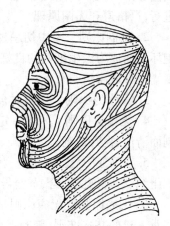

图 4-1　面部 Langer's 线

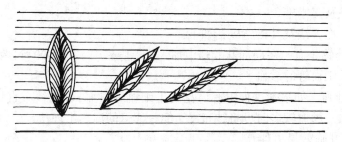

图 4-2 切口与皮纹的关系

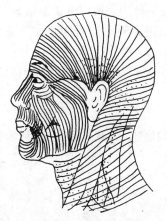

图 4-3 面部皮肤皱纹

则难以判断最佳切口线,此时可用拇、示指推挤皮肤,所显示的平行细纹理线即为比较理想的切口线,这也就是通常所说的推挤试验。

（三）避免损伤重要血管和神经

首先应该熟悉切口所在部位的组织结构、解剖层次以及重要的血管和神经走行方向,此为美容外科医生必须掌握的基础知识。

（四）避免引起功能障碍

切口尽量避免或较少选在活动度大的关节及面部表情肌丰富部位。必须在四肢关节附近做切口时,方向不能与关节平面垂直,而应与关节平面平行,这样术后的水平瘢痕对关节的功能影响也比较小。如果必须跨越关节平面时,应经关节侧正中线,或采用弧形及 S、Z 形切口,这样可以防止纵形直线瘢痕挛缩而影响关节的运动。

第三节 美容手术操作的基本技术

一、剥离

剥离方法

主要指对皮肤以下的组织进行剥离。基本的剥离方法有两种:锐性剥离和钝性剥离。

1. 锐性剥离 锐性剥离是在直视下用手术刀或手术剪分离组织的方法。用手术刀操作时,刀片要与剥离面呈垂直并推剥分离(图 4-4)。

2. 钝性剥离 钝性剥离是用手指、刀柄、剥离子以及其他具有特殊用途的剥离器具等在非直视下分离组织的方法。

二、止血

止血是处理出血的方法和过程,是外科手术中经常遇到的问题。止血必须及时、彻底、合理,才能保证患者术后的安全。

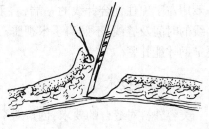

图 4-4 推剥示意图

止血方法及其措施

常用的止血方法及其措施概括如下：

1. 局部药物止血 在局部麻醉药中加入肾上腺素（1∶200 000）可收缩局部血管，预防和减少毛细血管的渗血。

2. 压迫止血 如手术过程中有广泛的毛细血管渗血，可用纱布直接压迫创面数分钟即可止血。渗血较多时可将纱布浸于 50~60℃ 的温热生理盐水中，拧干后填塞压迫 3~5 分钟，止血效果更佳。

3. 钳夹止血 表浅部位小血管的活动性出血，压迫止血一般无效，可用止血钳钳夹出血部位，即可迅速止血。使用止血钳时要尖端朝下，尽量少夹持周围正常组织。

4. 电凝止血 除上述的止血方法外，目前已广泛使用高频电流凝固止血。高频电刀是临床上普遍使用的切开和凝固止血方法。

5. 超声刀止血 超声刀具有切割和止血的双重作用，与高频电刀相比，超声刀具有对非切割组织损伤极轻或无损伤的特点。

6. 结扎止血 大血管的出血可用结扎的方法止血。

7. 止血带止血 四肢的手术常要求阻断整个肢体的血流，以减少出血，保证术野清晰，此时可使用止血带止血。

三、结扎

（一）结的种类与特点

1. 方结 也叫平结，由方向相反的两个单结组成（第二单结与第一单结方向相反），是外科手术中主要的结扎方式。

2. 外科结 第一个线扣重绕两次，使线间的摩擦面及摩擦系数增大，从而也增加了安全系数。然后打第二个线扣时不易滑脱和松动，比较牢固。

3. 三叠结 又称三重结，就是在方结的基础上再重复第一个结，且第三个结与第二个结的方向相反，以加强结扎线间的摩擦力，防止线松散滑脱，因而牢固可靠，常用于较大血管和较多组织的结扎，也用于张力较大组织缝合。

（二）打结的方法

1. 单手打结法 简便、易学、实用，不过操作不当易于形成滑结。打结时，单手持线，另一手打结，主要使用拇、示、中三个手指。整个动作过程中，线的着力点应在手指末节关节处（图 4-5）。此法适用于各个部位的结扎。

2. 双手打结法 方法比较复杂，但是可靠性高。主要在组织张力较大的地方缝合使用。此法适用于深部组织的结扎和缝扎。

3. 持针器打结法 持针钳打结适用于浅部缝合的结扎和某些精细手术的结扎。一般用左手捏住缝合针线的一端，右手用持针器打结（图 4-6）。其优点是：可以节约穿线的时间及缝线，不妨碍手术视野。其缺点是：做张力缝合时，第一结不易系紧，需要辅助才能扎紧。

四、缝合技术

美容外科对缝合的要求：创口对合整齐、无张力、无死腔残留、轻度外翻、缝线不宜过粗、针距不宜过宽。

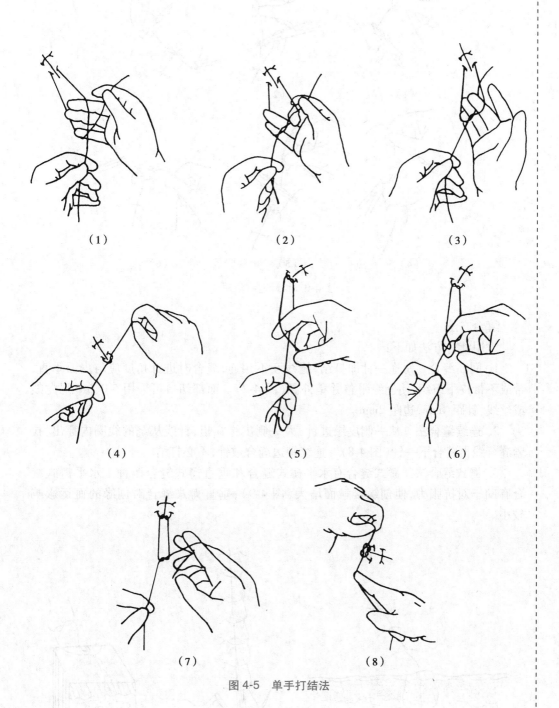

（1）　　　　　　　　　（2）　　　　　　　　　（3）

（4）　　　　　　　　　（5）　　　　　　　　　（6）

（7）　　　　　　　　　（8）

图 4-5　单手打结法

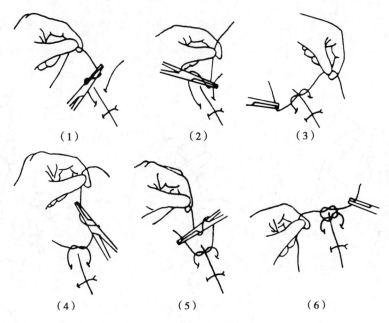

（1）　　　　　　　（2）　　　　　　　（3）

（4）　　　　　　　（5）　　　　　　　（6）

图 4-6　持针器打结法

缝合方法

常用缝合方法如下：

1. 间断缝合　每逢一针即打结，缝线互不相连，缝合时进针角度应与皮面垂直，带或不带皮下组织，使创缘平整并稍外翻（图 4-7）。面部切口可采用 5-0、6-0 尼龙线或丝线，针距 4mm，边距 2mm。

2. 连续缝合法　从一侧皮缘进针，另一侧皮缘穿出，针线从绕的线圈内穿出，拉紧缝合线再缝合下一针（图 4-8）。连续锁边缝合数针，不必打结。

3. 褥式缝合法　褥式缝合有水平褥式缝合和垂直褥式缝合两种。水平褥式缝合有助于对抗张力，使创缘接触面增大（图 4-9）；垂直褥式缝合对创缘的血运影响较小。

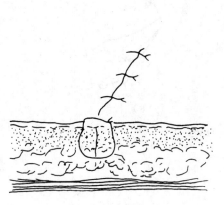

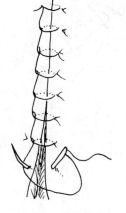

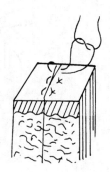

图 4-7　间断缝合法　　　图 4-8　连续锁边　　　图 4-9　水平褥式
　　　　　　　　　　　　　　缝合法　　　　　　缝合法

五、包扎固定

1. 一般包扎　创口覆以平整纱布,以疏松纱布压紧或填平凹陷,具有适当压力。也可用多条通气胶带减张粘贴,使切口处皮肤松弛,必要时外加绷带包扎,或以石膏固定。

2. 颜面部包扎　上面部包扎、单眼包扎、双眼包扎、单耳包扎、双耳包扎,还有半颜面,全颜面包扎,鼻部上唇,颌部包扎等。若把耳包扎在内,则耳前后需用纱布垫平后包扎。若把眼包扎在内,则眼部需涂眼药膏并覆盖油纱布,垫敷料后包扎。只用纱布绷带包扎时,应在外露耳、外露眼的上方,以及纵向放一纱布条,再做包扎。包扎完毕后,纱布条打结,使敷料压紧,再加纱布固定。全颜面包扎时,纱布条放于额正中打结。

六、拆线

一般情况下重睑手术、除皱手术在术后 1 周左右拆线;下睑袋矫正术、面部瘢痕切除手术在术后 5~7 天拆线;乳房手术在术后 8~10 天拆线;关节部位及复合组织游离移植术等,在术后 10~14 天拆线。

第四节　美容手术操作的主要方法

一、切除与缝合

常用的几种切除缝合方法介绍如下:

(一)梭形切除缝合

梭形切除常用于圆形或近似圆形的病变,操作时可顺皮纹或皮肤皱褶线方向做切口,切除后,将两侧创缘皮下稍加松解后直接缝合(图 4-10)。

(二)S 形切除缝合

为纠正梭形切除缝合后两端形成的"猫耳朵"突起及中央凹陷,可在两端沿不同的方向延伸,则整个切口变为 S 形,操作时应使 S 形与皮肤皱褶接近,术后形成的瘢痕最小。

(三)圆形切除缝合

圆形或近似圆形的病变切除后,可在病灶一侧设计一个局部旋转皮瓣,分离旋转即可修复缺损部位(图 4-11)。继发性创面则可在皮下松解后拉拢缝合。若无法直接缝合时可考虑皮片移植闭合创面。

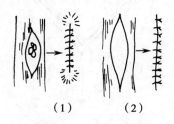

图 4-10　小面积病变的梭形切除和缝合
(1)切口过短,缝合后两端出现"猫耳朵";(2)切口适宜,缝合后平整

(四)楔形切除缝合

眼睑、耳部、鼻翼及口唇等边缘的全层病变,切除后不能直接拉拢缝合或无法保证创缘缝合后平整时,应以其边缘为底做楔形切除,逐层缝合。缝合后边缘应对合整齐,不留凹陷,也可设计锯齿状而非直线缝合。

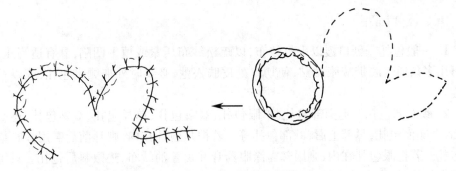

图 4-11　双叶皮瓣法修复创面

二、分次切除与缝合

分次切除是将体表面积较大的病变分两次或多次切除的方法。因为这类组织一般不能一次全部切除，或勉强切除后缝合有明显张力，分次切除则利用皮肤被牵拉后可因其本身的弹性而逐渐松弛的特点，可以最终完全切除原来面积较大病变组织而仅留一条线状瘢痕。操作的方法是：顺皮纹方向梭形切除部分病变组织，切除面积。

三、V-Y 成形术

这种方法是利用组织的松弛性，在要延长的部位做 V 形切口，形成三角形皮瓣，适当松解后，将皮瓣纵向推进到设计的位置缝合，缝合后的痕迹呈 Y 形而得名（图 4-12）。常用于口唇、眼睑、颈部及鼻小柱等部位的组织延长或瘢痕的松解。反之也可做 Y-V 成形术（图 4-13）。

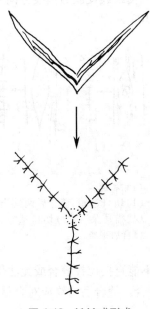

图 4-12　V-Y 成形术

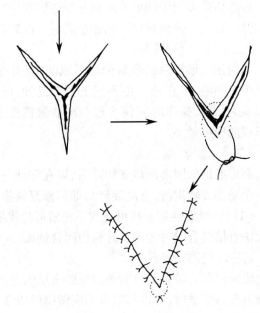

图 4-13　Y-V 成形术

四、Z 成形术

Z 成形术是美容手术中一种应用最广的基本操作方法,也是美容医生必须熟练掌握的基本技能之一。

(一) 基本原理

Z 成形术是利用皮肤组织的松弛性,在轴的两侧分别向相反方向做两个三角形切口,形成两个对偶三角形皮瓣,将两个皮瓣交换位置后再缝合,从而改变组织的牵拉方向,延长轴线上两点间的距离,防止瘢痕挛缩,降低组织张力或使错位的组织器官复位的手术(图4-14)。

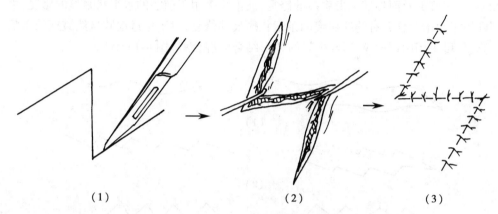

(1)   (2)   (3)

图 4-14 Z 成形术

(1)切口设计;(2)皮瓣交换;(3)缝合后

(二) 适应证

Z 成形术广泛应用于美容手术中,以及体表病变或畸形的矫正中。

1. 美容手术 内眦赘皮矫正术、眉异位矫正术及乳头内陷的矫正术等。

2. 先天性疾病或畸形 先天性唇裂、先天性肢体环形挛缩及巨口症的修复等。

3. 后天性疾病或畸形 由于外伤、手术或烧伤等原因造成的畸形,正确运用 Z 成形术可收到良好的效果。

(1)条索状、蹼状瘢痕挛缩畸形的矫治,面部线状、小条状瘢痕的修复。

(2)体表组织缺损或错位的修复,各种外伤或体表病变。

(3)肢体或管状器官的环形瘢痕。

(三) 操作方法

以瘢痕挛缩张力线或需延长的组织轴线为中轴,测出需要延长的长度和角度,再描出 Z 形切口线,沿设计线切开,剥离形成两个三角形皮瓣,然后交换位置后缝合即可。

五、W 成形术

W 成形术实际上是由 Z 成形术演变而来的,它是多个连续 Z 成形术的组成,多用于处理头面部条索状瘢痕,可避免单纯切除缝合后形成的较为明显的直线瘢痕,美容效果更佳。

(一) 基本原理

将长而直的瘢痕分解为小而曲折的瘢痕,使与皮纹交叉的大瘢痕转变为部分顺皮纹方向的小瘢痕,使瘢痕变得隐蔽。

（二）适应证

适用于颜面部狭长的局限性、凹陷性和条索性瘢痕的修整。

（三）操作方法

根据病变组织的长度和宽度,沿其纵轴方向,在病变的两侧设计出连续 W 形的切口线,切除两侧切口线间的病变组织及正常组织,充分松解后,再将创缘的三角形皮瓣互相嵌插缝合即可。

（四）常用的几种 W 成形术

W 成形术可分为:山型、叠瓦型、波浪型、菱型和混合型等。最常用的是山型和叠瓦型,适于额部及面颊部纵形瘢痕的修复;波浪型多用于前额的水平状瘢痕的修复;菱型则用于手术后合并有缝线瘢痕的条索状瘢痕的修复;对于穿过皮肤自然皱襞的瘢痕的修复,可采用两端的 W 形与中间的 Z 形结合的混合型(图 4-15)。

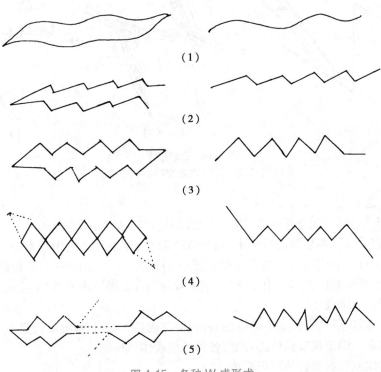

（1）

（2）

（3）

（4）

（5）

图 4-15　各种 W 成形术
（1）波浪型;（2）叠瓦型;（3）山型;（4）菱型;（5）混合型

（崔　娟）

复习思考题

1. 美容手术应遵循哪些基本原则?作为一名美容外科医生应掌握哪些基本技术?

2. 试述如何才能熟练掌握美容外科的基本技术。

3. 请论述美容外科手术操作的主要方法及其适应证。

PPT 课件
05章PPT

美容手术的麻醉及术后无痛管理

学习要点

扫一扫
知重点

> 熟悉美容手术麻醉的特点;麻醉前准备;局部麻醉的分类及方法、常用麻醉药;局麻药物及其不良反应的防治;美容手术后的无痛管理。
>
> 了解麻醉前用药;椎管内麻醉、全身麻醉的概念和并发症。

爱美使患者有勇气进入手术室,但患者在真正面对手术时,会感到紧张、恐惧,出现心慌、气短、对疼痛敏感等症状。为了让患者放松,更好地配合手术,应实施安全有效的麻醉,使患者无痛苦地度过手术期,手术后进行无痛管理对保证手术效果也至关重要。麻醉的目的是消除疼痛、保障安全和便于外科手术。麻醉是指用麻醉药、针刺、电针等方法,使机体的中枢神经或周围神经系统功能暂时可逆地丧失,即中枢意识或局部感觉、痛觉暂时可逆地消失。

第一节 美容手术麻醉相关知识

一、美容手术麻醉的特点

美容手术麻醉的用药、操作和管理以及围手术期处理等方面与其他外科手术的麻醉大致相同,但是也有其自身的特点。

（一）受术者的特点

1. 年龄 美容手术的年龄分布广,从小儿到老年人,涉及各个年龄组,但以中青年居多,大多数受术者对麻醉的耐受性较好。

2. 性别 美容受术者男女均有,但女性居多数。大多数女性对疼痛的耐受性较高,一般小手术在局麻下即可完成,但较大手术或复杂的手术,最好配合强化麻醉以增强麻醉效果,以保证围手术期平稳过渡。

3. 体质 美容受术者一般为体格健壮的人群,故健康者居多,而体弱多病者极少;受术者对麻醉药的耐受性通常较强,局部麻醉药的用量一般较大,麻醉的风险相对较小,但也不能一概而论,尤其是小儿或老年人应时刻警惕和预防麻醉药的中毒反应。

4. 心理 受术者的年龄跨度大,社会背景复杂,文化程度不一,审美层次和心理各异,故对麻醉的认识和理解程度不一,而且部分受术者曾经接受过麻醉及手术,对其心存恐惧。因此,麻醉及手术前务必做好解释工作,麻醉医师与受术者之间充分沟通和交流,以取得受术者的信任和配合。

（二）美容外科麻醉的特点

1. 相对安全 受术者中多为青壮年,大多数身体条件良好,没有严重的器质病变,对麻药的耐受性较好,并且许多美容项目为体表手术,故美容手术麻醉相对安全。

2. 常用局部麻醉 与普通外科手术不同,美容手术以增加美感为目的,手术中需观察手术效果,特别是有些手术需观察动态效果,需要患者按医师的要求做规定动作。手术中为了让患者保持清醒,除不能配合手术的儿童采用全身麻醉外,其他患者以选用局部麻醉为宜。因此,局部麻醉是美容手术最常采用的麻醉方法。选用局部麻醉相对简单安全,而手术者多为女性,其耐疼痛力较好,在配制麻药中可加入适量肾上腺素以减缓局麻药的吸收并加强局麻药的效果。

3. 要求高 美容手术以局麻为多,而局部麻醉多由手术医生单独完成。美容外科医师作为手术者和局部麻醉实施者,应掌握麻醉的相关解剖知识、麻醉前用药及麻醉药物的药理及毒理、局麻技术、常用麻药、处理并发症及心肺复苏术等知识,以便手术前合理选择药物,实施有效的麻醉,使患者无痛苦地度过手术期,故对美容外科医师要求较高。

4. 准备充分 美容手术是"锦上添花",故许多求美者对整个手术的过程也有比较高的要求,术前均有不同程度的焦虑,其强度因其年龄不同、文化背景不同、宗教信仰不同而不同,美容医师应做好充分的麻醉前准备和术中管理,并对每个受术者个体化用药,以及做好麻醉中监测管理和抢救的准备是极其重要的,对患者进行及时的心理疏导,若需大手术者应在麻醉专科医师的配合下手术。

二、麻醉前准备

为保证麻醉安全、无痛和手术的顺利实施,麻醉医师在麻醉前对受术者的全身情况应有充分了解,并做好充分的评估及完善的麻醉前准备,这是十分必要的。

（一）受术者准备

1. 调整脏器功能 尽管美容手术多为中青年,其身体健康,也不存在严重疾病,但为了提高手术的安全性,降低麻醉的风险性,调整受术者各脏器功能至最佳状态,方能为麻醉和手术提供安全保证。

2. 麻醉前访视 麻醉前应访视受术者,对受术者的心理和全身情况进行全面而系统地了解,这也是至关重要的。麻醉医师应认真阅读受术者的病历、询问相关病史和进行必要的体格检查,以全面了解受术者的健康情况和特殊病情,正确评估对麻醉的耐受能力,为针对性地进行麻醉前准备及选择适当的麻醉方法提供可靠依据,同时简要地向受术者介绍麻醉的有关问题,充分沟通,消除顾虑,使其更好地配合麻醉和手术。

（1）收集信息:术前阅读病历资料和进行必要的体格检查,查看辅助检查的结果及相关数据,从而综合评估受术者对麻醉的耐受性。

（2）沟通谈话:以和蔼的态度、亲切的语言与受术者充分交流和沟通,如实介绍麻醉的效果和可能出现的问题及其防范的措施,消除其紧张、恐惧心理,取得其理解、信任和配合。

（3）病史询问的重点：重点应落实在与麻醉相关的问题上。如受术者的心态、能否胜任体力劳动、有无烟酒嗜好、有无药物过敏史、有无麻醉和手术史等。

（4）体格检查的重点：注意受术者的发育和营养情况，头面部、颈部和胸部有无畸形，心肺和腹部情况，脊柱四肢以及神经系统情况，全身皮肤有无感染、破溃或出血点等。

（5）辅助检查的重点：血常规、凝血功能试验、胸部 X 线检查以及心电图检查。必要时还应做肝、肾、肺功能检查。如估计术中出血较多，除常规备血外，还应做好输血前相关检查。

3. 受术者的一般准备　对于全身情况良好，各器官功能正常者，麻醉前仅需一般准备即可施术。其主要包括：①麻醉前与受术者或其法定代理人签订麻醉同意书；②成人麻醉前 8 小时禁食，4 小时禁饮，小儿麻醉前 4~8 小时禁食，2 小时禁饮；③排空大小便，并称体重，较大手术应留置导尿管；④按手术的具体部位和需要备皮；⑤进入手术室前应取下义齿、发夹、眼镜、手表、首饰等佩戴物。

（二）特殊准备

部分美容受术者需进行特殊准备。营养不良、贫血或低蛋白血症者，术前应予以纠正，力求使血红蛋白（Hb）达 100g/L 以上，白蛋白达 30g/L 以上方可施术。合并高血压者应将其血压控制在 140/80mmHg 以下，合并糖尿病者空腹血糖控制在 8.3mmol/L 以下，尿糖小于（++）、尿酮体（-）可慎重手术，急、慢性呼吸道感染者应在其感染彻底控制后施术。

（三）受术者情况的评估

一般根据病史、体格检查和辅助检查的结果，综合分析美容受术者的情况，对身体情况进行评估，从而估量美容受术者对麻醉的耐受性。美国麻醉医师协会（ASA）将受术者的体格状况分为 5 级，这对麻醉风险的判断有重要价值。

Ⅰ级：体格健康，发育及营养良好，各器官功能正常。

Ⅱ级：除外科疾病外，有轻度并存病，但功能代偿健全。

Ⅲ级：并存的疾病较严重，功能明显减退，体力活动受限，但生活尚能自理。

Ⅳ级：并存疾病严重，功能代偿不全，威胁生命者。

Ⅴ级：病情严重，需紧急抢救者。

美容外科一般只接受 ASA Ⅰ~Ⅱ级的美容受术者，以及部分 ASA Ⅲ级的美容受术者。病情在Ⅳ级以上者，绝对禁止施行任何美容手术。

三、麻醉方法的选择

麻醉方法的选择应根据受术者的年龄、体质、意愿、手术部位、手术操作的需要以及麻醉药物对机体可能产生的影响等综合考虑。一般应选择安全、有效、方便、简单的麻醉方法。

（一）常用的麻醉方法分类

1. 局部麻醉　作用于局部神经只产生躯体某一部位的麻醉，神志清楚。

2. 椎管内麻醉　作用于脊神经根，相应区域出现麻醉现象。

3. 全身麻醉　简称全麻，是指利用某些药物对中枢神经系统产生广泛的抑制作用,从而暂时使机体的意识、感觉、反射和肌肉张力部分或全部丧失的一种麻醉方法。

(二) 常用麻醉方法的选择

1. 根据受术者的年龄选择　幼儿或儿童的美容手术多选用全身麻醉。对于少数年龄较大并能够良好合作的儿童,如果手术时间不长也可采用局部麻醉。对于成年人体表的中、小手术行局部麻醉即可施术。

2. 根据受术者的精神状态和意愿选择　对于心理辅导无效而精神紧张的受术者,可选择基础麻醉联合局部麻醉完成手术。对疼痛耐受性较差而精神过分紧张的受术者,可根据其意愿选择全身麻醉。

3. 根据手术操作的需要选择　部分美容手术在术中需要受术者配合,则以局部麻醉为宜。有的美容手术要求手术部位不因局部注药而肿胀、变形,以利于观察手术的即刻效果,故应尽可能选择神经阻滞麻醉。注射填充剂、注射肉毒毒素以及微针美塑疗法等注射美容术,一般于术前30分钟局部冰敷或使用复方利多卡因乳膏敷贴即可产生满意的麻醉效果。

4. 根据术区情况选择　当术区皮肤有破溃、感染病灶以及组织活力不佳或皮肤恶性病变切除时,应选择神经阻滞或区域阻滞麻醉为宜,禁忌局部浸润麻醉。

5. 根据条件、设备选择　当医院的条件和设备有限,或尚无经验丰富的麻醉医生时,美容外科医生靠自身娴熟的局麻技术不仅能实施某些较大的手术,而且并不影响精细的手术操作。

第二节　局部麻醉

使用局部麻醉药物(简称局麻药)暂时阻断某些周围神经的冲动和传递,使这些神经所支配的区域产生麻醉作用,称为局部麻醉(简称局麻)。局麻是一种简便易行、安全有效、并发症较少的麻醉方法,也是美容外科手术极为常用的麻醉方法。

一、常用局麻药物

根据手术时间长短选择适当的局麻药物极为重要。常用的局麻药物有:短时效局麻药,如普鲁卡因、氯普鲁卡因;中等时效局麻药,如利多卡因;长时效局麻药,如布比卡因、罗哌卡因、丁卡因。

1. 普鲁卡因　又称为奴佛卡因。该药是一种弱效、短时效但较安全的局麻药。它的麻醉效能较弱,黏膜穿透力很差,故不能用于表面麻醉和硬膜外阻滞。由于其毒性较小,适用于局部浸润麻醉。成人一次限量为1g。其代谢产物对氨苯甲酸有对抗磺胺药的作用,临床使用时应注意。

2. 丁卡因　又名地卡因。是一种强效、长时效的局麻药。此药的黏膜穿透力强,适用于表面麻醉、神经阻滞、腰麻和硬膜外阻滞。一般不用于局部浸润麻醉。成人一次限量表面麻醉为40mg,神经阻滞为60mg。

3. 利多卡因　又名赛罗卡因。属中等效能和时效的局麻药。其组织弥散性能和黏膜穿透力都较好,可用于各种局麻方法,但使用的浓度不同。最适用于神经阻滞和硬膜外阻滞。成人一次限量表面麻醉为200mg,局部浸润麻醉和神经阻滞麻醉为400mg。

4. 布比卡因　又名丁吡卡因。属一种强效和长时效的局麻药。常用于神经阻滞、腰麻和硬膜外阻滞,很少用于局部浸润麻醉。它与血浆蛋白结合率高,故透过胎盘的量少,较适用于产科的分娩镇痛,浓度为 0.5% 以下。作用时间为 4~6 小时。成人一次限量为 150mg。使用时应注意其心脏毒性。

5. 罗哌卡因　是一种酰胺类局麻药,其作用强度和药代动力学与布比卡因类似,但它的心脏毒性较低。使用高浓度、较大剂量时,对感觉神经和运动神经的阻滞比较一致,但低浓度、小剂量时几乎只阻滞感觉神经;又因它的血浆蛋白结合率高,尤其适用于硬膜外镇痛如分娩镇痛。硬膜外阻滞的浓度为 0.5%,而 0.75%~1% 浓度者可产生较好的运动神经阻滞,成人一次限量为 150mg。

二、常用局麻方法

美容外科手术常用的局麻方法有表面麻醉、局部浸润麻醉、区域阻滞麻醉及神经干(丛)阻滞麻醉等四种。

局部麻醉的适应证:①各种小型手术,以及全身情况差或伴有其他严重病变而不宜采用其他麻醉方法的病例;②作为其他麻醉方法的辅助手段,增强其麻醉效果,减少全麻药量,减轻麻醉对机体生理功能的干扰;③对于小儿、精神病或神志障碍者,不宜单独使用局部麻醉完成手术,必须辅助基础麻醉或浅全身麻醉。

局部麻醉的禁忌证:对局麻药过敏、穿刺部位感染、肿瘤或其他不宜者。

(一) 表面麻醉

将穿透力较强的局麻药施用于皮肤或黏膜表面,使其透过皮肤或黏膜以阻滞其下的神经末梢,从而产生麻醉作用称为表面麻醉。

1. 结膜表面麻醉　应用 0.1% 丁卡因或 2% 利多卡因溶液,以滴入法给药,每次 1~2 滴,每隔 2~5 分钟给药 1 次,共 2~5 次,即可进行眼部某些手术(图5-1)。

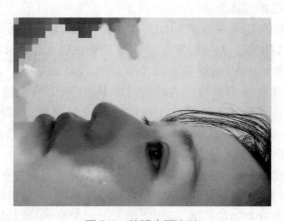

图 5-1　结膜表面麻醉

2. 皮肤表面麻醉　较为表浅的皮肤手术,应用 5% 复方利多卡因乳膏在术区表面涂敷半小时后去除乳膏即可施术。该乳膏为水、油、表面活性剂及助表面活性剂等成分所制成乳膏型制剂,即利多卡因和丙胺卡因制备而成的浅表麻醉剂,两者通过阻止神经冲动产生和传导所需的离子流而稳定神经细胞膜,从而产生局部麻醉效应;利多卡因和丙胺卡因联合应用可增强麻醉效果和延长麻醉时间。5% 复方利多卡因乳膏通过透皮吸收,使皮肤痛觉感受器的敏感度下降,切断神经冲动环路,产生局部麻醉作用,临床常用于纹绣、注射美容和微针美塑疗法等表面麻醉(图 5-2)。

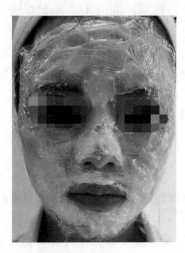

图 5-2 皮肤表面麻醉后进行水光针治疗

(二)局部浸润麻醉

局部浸润麻醉是将局麻药注入局部组织内,以麻醉神经末梢,使局部神经末梢失去传导功能,从而产生局部麻醉效果。局部浸润麻醉在美容外科手术中应用极为广泛,一般根据需要和不同部位采用不同的注入方法。

1. 一针浸润 施行皮肤 1.0cm 之内良性病变切除时,从病灶旁边进针,直接刺入病灶中央下方真皮下层,注入局麻药使皮肤隆起,稍微超过病灶边缘为宜,退针后轻轻按摩局部,使局麻药充分扩散,产生麻醉效果后即可施术。

2. 线形浸润 注入皮丘后沿切口线缓慢进针,均匀推注局麻药形成条形皮丘,然后又在条形皮丘的末端反方向注射局麻药,重复以上操作,将整个切口区充分浸润。如在针头前进时注药不均匀,可稍退针头酌情补充注药。

3. 深部浸润 施行部位较深的美容手术时,可先行皮下浸润并切开皮肤,然后由浅入深的逐层浸润而完成手术。

4. 肿胀麻醉 又称为超量灌注,或称湿性吸脂,即采用超低浓度、大剂量、大容积的局麻药(目前常用利多卡因)注射浸润至皮下脂肪组织内,使皮下组织及其结构产生水肿、细胞组织间隙分离、压迫微小血管使之闭锁,由此达到局部麻醉止痛、止血及分离组织的作用。是单独的局部麻醉,也可在全麻或区域阻滞麻醉时合并使用,是脂肪抽吸术不可或缺的组成部分。

(1)肿胀麻醉液的组成:肿胀液的配方有多种,临床上可根据受术者的具体情况以及手术的要求酌情配制。常用的配方如下:①脂肪抽吸术肿胀麻醉液配方:2% 利多卡因 50ml,肾上腺素 1mg,5% 碳酸氢钠 12.5ml,等渗盐水 1 000ml。该溶液适用于一般脂肪抽吸术。②低渗肿胀麻醉液配方:2% 利多卡因 30ml,肾上腺素 1mg,等渗盐水 500ml。该溶液适用于超声吸脂术。③普通肿胀麻醉液配方:2% 利多卡因 10ml,0.75% 布比卡因 10ml,肾上腺素 0.125~0.5mg,等渗盐水 80ml。该溶液适用于一般美容手术,但头颈部手术需加大肾上腺素用量。

(2)肿胀麻醉液的作用:肿胀麻醉液配方中,肾上腺素可使皮下小血管收缩,减少出血,减慢局部麻醉药的吸收,延长麻醉时效,减少渗出等;碳酸氢钠可调节肿胀液的pH 值,减轻酸性物质注射时的不适,缓冲利多卡因的酸度,可减轻局部麻醉溶液的刺痛感;加入糖皮质激素(如地塞米松)是为了增加皮肤耐受缺血的能力,降低组织基础代谢或增加代谢产物利用率,并能抗炎,调理中性粒细胞功能状态,防止白细胞在组织中过度浸润;等渗盐水可使利多卡因、肾上腺素及碳酸氢钠等药物的浓度大大降低,保证用药的安全性。

(3)肿胀麻醉液的安全机制:FDA 及中华人民共和国药典规定利多卡因最大用量为 7mg/kg,局部麻醉的一次不超过 400mg,但是肿胀麻醉液中的利多卡因用量远远超过规定用量,其安全应用的可能机制为:①肿胀麻醉液是注射在局部吸收相对缓慢的脂肪组织内,脂肪组织内血管较少,不至于过量或过快的吸收;②虽然短时间内有大量麻药堆积在局部组织内,但是由于肿胀压迫,血管外压力增大,吸收相对缓慢;③由于肿胀液中肾上腺素致使血管收缩,其药物吸收减慢;④利多卡因为脂溶性药物,与脂肪有亲和力,可防止其扩散,从而延缓吸收;⑤大部分(50%~70%)的肿胀麻醉液随脂肪组织和组织间液被同时吸出,有效地避免了人体的药物吸收;⑥碳酸氢钠使游离碱基增多,碱化药物使离子化型利多卡因减少,吸收减慢;⑦组织创伤后局部反应是渗出大于吸收,肿胀时效也是利多卡因吸收减慢的因素。

（4）肿胀麻醉的方法:①用量:注射量应根据吸脂部位的多少而定,可达100~1 000ml不等,一般注射的总量应超过拟吸除脂肪量的1.5倍。利多卡因总量可达35mg/kg,为常规用量的2~5倍。②注射方法:用肿胀麻醉液在皮下行交叉、分深浅两层、由远及近地注射,注射速度不可过快,使术区产生均匀一致的肿胀即可。

（5）肿胀麻醉的优点:有利于脂肪抽吸、出血量少、安全可靠、麻醉时间长、可联合其他麻醉增强麻醉效果。

（三）区域阻滞麻醉

1. 环形浸润　操作时用多个条形皮丘构成一环形麻醉阻滞区,可根据具体情况施行三角形浸润、四边形浸润或圆形浸润等。

2. 间接式浸润　操作时先做皮下环形浸润麻醉,然后退针于皮下向病变基底部推注局麻药,以阻滞病变周围痛觉神经的传导。

（四）神经阻滞麻醉

1. 眶上神经和滑车神经阻滞麻醉

2. 眶下神经阻滞麻醉

3. 颏神经阻滞麻醉

4. 肋间神经阻滞麻醉

三、局麻药物的并发症及处理

局麻药的不良反应:毒性反应、过敏反应、高敏反应。

（一）毒性反应

单位时间内血液中局麻药物浓度超过一定水平,而引起中枢神经系统和心血管系统的异常反应,称为毒性反应。

1. 发生原因　①一次剂量超过患者耐量;②单位时间内药物吸收过快,如注射到含血管丰富的部位或误入血管内;③患者体质差,对局麻药的耐受性差,用少量麻药也会产生毒性反应,呈高敏状态,多见于恶病质、严重感染、严重贫血、肝功不良、维生素缺乏,高热等患者;④药物间的相互作用,如同时使用两种局麻药而不减量(按规定两同类药物相加剂量应相当于其中一种药的最大量)。

2. 临床表现　主要表现为中枢神经及循环系统的变化。①中枢神经系统的抑制性神经元容易遭受局麻药的抑制,结果使兴奋性神经元的作用相对加强,由此引起中枢兴奋,出现唇舌麻木、头痛、头晕、耳鸣、视力模糊、嗜睡、眩晕、寒战、语无伦次、注视困难、惊恐,乃至惊厥等症状。如局麻药浓度再升高,则使兴奋和抑制性神经元都受到抑制,即引起中枢兴奋的全面抑制,表现为神志模糊或昏迷、呼吸抑制或停止、循环衰竭等。②对心血管系统主要是抑制作用,早期血压升高、心跳加快是中枢系统兴奋的结果,而后对心肌、心脏传导系统、血管平滑肌产生直接抑制,心肌收缩力降低,血压下降,房室传导阻滞,心跳下降直至停止。

3. 预防措施　①麻醉药的一次用量不得超过限量。②注入麻药前必须回抽。③注意个体化用药,如果是血运丰富的部位,年老体弱者,麻醉药量应适当减量。④如果没有禁忌证,局麻药液中应加入肾上腺素,浓度为 1:(200 000~500 000),可使局部血管收缩,减少创口渗血。延长局麻药的吸收时间,增加麻醉作用的时间,减少局麻中毒反应。但肾上腺素的浓度不宜过高,以免组织缺血坏死。在足趾、手指和阴茎等处做局麻时,不应加肾上腺素。老年患者,以及患有甲状腺功能亢进、心律失常、高血压和周围血管疾病患者亦不宜使用肾上腺素。⑤局麻前应给予适量镇静药,比如地西泮、巴比妥类药物。

4. 治疗原则　发生毒性反应其处理的原则及措施包括:①立即停止使用局麻药,持续吸氧;②紧张或烦躁者可给予地西泮或咪达唑仑;③已发生抽搐或惊厥者在持续吸氧或人工呼吸的同时,可给予适量的地西泮镇静药静脉注射,若不能制止,应给予短效肌肉松弛剂并行气管内插管;④如出现低血压,可用麻黄碱维持血压稳定,心动过缓者应静脉注射阿托品,一旦呼吸心跳停止,应立即进行心肺复苏。

（二）过敏反应

使用微量的局麻药以后,出现皮肤红斑,荨麻疹,结膜和鼻黏膜充血,神经血管性水肿,喉头水肿,支气管痉挛和过敏性休克,甚至危及生命。如发生过敏反应,应立即停止使用局麻药物,吸氧,应用抗组胺药和皮质激素,严重时静注肾上腺素 0.2~0.5mg。

（三）高敏反应

使用小剂量局麻药即出现严重中毒征象,亦称为特异质反应,表现为全身性红斑,水肿、哮喘和/或呼吸困难、低血压、心动过速、头疼或意识丧失(均为组胺释放症状,并发生在应用局麻药几分钟之内)。处理措施:使用前需进行皮试观察。如发生高敏反应,立即停止使用局麻药物,吸氧,保持呼吸通畅,必要时静脉点滴液体和血管升压药以支持循环,应用抗组胺药和皮质激素药控制全身性组胺释放,常见的药物有普鲁卡因和丁卡因。

第三节　椎管内麻醉

又称脊髓麻醉,为作用于脊神经根使得相应区域出现麻醉。即将局麻药注入硬脊膜外腔或是注入蛛网膜下腔隙内,产生下半身横断性或节段性部位麻醉。因此患者麻醉后通常会感到下肢或臀部等发热感、麻木感、痛觉消失、运动消失至本体感觉消失(即感觉不到下肢存在)。

特点:①患者神志清醒;②镇痛效果确切,肌松效果良好;③不能完全消除内脏牵拉反射;④可能引起生理紊乱。

一、椎管内麻醉的分类

椎管内麻醉是将局麻药注入椎管内不同腔隙,阻滞脊神经根的传导,达到相应区域的麻醉效应。椎管内有两个可用于麻醉的腔隙,一是硬脊膜外腔,二是蛛网膜下腔。根据注入局麻药腔隙的不同,分别称为硬膜外腔阻滞麻醉(包括骶管阻滞)和蛛网膜下腔阻滞麻醉(简称腰麻)。硬膜外腔阻滞麻醉适用于乳房美容手术、腹部、腰部、臀部以及大腿等部位的吸脂术或腹部脂肪切除术。蛛网膜下腔阻滞麻醉适用于下腹部、会阴部以及双下肢的美容手术,特别是肥胖受术者最适宜、最常用的麻醉方法。椎管内麻醉在美容手术应用极为广泛,该类麻醉具有镇痛完善,受术者意识清醒,肌松良好,对生理扰乱较轻,且麻醉时间不受限制等特点。

二、椎管内麻醉的并发症

(一) 硬膜外阻滞麻醉的并发症

穿破硬脊膜、全脊髓麻醉、神经根损伤、硬膜外血肿、导管拔出困难或折断、血压下降、呼吸抑制等。

(二) 蛛网膜下腔麻醉的并发症

1. 麻醉中异常情况　麻醉失败、血压下降、呼吸抑制、恶心呕吐等。

2. 麻醉术后并发症　①头痛:较常见,多于麻醉作用消失后 6~24 小时出现,2~3 天最剧烈,一般在 7~14 天消失,少数患者可持续 1~5 月甚至更长。对于轻度头痛者平卧 2~3 天可自行消失,中度者每日补液,加用小剂量镇痛镇静药物,严重者可行硬膜外腔充血填疗法。②尿潴留:多因支配膀胱神经恢复较晚所致,也可能与下腹部手术刺激、会阴及肛门手术疼痛及患者卧床不习惯卧位排尿有关。严重者可以进行导尿治疗。③下肢瘫痪:少见的严重并发症,多因粘连性蛛网膜炎所造成,治疗效果差。④马尾综合征:下肢感觉运动长时间无法恢复,大便失禁,尿道括约肌麻痹等骶神经受累。

第四节　全身麻醉

全身麻醉(简称全麻)是麻醉药物经呼吸道或静脉、肌内注射进入人体内,抑制中枢神经系统,达到"全身痛觉丧失、神志消失、遗忘、反射抑制和一定程度的肌肉松弛"的目的的综合处理措施。包括吸入麻醉、静脉麻醉以及静吸复合麻醉等。为当今美容手术常用的麻醉方法一,必须配备麻醉医师。

一、全身麻醉常用药物

(一) 常用的吸入麻醉剂
氧化亚氮(笑气)、安氟烷、异氟烷

(二) 静脉麻醉药
氯胺酮、依托咪酯、丙泊酚(异丙酚,普鲁泊福)

(三) 麻醉性镇痛药
芬太尼、雷米芬太尼、苏芬太尼

二、全身麻醉的并发症

(一) 呕吐、反流与窒息
呕吐或反流物易造成误吸,而引起呼吸道阻塞、窒息或吸入性肺炎等,为全麻主要

第五章　美容手术的麻醉及术后无痛管理

危险之一。全麻前应严禁饮食。全麻下发生呕吐和反流时,应立即取头低位,头偏向一侧,便于及时清除呼吸道分泌物。严重时应气管内冲洗和清吸,同时进行人工呼吸。

（二）呼吸道梗阻

常见原因有:舌后坠、喉痉挛、下呼吸道分泌物梗阻、支气管痉挛等。应寻找原因,消除诱发原因,解除呼吸困难。有哮喘史或慢性支气管炎患者,应予吸氧及用氨茶碱、异丙嗪或激素等药物治疗。

（三）呼吸抑制或停止

由于使用大量或快速静脉注射对呼吸有抑制作用的麻醉药或肌松药、全麻过深、体位不当、体温下降等所引起,疾病和手术亦有影响,治疗应针对病因、同时给氧吸入并维持有效的人工通气。

（四）低血压

收缩压下降超过原来血压水平的30%,就要影响到组织血流灌注,严重低血压可导致循环功能衰竭而致死。治疗应针对病因,必要时使用升压药。

还可见心律失常、心搏骤停、高热、抽搐和惊厥、苏醒延迟或不醒等应针对各种原因积极预防,早期发现和及时处理。

第五节　麻醉监测和管理、术后无痛管理

一、麻醉期间的监测和管理

在麻醉和手术期间,应注意对血压、脉搏、呼吸、体温、血氧饱和度、心电图等的监测,重点是呼吸和循环的变化。每隔5～10分钟测血压、脉搏和呼吸各一次,并记录在麻醉单上。发现异常情况应尽快分析原因,进行相应处理。

浅而快的呼吸可能是麻醉过浅或是呼吸功能不全的表现,常使呼吸交换量显著减少,引起低氧血症;深而慢的呼吸,多因呼吸中枢受抑制或椎管内麻醉平面过高造成;呼吸道梗阻时往往表现为呼吸困难。麻醉期间血压下降、脉搏增快、脉压缩小、尿量减少是血容量不足的表现,常因手术中出血过多而未及时补足或麻醉药过量等因素所致;手术牵拉内脏刺激自主神经引起的血压下降,多伴有心动过缓。如果受术者皮肤红润、四肢温暖,说明循环功能较好;反之,皮肤发绀或苍白,四肢厥冷,说明循环功能差,必须予以纠正。

二、美容手术后的无痛管理

手术后疼痛是机体对手术损伤的一种极其复杂的生理反应,手术后疼痛引起的应激反应将对全身器官功能产生一系列不良影响。完善的镇痛不仅可减轻受术者的痛苦,而且可阻断疼痛所产生的应激反应和不良情绪变化,有助于减少并发症的发生和促进术后顺利康复。美容外科手术亦会引起受术者不同程度的疼痛,其手术后的无痛管理至关重要。

（一）影响手术后疼痛的因素

手术后疼痛的程度存在着明显的个体差异,影响疼痛的因素众多,故应综合分析并予以相应的处理。

1. 个体特征 年龄、性别对手术后疼痛均有明显影响,通常老年人对疼痛反应较为迟钝,幼儿对疼痛反应的能力较差,其他年龄组对疼痛则较敏感。一般来说女性对疼痛的反应相比男性更为敏感。

2. 受术者对手术后疼痛的认识及反应 通常情况下对疼痛的认识不同,手术后疼痛的反应也不同;手术前有无思想准备,也会对手术后疼痛的反应产生不同的情况,疼痛的阈值差异也很大,因此,受术者对手术后疼痛的反应也存在一定差异。

3. 手术类型及部位 较小的手术术后疼痛轻微,对机体不至于造成不良影响;较大的手术则手术后疼痛较为明显,对受术者造成一定痛苦。上腹部、胸部和四肢等部位的手术则术后疼痛十分明显,而其他部位相对较轻。

4. 医务人员的影响 医务人员的言行举止对受术者可产生明显影响,手术前和受术者的互动交流以及心理护理直接影响着受术者对手术后疼痛的反应,这在临床工作中一定要高度重视。

5. 手术后有无并发症 手术后的血肿、肿胀、感染、伤口污染、肢体包扎过紧以及血液循环障碍等均可引起或加重手术后的疼痛。手术后3~4天切口疼痛仍未减轻或减轻后又再度加重的,应考虑手术部位是否存在感染。

（二）手术后疼痛的妨害

手术后疼痛本身是机体的一种保护机制,此为制约受术者不恰当活动的本能反应,从而避免由此而可能产生的某些不良后果。由于手术后疼痛对受术者身心构成了一定的影响,不同程度地妨碍了其生理功能,诸如不愿早期下床活动,不能深呼吸或咳嗽、咳痰,不愿改变体位以及情绪低落等,从而导致手术后并发症发生,如肺部感染、肺不张、尿潴留、尿路感染或下肢静脉血栓形成等术后并发症。

（三）手术后镇痛方法及常用药物

1. 手术后镇痛的常用方法 客观地说,手术后疼痛的治疗只能是针对症状的治疗,因此,镇痛的主要方法是阻断伤害性刺激的传导径路,提高机体的痛阈,避免或减少其他加重伤害性因素的刺激。就目前来说手术后镇痛的方法有多种,但不能采用单一方法来解决所有的手术后疼痛。严格地说,尚不能达到"完全无痛"的要求。采用的方法既要根据手术的具体部位来选择,又要兼顾个体的差异和特异性,通常是采用综合或联合的方法来解决。主要方法有:药物治疗,包括口服、肌内注射、静脉注射、自控镇痛给药、椎管内麻醉等;中医中药以及针灸;物理治疗,包括电疗法、温热疗法、神经电刺激、超声波等;心理疗法等。

2. 手术后镇痛的常用药物 手术后镇痛的药物有多种,但从药理特性和作用机制来说大体上可分为两种:麻醉性镇痛药和非麻醉性镇痛药。前者属于强效镇痛药,后者属于中效镇痛药。由于药物不同其作用部位也有所不同,前者主要作用于中枢神经系统与受体;后者有部分是作用于中枢神经系统,另有部分是作用于外周神经系统,并有抗痉挛和退热效能,但镇痛效果不佳。常用的麻醉性镇痛药有吗啡、哌替啶(度冷丁)、阿法罗定、芬太尼、丁丙诺啡、美沙酮、喷他佐辛和曲马多等。非麻醉性镇痛药有安替比林、安乃近、吲哚美辛、对乙酰氨基酚等。

（四）美容手术后无痛管理方案与实施方法

美容外科手术会不可避免地引起受术者出现不同程度的术后疼痛,此为手术的必然反应。手术后镇痛就是采取各种必要的措施,减轻或消除受术者的不适或痛苦,避免或减少并发症发生,促进术后尽早康复的重要环节。有效的无痛管理为及时控制和缓解手术后疼痛提供必要的保障。

1. 制订完善的术后疼痛管理方案 此为各级美容医院的常规性工作,也是美容外科医生的必备知识。其内容包括术后疼痛的健康教育和专业人员的培训。美容外科医生在术前应以通俗易懂的语言向受术者介绍拟做手术的大体概况,所采用的麻醉方法,局部麻醉与全身麻醉的区别以及各自的利弊,手术中可能采用的无痛方法和具体措施,手术后可能会出现的疼痛及其程度,目前可以预防或缓解术后疼痛的措施和基本方法等。尽可能消除受术者的紧张、恐惧心理,争取其积极配合,这对于预防和缓解术后疼痛是极为有利的。

2. 术前评估受术者对疼痛的耐受力 通过病史询问,充分了解受术者的既往手术史以及对疼痛的耐受性,并做出正确的评估。一般来说,如重睑形成术、隆鼻术、耳廓的某些手术以及其他较小的美容手术,手术后疼痛一般都比较轻微,通常是可以忍受的,个别情况可酌情服用地西泮或其他镇静药。对于疼痛剧烈者,对症治疗的同时,应及时查明原因并给予相应处理。

3. 选择有效的镇痛措施及方法 对于接受较大范围美容手术的受术者,通常于手术后给予药物镇痛治疗,并辅以其他方法及措施来缓解疼痛。如大面积除皱术、颅颌面整形美容手术、大型的乳房整形手术(隆乳术、巨乳缩小术)、腹壁整形手术、肥胖综合征的胃束带减容术或胃旁路手术、大面积的瘢痕松解或切除术等,由于这类手术的创伤大,手术后疼痛自然明显,也可能难以忍受,故而在手术后可给予麻醉性镇痛药来镇痛(口服或肌内注射)。如手术时采用的是硬膜外麻醉则术后可利用硬膜外导管连接镇痛泵;如手术时采用的是全身麻醉则术后可选用静脉镇痛泵,间断给药,一般连用3天后即可去除镇痛泵。值得注意的是,手术后的疼痛一般在3天后逐渐减轻或消失,如果术后疼痛减轻或消失后再度出现,或持续加重,应及时查明原因——根除。

(周丽艳)

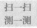

复习思考题

1. 简述美容受术者的麻醉特点。
2. 试述局部浸润麻醉的分类。

第六章

美容外科的围手术期处理

 学习要点

> 掌握美容手术心理诊断的目的、要点及诊断程序;掌握术前准备的具体内容和手术无菌原则;掌握美容外科病历的基本要求;熟悉美容手术常见并发症的处理原则及术后一般处理方法;熟悉手术区域皮肤的准备,特殊部位的准备;熟悉美容受术者的心理诊断程序、心理辅导方法;了解美容外科医学摄影及资料管理。

围手术期是围绕手术的一个全过程,从求美者决定接受手术治疗开始,到手术治疗直至基本康复,即术前、术中、术后的一段时间,大体时间是术前 5~7 天至术后 7~12 天。主要包含术前准备、术中过程、术后处理及手术相关资料收集管理。

第一节 美容受术者的术前心理诊断与辅导

求美者的美容就医行为实质上是一种美容医学心理的需要,美容外科技术实施的根本目的,就是为了满足人们自我审美的心理需求。临床实践证明,要想取得良好的美容手术效果,达到预期的目标,在围手术期对美容受术者进行心理诊断和心理辅导必不可少。

一、美容手术心理诊断的目的

对美容受术者进行心理诊断的主要目的包括:

1. 初步判断求美者心理状态和人格类型,把握美容手术的适应证和禁忌证,避免医疗纠纷。

2. 规范医疗行为　根据受术者对手术的预期目标并结合实际情况进行必要的矫正,为手术方案的制订和术式的选择提供客观依据,从而构建和谐的医患关系。

3. 提供针对性心理护理的依据　针对受术者不同的心理状况,制订具体的护理措施,以便手术顺利进行和术后顺利康复。

二、美容手术心理诊断的要点

1. 了解者受术者的基本人格　人格是指一个人在社会化过程中形成和发展的思

想、情感及行为的特有统合模式,这个模式包括了个体独具的、区别于他人的、稳定而统一的各种特质或特点的总体。美容受术者的人格特点,有以下五类:忧虑型、依赖型、情感型、偏执型、分裂型。

2. 了解求美者的手术动机　求美行为的主要动机为心理性动机,即是为了交往、被爱、爱美的需要、被尊重的需要等。另外,求美动机还具有层次性、多样性和复杂性。

3. 分析客观缺陷与主观反应的差距　大部分求美者对自己存在的容貌或形体缺陷能正确认识,而对美容手术的效果也能正确评价,并能获得较高的满意度。而少部分求美者却把并不明显的容貌或形体缺陷看得十分严重,在术后往往以种种借口对手术效果不满,甚至与医师纠缠不休,这在术前应特别注意。

4. 鉴别严重精神障碍者　这类求美者不属于美容手术对象,故应劝其进行积极地心理或精神方面的治疗,而不主张施行任何美容手术。

三、美容手术的心理诊断程序

1. 一般程序　其主要包括:①与求美者进行充分的交流沟通;②了解求美者的求美动机;③把握求美者的期望值;④细心观察求美者的行为;⑤必要时还应了解求美者的社会背景;⑥判断求美者有无畸形、缺陷、老化及瑕疵,术后能否达到求美者的要求。

2. 特殊程序　其主要内容是:①必要时对求美者进行有关人格与心理障碍方面的测试;②必要时请精神科医师会诊。

四、美容手术的心理禁忌证

1. 相对心理禁忌证　相对心理禁忌证是指在没有明确的心理诊断或心理辅导的协助下,应该暂缓手术,等到时机成熟后再慎重选择手术治疗的心理异常状况。相对心理禁忌证主要包括以下几类:①对美容手术的期望值过高者;②不能与医师充分沟通者或对医师不信任者;③对手术犹豫不决,而徘徊不定者;④有躯体感觉异常者;⑤推测有体像障碍表现者;⑥推测有人格障碍者。

2. 绝对心理禁忌证　绝对心理禁忌证是指完全不适合做任何美容手术的求术者。主要包括以下几类:①医患双方意见分歧明显,无法达成共识;②经精神科鉴定存在着明确的、严重的心理障碍者;③有明确的妄想症状或诊断明确的精神分裂症。

五、美容手术前后的心理辅导

1. 术前心理辅导　术前心理辅导的目的在于:①树立正确的审美观,降低受术者的美容期望值;②调整受术者的情绪,使其能顺利度过围手术期;③交代美容手术可能发生的不良反应与防范的具体措施,以及需要受术者配合的事宜。

2. 术后心理辅导　术后心理辅导的内容主要有:①说明手术的不良反应及其整个过程,安慰受术者,让其主动配合;②对受术者进行积极心理辅导的同时,采取必要的医疗措施或对症治疗,从而减轻痛苦和不适;③对术后表现有严重精神症状者,应请精神科医生会诊,避免轻率地为其再次手术。

六、美容手术心理纠纷的处理原则

化解美容手术的心理纠纷仍然包括术前、术中、术后三个环节,尤其在术前的心理沟通十分重要。

1. 预防为主　医务工作者要有预防纠纷的意识,术前首先要明确受术者要求手术的目的和动机,然后进一步进行心理交流,从而达成共识。

2. 对手术效果达成共识　术中娴熟的技术操作固然是获得良好手术效果的可靠保障,但务必兼顾受术者意愿,要明确受术者的意愿才是本次手术的目的。

3. 各阶段及时沟通　根据术后心理反应的不同情况,拟订具体的心理疏导方案,进行相应的心理疏导。

4. 建立会诊制度　情况特殊时,也可请其他科医师会诊,共同制订治疗方案。

第二节　术前准备及手术无菌原则

一、术前准备

（一）一般准备

1. 病史采集　美容外科的病史采集除按外科病史采集的顺序外,重点应放在既往有无美容手术史,有无影响手术的禁忌证,以及药物过敏史和出、凝血等方面。家族中有无先天性遗传病史,瘢痕增生倾向。对于本次就诊所要求进行的美容手术,则应侧重了解其求美的真实动机,以及容貌缺陷所造成的心理负担及其程度,其家庭成员对其接受美容手术的意见和求术者对手术效果的期望值,以排除不适合手术的求术者。

2. 术前检查　若为大、中型手术,术前应进行系统检查,从而判断有无手术的禁忌证。若为老年人,则需评估其手术的承受能力。专科检查力求详尽、认真、仔细,充分了解局部畸形、缺陷形成的原因、部位、程度、范围和性质,周围组织的健全状况。小型手术一般只需测定血常规以及凝血功能即可,如为大、中型手术,除做血常规及凝血功能检测外,还需进行心、肺、肝、肾功能以及血液系统有关的测定和检查,以排除可能影响手术的全身性疾病。

3. 签订手术知情同意书　为了保证美容手术的顺利实施并取得预期效果,使求美者慎重严肃,正确对待美容外科手术,并理解手术后可能出现的种种并发症、不良反应及不可预测的情况发生,避免手术后造成不必要的麻烦和医患纠纷,签署的手术知情同意书是非常有必要的。手术知情同意书具有法律效力,双方各持一份并妥善保存。美容手术知情同意书的内容包括以下三个部分。第一部分是受术者的基本情况,如真实姓名、性别、年龄、电话等一般资料。第二部分是手术须知,如手术的风险性、适应证、禁忌证、并发症、排异反应和有关影像资料的所有权、使用权等。应特别提示以下两点:①受术者应遵守医嘱(包括口头医嘱),如术后发现异常情况,应及时请施术者处理;②注明手术恢复期,并因受术者体质、年龄、手术部位不同而有程度上的差异。第三部分则是专项情况,写明受术者术前条件、审美诊断、手术要求,阐明手术设计方案与依据,以达到知情同意,并取得良好的配合。

4. 美容外科医学摄影　为了便于术前、术后观察、分析、留存医疗档案,如实记录缺陷的部位、范围和程度,力求既准确而全面,又突出重点。特殊病例必须将手术前后的动态情况,包括医患沟通和手术过程等进行实况录像。医学摄影可作为医疗、教学、

科研的资料,但未经本人书面许可不能用于商业宣传,需保护求美者隐私。医学摄影的要求:

(1)真实性:医学照相属于纪实性摄影,要求真实准确地反映手术前后的形态,不允许采用任何形式的夸张手法及弄虚作假。

(2)重点突出:取景应以缺陷或畸形的部位为中心,务必表达所处的解剖部位,避免将无关的部位摄入镜头,减少陪衬;一个角度或体位不足以反映全面情况时,应以几个角度或体位进行拍摄,以获得足够的信息量。

(3)鲜明对比:术前拍照应除去饰物,保持皮肤、毛发干净,可选浅灰色或浅蓝色为背景。术前、术后的对比和自身对比要明确显示手术效果。某些案例还应收集形态与功能方面的信息。

(4)照片规范一致:手术前后均采用一致的拍摄参数、照片尺寸和横、竖幅选择,否则其可比性差,缺乏说服力。

另外,对受术者术中切除的骨组织、多余的软组织等,均应微距离拍摄作为资料留存。如切除物系双侧对称的,应在切除后按一定的大小、形状,双侧对称摆放进行拍摄。

(二) 特殊准备

1. 提高手术耐受力 术前应纠正贫血、电解质紊乱或低蛋白血症等,给予高营养,预防性应用抗生素和预防出血的止血药物。

2. 备血 对于较大手术,术中或术后可能需要输血者,术前应做血型鉴定、交叉配血试验以及输血前相关检查,并配好适量血液备用。当然如情况允许,也可采用自体血液回输。

3. 术式选择与手术设计 美容外科医生应从实际情况出发,制订出一套切实可行的治疗方案,为受术者解除身心痛苦。因此,在美容手术实施前有必要向受术者说明各种术式的优缺点和可能发生的并发症,以取得受术者的主动配合和充分理解,力争将术后并发症发生率降到最低。

二、手术区域准备

(一) 皮肤的准备

手术前一日,患者应沐浴,以去除皮肤上的污垢及油脂。按护理常规剃除手术区的毛发,注意勿刮破皮肤,以防细菌侵入伤口。因此,剃毛的时间以接近手术时间为佳。小儿除头部以外可不剃毛。

(二) 特殊部位大型或复杂手术的准备

1. 发际内切口的手术 术前 3 天开始,每天用 1‰苯扎溴铵溶液洗头 1~2 次,术前 1 天剃去手术切口两侧 2~3cm 宽的头发,其余头发扎小辫。

2. 鼻部手术 术前 3 天用抗生素滴鼻液滴鼻,术前 1 天剃胡须,必要时剪除鼻毛。

3. 口腔手术 术前 3 天用复方硼砂溶液漱口,每天 3~5 次,术前应漱口刷牙。

4. 乳房手术 术前 1 天应洗澡,并于立位设计切口线。

5. 会阴部美容手术 应于术前 3 天开始,每天用 0.2‰高锰酸钾溶液坐浴 2~3 次;术前 1 天洗澡和备皮。女性外生殖器美容手术,如阴道紧缩术、阴道再造术等除上述准备外,还需口服肠道抗菌剂和术晨清洁灌肠。

（三）手术区皮肤消毒

1. 皮肤的消毒　使用聚维酮碘（碘伏）消毒皮肤或黏膜。如系清洁手术,一般是以手术切口为中心向周围搽拭,范围应超出手术切口周围15cm。如为污染手术、肛门、会阴、感染病灶,则搽拭顺序相反,由手术区周围向中心搽拭。无论消毒顺序由中心向四周或由四周向中心,已经接触污染部位的纱布球,不可返回清洁处涂搽。

2. 特殊部位的消毒

（1）头面部:①除皱术:全部头发,包括前额、两鬓及颈后皮肤;②鼻部:全面部皮肤及鼻前庭;③口唇部:面部、唇部、口内及颈部。

（2）颈部:由下唇至乳房乳头平面,两侧至斜方肌前缘,或全颈部和胸背部上端。

（3）胸部:胸部两侧过腋中线或腋后线,上过肩,下过脐,包括两侧腋窝。

（4）腹部:①上腹部:由乳头至耻骨联合,两侧至腋后线;②下腹部:上至肋缘,下至外阴部、大腿上1/3,两侧至腋后线。

（5）会阴部:耻骨联合部、外阴部、肛门周围、臀部及大腿上1/3内侧。

（6）四肢:以手术部位为中心,包括上、下、前、后四个邻区或受术的整个肢体。

（四）手术区铺单方法

手术区消毒后,铺盖无菌单,以遮盖预定手术切口以外的区域。小手术时,铺一块小孔巾即可。较大的手术,须先铺四块治疗巾,然后铺中单、大单。四块治疗巾的铺置一般仍由第一助手在手术区皮肤消毒后,穿手术衣和戴无菌手套之前进行。铺治疗巾的顺序是先盖好脏侧,后盖净侧,最后铺盖靠近自己的一侧。治疗巾相交的四个角用巾钳固定。治疗巾铺好后,应避免移动,如有必要,只许由中心向外移动,不可相反。中单及大单由穿好手术衣的手术人员铺盖。铺中单时先铺下方,后铺上方。铺大单时,先将孔洞对准预定的手术切口部位,然后将大单向手术台两侧展开,再向手术台两端展开,使上端遮盖患者头部和麻醉架,下端盖过足部,至少超过手术台边缘30cm。注意手术及无菌单勿与周围人员或物品接触,以防污染。

三、手术中无菌原则

1. 肩以上、脐水平以下、背部、手术台边缘以下均可视为有菌区域。因此,当手术人员穿无菌手术衣和戴无菌手套后,不允许在手术人员的背后传递器械,器械落在手术台边缘以下时不可取回再用。

2. 术中发现手套破损或污染,应立即更换。前臂或肘部碰触有菌区域,应更换无菌手术衣或加套无菌袖套。

3. 手术中如出汗较多时,可将头偏向一侧,由他人协助擦去,以免汗滴落入术野而造成污染。

4. 术中同侧手术人员如需要更换位置时,一人后退一步,继而转过身背对背地交换。

5. 手术人员及参观人员尽量减少在手术室内走动,非洗手人员不可接触已消毒的物品。

第三节 美容外科手术术后处理

一、术后一般处理

术后一般处理

1. 加压包扎适当固定 预防出血及血肿。头面部一般手术加压 1~2 天,需固定防移位的一般加压 3~5 天。其他部位一般加压 3~5 天,吸脂术后还需穿 3~6 个月塑形衣。

2. 止痛消炎 非因血肿压迫或肢位不当等造成的疼痛,可用止痛剂止痛消炎。否则应查明原因,及时予以相应处理。

3. 抗感染 感染是外科手术后常见的并发症,因此,在围手术期合理地预防性应用抗生素,可避免或减少手术部位感染。美容外科手术切口虽多为 Ⅰ 类清洁切口或 Ⅱ 类清洁-污染切口,很少涉及 Ⅲ、Ⅳ 类切口,但为避免感染导致瘢痕明显,一般会预防性使用抗生素进行抗感染,使用时间根据手术大小及术中时间长短决定,创面小术中时间短,一般口服普通抗生素一联 3~5 天,创面大或术中时间长一般口服或静脉输注一联或二联抗生素,用药 5~7 天,一般不超过 7 天。

4. 换药 敷料的更换时间应视具体手术而定,换药时要清理掉切口的血痂,注意勿将缝线扯断。头面部一般是 1~3 天后换药去掉敷料就等待拆线。躯干及四肢有渗出切口换药时间一般是术后第 1 天,第 2 天,第 4 天,第 7 天直到拆线。更换敷料时,动作须轻柔,如有粘连需用生理盐水浸泡软化后轻柔除去。

5. 拆线 术后伤口拆线的时间,应根据不同的手术、不同的部位和年龄而定,原则上是张力小的部位可酌情早拆,张力大的部位及植皮缝线者可适当延迟拆线。头面部一般 5~7 天拆线,躯干 7~9 天,四肢 11~14 天。愈合较慢时可适当延长时间,或者根据情况间断拆线直至完全愈合。

二、术后常见并发症及防治

(一)出血和血肿

少量出血影响不大,出血过多甚至形成血肿则影响愈合和形态。对于出血和血肿,首先是预防,措施主要有:术前检查凝血功能是否在正常范围内;术中彻底止血,无活动性出血方可关闭切口,缝合时不留死腔,剥离大或渗血多时可留一针 24 小时后打结或者安引流条或负压引流管 24~48 小时;术后根据部位加压包扎 1~3 天,口服或静滴止血药 3 天。其次是处理出血和血肿,小量皮下出血导致局部瘀斑或青紫,可在术后 72 小时热敷,促进吸收,一般 7~15 天逐渐消退,小血肿可等组织自行吸收,但需要观察,如液化有波动感则需针刺抽出;如有活动性出血,经输注止血药及加压包扎无法止住,则需打开切口,找到出血点进行止血;血肿大或重要部位血肿则需打开切口清除血肿。

(二)血清肿

血清肿是由于血清渗出到切口内而形成的体液积聚。一般而言,血清肿不如血肿那么严重,小的血清肿可自行消退,大的血清肿可通过穿刺抽吸或敞开引流而获得治愈。预防措施：①术中缝合不留死腔；②术后适度加压，腔隙较大或范围广时予以足够长时间的加压；③换药时根据情况逐步减压，防止突然减压后充血渗出。

（三）组织坏死

组织坏死通常是由于皮瓣或皮缘血供受到阻碍的结果，只有当坏死组织的界线非常明显时，才可以考虑采用侵袭性清创，此时仅清除坏死的组织，务必保留具有活力的组织，并在酌情引流的同时，加强抗感染治疗。预防措施：①术中爱护组织，注意保留游离组织的血供；②缝合时防止阻断血供；③适度加压，防止过松和过紧；④术后预防感染；⑤术后 72 小时后可运用药物、理疗等辅助治疗促进血液循环。

（四）切口裂开

切口裂开多与手术部位张力过高、过早拆线、血肿、感染等有关，同时肥胖、免疫力低下、全身应用激素、营养不良也被认为是切口裂开的危险因素。对于手术部位张力较高者，进行必要减张缝合和适当加压包扎、固定，可有效地预防切口裂开。切口 24 小时内裂开可再次缝合，如因感染所致的切口裂开，应充分引流，控制感染后减张缝合。

（五）切口感染

手术部位术后 72 小时内的红、肿、热、痛多是创伤性炎症反应，如 72 小时后症状继续加重，则往往是发生了感染。感染常导致伤口裂开、组织坏死、蜂窝织炎甚至脓毒症等严重并发症。切口感染的初期，应在积极抗感染治疗的同时，配合局部理疗。若渗出液较多应配合局部引流。若出现脓性分泌物，应在清除坏死组织和充分引流的同时，加强抗感染治疗。

（六）瘢痕

瘢痕是损伤后组织修复及伤口愈合过程中的自然产物，是不可避免的。合理的手术切口设计可减少局部张力，手术中精细操作，严格无菌观念，术后适当加压包扎，避免切口血肿和感染的发生，这样才有可能最大限度地降低和减轻瘢痕形成。

三、美容手术医疗纠纷的防范与处理

由于每个人的审美观不同，对容貌美和形体美要求的标准也不同，因此，美容手术后的医疗纠纷相对较多。常见的美容医疗纠纷有以下几种：

1. 手术效果尚可，或存在轻微不足，不需要重新进行手术修复　例如重睑手术后早期，受术者双侧的重睑线存在着轻微的不对称，由于机体具有一定的调节代偿能力，随着时间的推移，一些小的缺欠或不足可以自行矫正。

2. 对于手术效果稍差，还需要重新修整者　务必高度重视对于该类受术者，手术医生应分清原因，给受术者一个满意回答，最好在上次手术 6 个月或更长时间后进行二次修复。

3. 手术效果确实较差，再次修复困难者　由于技术条件的限制，或手术医生对进一步修复缺乏足够的信心，此时应主动请求上级医师协助处理。必要时，请上级医院的美容专家会诊，争取一次手术达到最佳效果。

4. 客观原因导致美容手术失败者　为避免和减少矛盾，化解医疗纠纷，除酌情考虑再次手术修复外，有必要给予足够的心理疏导。

第四节 美容外科手术相关资料的收集与管理

一、完善病历各项资料及记录

美容外科病历一般包括以下内容：咨询记录单、病史记录、治疗过程记录、手术同意书、麻醉同意书、手术记录单、麻醉记录单、各项检查单、组织代用品记录单等。

二、收集和保管美容外科医学影像资料

（一）医学摄影的重要性

医学摄影不仅能真切形象地反映出术前的畸形与缺欠、异常部位、形态、范围及程度，也可用来协助拟定手术计划，指导手术的实施，对比手术前后的效果。同时，医学照片也是美容外科病历记录的重要组成部分，不仅是医疗、教学、科研不可缺少的珍贵资料，而且也可作为法律依据长期保存，未经本人同意不得向外界透露。

（二）医学摄影的要求

1. **真实性** 医学摄影与生活摄影不同。医学摄影属于纪实性摄影，要求真实准确地反映受术者手术前后的形态，不允许采用任何形式的夸张手法及弄虚作假的行为。一般不主张用数码相机保存正规资料，而应采用光学相机和彩色胶卷摄影，因后者的相片不易更改，更为可信。

2. **重点突出** 取景应以缺陷或畸形的部位为中心，务必表达所处的解剖部位，避免将无关的部位摄入镜头，减少陪衬；一个角度或体位不足以反映全面情况时，应从几个角度或体位进行拍摄，以获得足够的信息量。

3. **鲜明对比** 术前拍照应除去饰物，保持皮肤、毛发干净，可选浅灰色或浅蓝色为背景。术前、术后的对比和自身对比要明确显示手术效果。某些案例还应收集形态与功能方面的信息。

4. **照片规范一致** 手术前后均采用一致的拍摄参数、照片尺寸以及横、竖幅选择，甚至个体的着装等均应一致，否则其可比性差，缺乏说服力。

另外，对受术者术中切除的骨组织、肿瘤、多余的软组织等，均应微距离拍摄作为资料留存。如切除物系双侧对称的，应在切除后按一定的大小、形状，双侧对称摆放进行拍摄。

（三）摄影资料的收集、整理和保存

摄影资料的收集与管理应作为美容外科的常规工作。一般常规照相应尽快冲印，及时分类和登记，同一个案的病历资料、底片与照片编号应归属于同一病历袋中，按编号统一存档。同时应注意其完整性，每个病历应有术前、术后的照片及底片。现已应用信息技术将相片扫描到电脑中保存、备份。通过管理系统将资料存储于数据库中备用。这不仅为医学原始资料的统计分析，手术效果的评定，法律文书与论文的撰写，电化教学，远程会诊提供了令人可信的资料，而且在推动美容外科快速发展的同时，又极大地丰富了人类医学宝藏。

三、医用组织代用品相关资料的整理和保存

美容外科手术中可能会使用医用组织代用品植入人体，如乳房假体、鼻假体、各种

固定针板等。根据有关规定,医疗机构应建立和健全医用组织代用品临床使用前的事先告知制度。在使用组织代用品之前,应当将植入代用品的目的意义、医疗措施、医疗风险、可供选择的代用品种类、收费标准等,如实地告诉受术者或家属,切实尊重其自主选择权,并让受术者或家属签署使用医用植入材料的知情同意书。要从受术者的切身利益出发,正确合理地使用组织代用品。医疗美容机构在临床使用组织代用品的过程中,务必认真验证其产品的包装、标识、说明书与实物,查实医疗器械注册证和医疗器械注册登记表记载内容的一致性,并做好使用记录。

（刘子琦）

 复习思考题

1. 试述美容手术心理诊断的要点。
2. 简述美容手术术前准备的具体内容。
3. 简述美容手术术后常见并发症。
4. 试述如何做好手术区域皮肤的准备。

扫一扫
测一测

第七章

美容手术器械及其应用

学习要点

了解美容手术基本手术器械及特殊手术器械的种类;能说出美容手术基本手术器械的使用方法;了解各种缝合材料的特性及作用。

第一节 美容手术器械的种类

美容手术器械包括基本手术器械及特殊手术器械,具有小型锋利、切割自如、表面光滑、易于清洗的特点。

一、基本手术器械

(一)手术刀

手术刀用来切开和解剖组织,也可使用刀背分离组织,由刀片和刀柄两部分组成(图7-1)。刀片按形态分为圆刀、弯刀、三角刀;按大小分为小、中、大刀片,大刀片用于切割大创口,小刀片用于眼科及耳鼻喉科。可根据手术部位深浅以及所需手术刀片

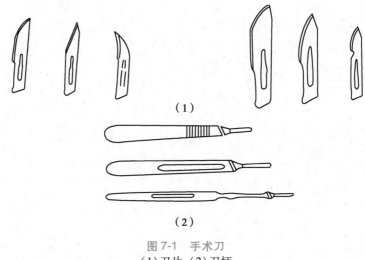

(1)

(2)

图 7-1 手术刀
(1)刀片;(2)刀柄

型号选择刀柄。

（二）手术剪

手术剪主要用于剪开、分离组织。据用途分为组织剪、线剪及拆线剪。组织剪多为弯剪，锐利精细，用来剪断、解剖或分离剪开组织；线剪多为直剪，用来剪断缝线、敷料、引流物等；拆线剪是一页钝凹，一页尖直的直剪，用于拆除缝线。美容外科进行精细操作时多用小巧的眼科剪，大面积皮肤剥离或较厚组织的剪切一般选择厚刃的普通组织剪，剥离小切口深部疏松组织时选择扁桃体剪。组织剪要保证锋利，不可剪纱布及钢丝，否则会较大影响剪刀的锋利度及对合的严密性(图7-2，图7-3)。

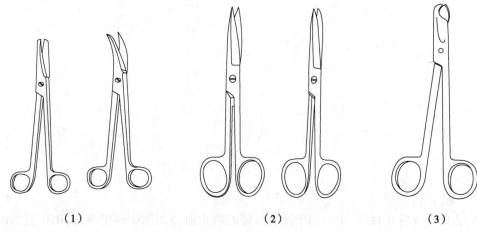

（1）　　　　　　　　　（2）　　　　　　　　　（3）

图7-2 普通手术剪
(1)组织剪；(2)剪线剪；(3)拆线剪

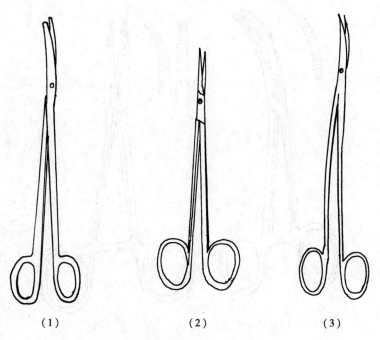

（1）　　　　　　　　　（2）　　　　　　　　　（3）

图7-3 特殊手术剪
(1)扁桃体剪；(2)鼻剪；(3)精细组织剪

（三）手术镊

手术镊(图7-4)用于夹持组织、缝针及敷料。有齿镊用于夹持较硬的组织,如皮肤筋膜等;无齿镊用于夹持脆弱的组织,如血管、神经及皮瓣组织等。美容外科多用整形镊,又称元宝镊,其头部尖细硬、柄部较宽,具有夹持组织稳、组织损伤小的特点,长时间使用,术者手指不易疲劳。眼部手术时,也可用眼科镊。

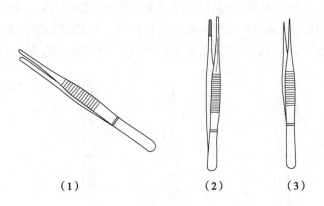

（1）　　　　　　　　　　（2）　　　　　（3）

图7-4　手术镊

(1)有齿镊;(2)无齿镊;(3)整形镊

（四）血管钳

血管钳又称止血钳,主要用于钳夹血管断端止血及周围少许组织,也用于组织的钝性分离,协助术者拔针或提针,分直、弯两大类(图7-5)。夹持较厚及易滑脱组织内

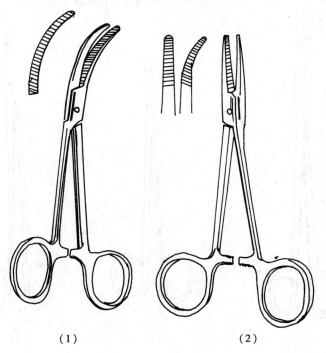

（1）　　　　　　　　　　　　（2）

图7-5　血管钳

(1)弯血管钳;(2)直血管钳

的血管出血用有齿血管钳；齿槽浅、齿低平，对血管损伤轻的血管钳称无损伤血管钳；型号最小者为蚊式血管钳。为减少对组织夹持的损伤，美容外科手术多选用细小精巧的蚊式血管钳或显微外科血管钳。

组织钳又称鼠齿钳（图7-6），结构跟血管钳相似，尖端有一排细齿，用于夹持皮瓣、筋膜或需切除的组织器官，钳夹纱布垫及固定皮下组织等。

（五）持针器

持针器又称持针钳，用于夹持缝针和持械打结，其钳口内有夹持垫或交叉的横纹。美容外科手术多采用小型持针器，夹持的带针缝线型号在3-0至8-0之间，大持针器多用以打结（图7-7）。

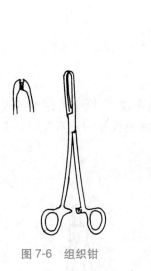

图7-6 组织钳

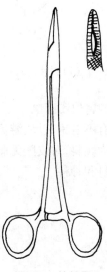

图7-7 持针器

（六）拉钩

拉钩又称牵开器，主要用于显露手术野和暂时牵拉组织、器官。美容外科常用小型拉钩或皮肤拉钩，分为齿状和板状，齿状又分为单钩、双钩，均为尖齿拉钩，既保证牵开皮块时不易滑脱，又能减少皮肤组织的损伤（图7-8）。

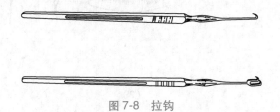

图7-8 拉钩

（七）缝合针

缝合针（图7-9）用于缝合各种组织，由针尖、针体和针眼三部分组成。圆针适合缝合质地较软的组织，如黏膜、筋膜等；角针用于缝合皮肤、软骨以及瘢痕组织；铲针锋利，可用于缝合皮肤。美容外科常用针尾连线的美容针线，多为精细角针，弧度多为3/8弧、1/2弧，仅在缝合血管和肌腱时使用圆针。

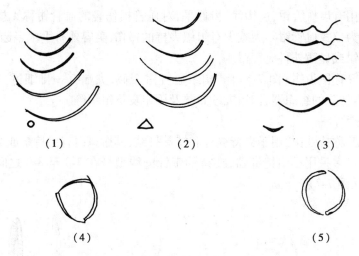

（1） （2） （3）

（4） （5）

图 7-9　缝合针

（1）圆针；（2）三角针；（3）铲针；（4）3/8 弧针；（5）1/2 弧形针

（八）测量仪和画笔

测量仪有不锈钢直尺、游标卡尺、圆规及睑测量仪等；画笔常用细的吸水笔，以甲紫或亚甲蓝为颜料，对皮肤无刺激性（图 7-10）。测量仪和画笔不仅用于美容外科，也常用于普外科和骨科。

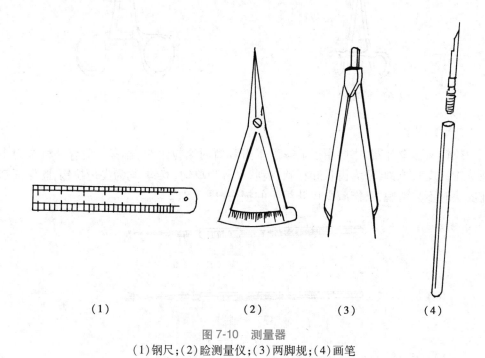

（1） （2） （3） （4）

图 7-10　测量器

（1）钢尺；（2）睑测量仪；（3）两脚规；（4）画笔

二、特殊手术器械

（一）眼部美容手术专用器械

眼部美容专用器械包括开睑器、睑板固定夹等（图 7-11）。开睑器用于撑开上下眼睑,充分暴露视野,便于对巩膜等部位进行手术操作。将角膜保护板置于角膜表面可以保护角膜不受损伤。

（二）鼻部美容手术专用器械

鼻部美容专用器械包括鼻骨锯、鼻凿等(图 7-12)。鼻骨锯主要用于对鼻骨进行截骨操作,在鼻整形中用以矫正阔鼻畸形等。鼻骨锉主要用于对突出骨质进行磨削,常见于矫正驼峰鼻以及截骨后局部不平整的骨质。

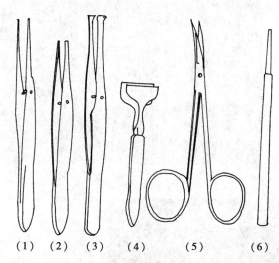

(1)　(2)　(3)　(4)　(5)　(6)

图 7-11　眼科美容手术专用器械
(1)眼科镊;(2)睫毛镊;(3)固定镊;(4)睑板固定夹;(5)眼科剪;(6)泪点扩张器

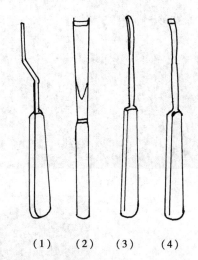

(1)　(2)　(3)　(4)

图 7-12　鼻部美容手术专用器械
(1)鼻骨锯;(2)鼻凿;(3)鼻骨锉;(4)鼻骨膜剥离器

（三）骨手术专用器械

骨手术专用器械包括咬骨钳、平骨凿等(图 7-13)。除此之外,还包括微动力机器。平骨凿主要用来修薄和截除骨质。骨膜剥离子用于骨面上的剥离操作,将骨质与骨膜或骨膜与软组织间分离。

（四）吸脂美容手术专用器械

吸脂器械(图 7-14)主要由主控制器、吸脂针、吸脂手柄、储脂桶、吸脂硅胶管和防

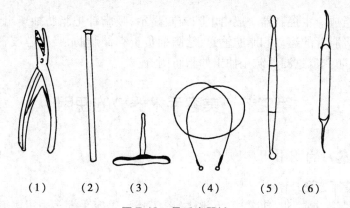

(1)　(2)　(3)　(4)　(5)　(6)

图 7-13　骨手术器械
(1)咬骨钳;(2)平骨凿;(3)线锯柄;(4)线锯条;(5)刮匙;(6)骨膜剥离器

57

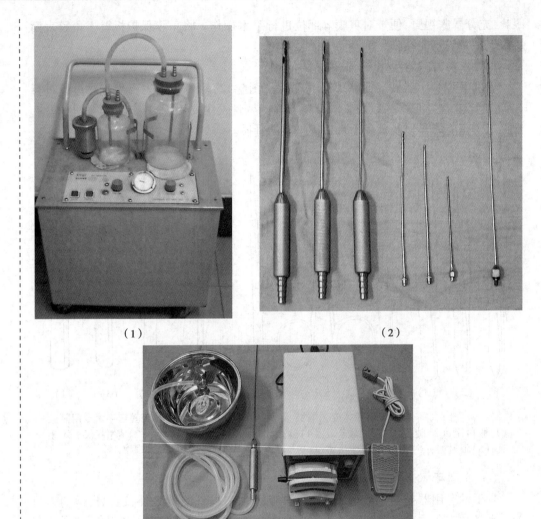

（1）　　　　　　　　　　　　　（2）

（3）

图 7-14　吸脂器械
（1）负压吸引器；（2）吸脂管、注液管；（3）特制注液机

倒流过滤器组成。主控制器一般由电脑控制显示，吸脂针把脂肪抽离出身体，吸脂手柄用于控制吸脂针的运动和脂肪输送，储脂桶负责存储脂肪，吸脂硅胶管连接吸脂手柄和储脂桶，防倒流过滤器防止抽出的脂肪倒流。

第二节　美容手术器械的使用

一、手术刀的使用

（一）使用方法
包括执弓法、握持法、执笔法、反挑法（图 7-15），美容手术多采用执笔法。

（二）使用技巧及注意事项
1. 方法得当　运刀切割时，应遵循"先竖、中平、后竖"的原则，起刀及收刀时刀刃

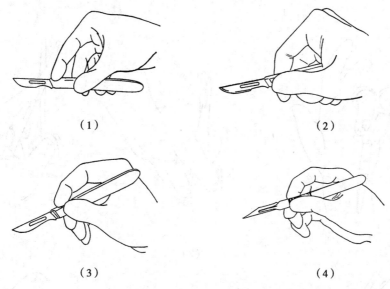

图 7-15　手术刀的执法
（1）执弓法；（2）握持法；（3）执笔法；（4）反挑法

突出面应垂直于切口平面,运刀时将刀转平,以刀腹切割组织。不要以刀尖部用力操作,执刀高度适中。

2. 刀法及姿势准确　应随切口部位、走向及时调整执刀方法和运刀力度;皮肤的切开力争一气呵成,切口要整齐。执弓法和握持法运刀时,手、腕及前臂应保持一定姿势,借助肩关节、上臂的运动带动前臂、腕及手部;执笔法和反挑法运刀时,肩、肘关节应固定于一定的姿势,依靠手指、腕关节运动来完成动作。

二、手术剪的使用

（一）使用方法

正确的执剪方法一般是将拇指和环指分别插入剪刀的两柄环,中指轻靠坏指环在剪刀柄上,示指扶住轴节处起稳定和向导作用,保持执剪的准确性和灵活性（图 7-16）。

（二）使用技巧及注意事项

使用扶剪法剪线时,剪刀口微张,顺线尾向下滑至线结上缘,再将剪刀向上倾斜45°,将线剪断（图 7-17）。使用剪刀应珍惜锋利的刀刃,切忌因方便、贪快,用组织剪代替线剪剪线或其他物品,以免损坏刀刃。

三、手术镊的使用

（一）使用方法

一般左手持镊夹持、固定并提起组织。正确持镊法是用拇指对食指与中指,执二镊脚中、上部。有三指持镊和两指持镊法（图 7-18）,又有拇指握持法与环指和小指握持法（图 7-19）。

（二）使用技巧及注意事项

美容外科强调组织保护,尖头有齿镊常用于美容外科手术,尽可能少量夹持皮肤

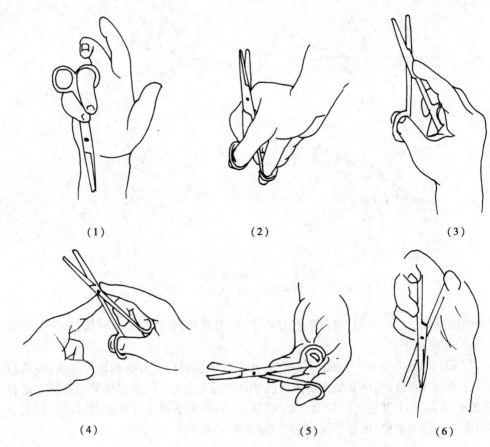

（1） （2） （3）

（4） （5） （6）

图 7-16 手术剪的使用法
（1）携剪；（2）反剪；（3）正剪；（4）扶剪；（5）倒剪；（6）垂剪

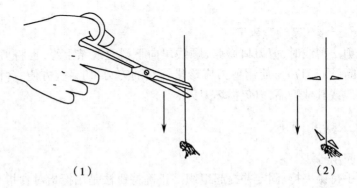

（1） （2）

图 7-17 剪线方法
（1）下滑；（2）剪断

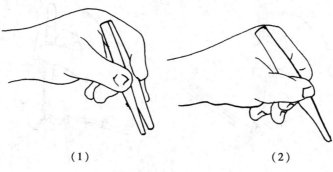

图 7-18 手术镊的使用方法
（1）三指持镊法；（2）两指持镊法

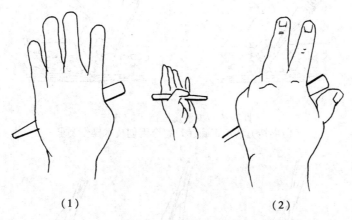

图 7-19 手术镊的握持法
（1）拇指握持法；（2）环指和小指握持法

和组织，分离皮下层或缝合皮肤时，仅用尖端夹持皮下组织层或筋膜层。换药时务必保持镊子尖端朝向正确，始终朝下（图 7-20）。

四、止血钳的使用

（一）使用方法

止血钳的持钳方法与持剪的方法基本相同，还可采用握持法和掌指法，有时用于协助拔针或提针（图 7-21）。

（二）使用技巧及注意事项

1. 血管钳不得夹持皮肤、肠管等，以免组织坏死。用于一般止血时，尖端朝下；用于缝扎或结扎止血时，尖端朝上，便于松钳；

2. 松钳法（图 7-22）分右手松钳和左手松钳。右手松钳时将套进柄环的两指相对捏紧挤压，继而错开；左手松钳时拇指和示指捏持一柄环，中指、环指顶住另一柄环，相对挤压并向前推挤柄环，即可松开。

五、持针器的使用

（一）使用方法

临床上执持针器的方法通常有三种（图 7-23）。

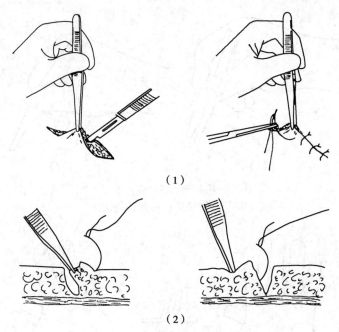

(1)

(2)

图 7-20 夹持皮肤组织的方法
(1)夹持方法不正确;(2)符合无创技术操作要求

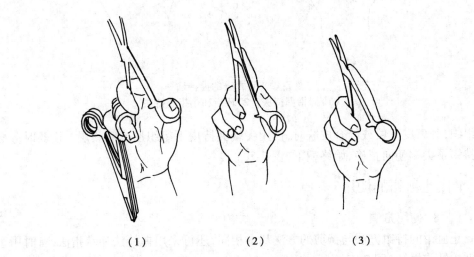

(1)　　　　　　(2)　　　　　　(3)

图 7-21 止血钳的使用方法
(1)指套法,多把携剪;(2)掌握法;(3)掌指法

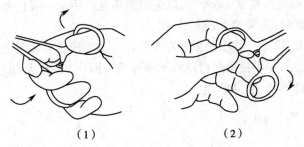

(1)　　　　　　　　(2)

图 7-22 血管钳的松钳方法
(1)右手松钳法;(2)左手松钳法

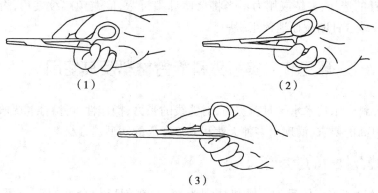

图 7-23 持针器使用法
（1）掌握法；（2）指套法；（3）掌拇法

1. 掌握法　缝合稳健，容易改变缝针方向，是熟练者的惯用方法。
2. 指套法　与执剪、持血管钳方法相同，省时、省力、松钳方便。
3. 掌拇法　拇指控制持针钳的张开与合拢，此法关闭松钳容易而进针稳妥。

（二）使用技巧及注意事项

用持针器夹针时应夹住缝针的中、后 1/3 交界处或针体的后 2/5 处为宜，将针置于钳口前部，缝线应重叠 1/3 并随之置于钳口内（图 7-24）。美容手术多用持针器打结，省时、省力，打结时注意线结的方向，避免滑结。缝针

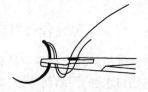

图 7-24 针线的夹持

在持针钳中的夹持要松紧适宜。美容外科手术使用的小持针器不可夹持大缝合针，以免损坏对合的严密性(图 7-7)。切忌用持针器夹持组织、器官，以免造成损伤。

六、拉钩的使用

（一）使用方法

1. 用腹腔平头拉钩或 S 形拉钩时，使用前拉钩与组织之间垫一定厚度的湿纱布，减少组织损伤。
2. 使用固定拉钩时应选用恰当的拉钩，用湿纱布保护切口，旋紧螺丝或扎紧固定装置，防止脱落。

（二）使用技巧及注意事项

选择合适拉钩，执法正确，用力要适度，根据手术需要随时调整拉钩的位置。

七、缝合针的使用

（一）使用方法

进针方法正确，力度适当。不可夹持针尖，从伤口两边单独进针。弯针进出组织的走行方向为弧形，力量的传递应顺其走行方向前进，否则易于将针弄弯或折断。

（二）使用技巧及注意事项

1. 缝合针与持针器应匹配，根据缝合组织选择适当的缝合针，根据缝合针的规格大小选择适宜的持针器。

2. 缝针的选择、夹持或用力不当将会使针尖折弯,应避免继续使用,否则会造成组织损伤或缝合针断裂而遗留组织中。

第三节　美容外科缝合材料及其使用

美容外科手术技术水平日益提高,对缝线的张力、操作性、可溶性和吸收性等各方面提出了更高的要求,涌现出多种天然和人工合成的新型缝合材料。

一、缝合材料的生物学反应

缝合材料植入人体后均会被机体视为异物,在创口缝合后的 1～3 天内多发生急性炎症反应,中性粒细胞局部聚集。可吸收缝线在身体里可消化、降解,最终排出体外;非吸收缝线在急性期过后,中性粒细胞由单核细胞、浆细胞以及淋巴细胞取代,新生血管长入,成纤维细胞活化增生,形成纤维结缔组织包裹甚至钙化。通常,缝线的异物反应比较轻微,但若并发细菌感染,则可能会出现严重的炎症反应。

二、理想缝合材料应具备的条件

理想的缝合材料应具有以下条件:①创口愈合过程中,既能保持足够的强度,又能随伤口水肿、回缩而伸缩;②创口愈合后能自行降解吸收,不留异物;③不产生炎症反应,异物反应甚轻;④无刺激性、过敏性、电解性和致癌性;⑤无菌性,易于染色、消毒、灭菌等;⑥便于缝合、结扎,不易松脱;⑦制作方便,价格低廉。然而,目前符合上述所有条件的通用缝线尚不存在。实际应用的缝线只能接近于理想条件。在临床工作中,美容外科医生可根据实际需要和经验选择适合的缝线。

三、缝线的型号与选择

缝线的型号表示其直径大小。型号越小,直径和所具有的抗张强度越小。美容整形外科常用的缝线型号由细到粗分为 10-0、8-0、7-0、6-0、5-0、4-0、3-0、1 号、4 号、7 号、10 号等。各种缝线新旧型号对比如下(表 7-1)。

表 7-1　各种缝线新旧型号对比

慕丝线产品代码	型号(USP 规格)	公制规格	旧规格
SA82G・SAT8	5-0	1	3/0
SA83G・SB84G・SAT9	4-0	1.5	0
SA845G・SB845G・SAT10	3-0	2	1
SA845G・SB845G・SAT11	2-0/T	2.5	4
SA86G	0	3.5	7
SA87G	1	4	10

注:USP:美国药典;新旧型号适合于不带针慕丝线,带针慕丝线已符合标准规定

四、缝合材料的分类

根据所含成分,缝线分为羊肠线、天然纤维线、人工合成纤维线、金属线等;根据编织方法,分为单股纤维缝线和多股纤维缝线。根据吸收性分为可吸收缝线和不可吸收缝线(表7-2)。

表7-2　缝合材料的分类

	不可吸收材料	可吸收材料
天然材料	丝线	羊肠线
	棉线	胶原纤维
	人发等	
人工材料	酰胺类,如尼龙线等	聚羟基乙酸(PGA)
	聚酯类,如涤龙线等	聚乳酸
	聚烯类,如聚丙烯线、聚乙烯线等	
	金属类,如不锈钢丝线、钛镍合金缝线等	

五、缝合材料的选择原则

(一)根据组织愈合速度选择缝合材料

黏膜(包括口腔、鼻腔以及会阴部黏膜)等愈合快的组织,采用可吸收材料缝合,避免拆线及相应的痛苦;皮肤表面为避免瘢痕增生要使用刺激小、损伤小、不可吸收的尼龙缝线(美容缝线);肌腱愈合时间较长,选择强度大的不可吸收缝线。近年来研制出的1~3个月可吸收缝线,可用于皮下缝合,在切口瘢痕容易变宽的1~3个月内,确保足够的皮下张力,有效的预防瘢痕增宽。

(二)根据组织的自然强度选择缝合材料

手术缝线的选择原则是在保证足够张力的情况下使用最细缝线,使缝线对缝合组织的反应或损伤减小到最低程度。皮肤、软骨等强度较大,选择线径粗、抗张强度大的缝线。创口在术后有压力突然增高的危险,应加用减张缝线;一旦危险消除,尽早拆除减张缝线,以免产生缝合瘢痕。美容外科缝合部位及其常用缝线型号如下(表7-3)。

表7-3　美容外科缝合部位及其常用缝线型号

缝合部位	缝线型号
小血管吻合	10-0尼龙线
面部小切口的皮肤缝合	8-0、7-0或6-0尼龙线
头部、躯干及四肢切口的皮肤缝合	4-0尼龙线或1号丝线
筋膜或肌肉的缝合	4号或7号丝线

(三)根据不同部位选择缝合材料

特别强调美观的头面等部位,需注意组织的精确对合,避免各种刺激,使用最细、无反应的单纤维缝合材料(如尼龙、聚丙烯),同时尽可能缝合皮下组织。情况允许时,应用无菌皮肤对合胶带代替缝线。

（四）根据局部状况选择缝合材料

血供欠佳的耳软骨等部位,使用可吸收缝线,难以快速完全吸收,且组织内的异物会使污染变为感染,因此,缝合污染伤口时,使用单纤维缝线,避免使用多纤维缝线。

（五）美容手术常见部位缝线选择

缝线与外界接触,多股缝线会给细菌潜藏机会,因此皮肤缝线选用单股线较为理想,常用尼龙线;用可吸收缝线皮内缝合可减少瘢痕。筋膜较为坚实,愈合慢,需要几个月,宜选用粗细适度的非吸收缝线,如尼龙线、丝线、涤纶线等。肌腱愈合很慢,应选用牢固的缝线,如尼龙线、聚丙烯、较粗的丝线等。骨骼缝合宜选用金属缝线。女性生殖器是潜在污染部位,应选用可吸收线。眼部手术一般选用尼龙线和丝线。

六、缝合材料的特性及其作用

（一）可吸收材料

根据材质及吸收程度不同,可吸收缝线分为羊肠线、化学合成线、纯天然胶原蛋白缝合线。

1. 羊肠线　是从羊肠和牛肠黏膜中提取的胶原制作而成,通过机体内的酶系一般 6~20 天可吸收完全,但患者个体差异也会影响吸收。美容外科常用的型号有 3-0、4-0、5-0 等。使用时,羊肠线先用等渗盐水浸泡,软化后将其拉直,便于手术操作。不可用持针钳或血管钳夹持肠线,以免扯裂易断。

2. 合成纤维类　主要为聚酯化合物,常用的有聚羟基乙酸和聚乳酸,是合成的可吸收材料。与羊肠线等天然可吸收缝线相比具有以下特点:抗张强度高;操作简便;吸收可靠;生物相容性好,对人体无刺激,无致敏性、细胞毒性及遗传毒性,临床已逐渐取代了羊肠线。

（二）非吸收材料

1. 天然纤维线　丝线和棉线为天然纤维制成,表面常涂蜡或树脂。丝线是手术最常用的缝合、结扎材料,具有良好的打结安全性和较高的抗张强度。易于灭菌,价廉易得。外科医生常用其作为其他缝合线操作特性的评价标准。缺点是在组织内成为永久性的异物,组织反应较重,延迟愈合。棉线拉力不如丝线,容易松散,临床上已少用。

2. 人工合成纤维线　目前临床上常用的有尼龙线、涤纶线等。多为单股缝线,创伤小,张力强度高,组织反应极低,也可用于美容外科的皮肤缝合。尼龙线适用于手术的结扎缝合,由于其拉伸后可保持一定的张力,水解时还有抗菌作用,也适用于眼科及显微外科缝合。不足之处在于打结困难,易滑脱。聚丙烯线在组织内的活性极弱,抗张强度可维持 2 年之久。聚酯线弹性好,特别适用于减张缝合和皮肤缝合。

3. 金属类缝合材料　金属类拉力强度高,组织反应低,易于消毒灭菌。不锈钢丝是最常见的金属缝合材料,具有固定牢靠,几乎无异物反应等优点,但有切割组织可能、不易打结、不易取出、操作时可能刺伤术者传播疾病等不足。减张缝合最常用的材料是钛镍合金(记忆合金),具有加热能复原性能,可减轻切口瘢痕形成。

（刘海波）

复习思考题

扫一扫
测一测

1. 简述基本手术器械的种类。
2. 简述特殊手术器械的种类。
3. 试述手术刀的使用方法与技巧。
4. 简述缝线的选择原则。

第八章

组织移植在美容手术中的应用

学习要点

皮肤组织移植的概念及分类;皮片移植的分类、特点及应用;皮肤供皮区的选择原则与受皮区的处理原则;其他组织移植的适应证和具体方法。

皮肤移植在整形外科、美容外科广泛应用。按照移植皮肤来源进行分类,可分为自体移植、同种异体移植和异种(动物)异体移植三类;按照移植方法的不同,皮肤移植可分为游离移植、带蒂移植和吻合移植三大类。被移植的皮肤称为"移植体",供给皮肤的机体称为"供体",接受皮肤的机体称为"受体"。

第一节　皮片移植术

皮片移植是指在机体某一部位切取不同厚度的皮片,完全与身体(供皮区)分离,移植到另一处(受皮区),重新建立血运,达到修复创面的目的称为皮肤游离移植。

皮片移植的适应证:①修复各种原因引起的皮肤软组织的浅层缺损;②皮肤瘢痕挛缩畸形所致的缺损面积较大,创面不能直接缝合;③用于溃疡创面和细菌感染的皮肤缺损创面。

一、皮肤的组织结构

(一) 皮肤的构成

1. 皮肤由表皮、真皮、皮下组织构成。并含有皮肤附属器、神经、血管、淋巴管。

2. 表皮细胞层分为生发层(基底细胞层)、棘细胞层、颗粒细胞层和角质层四层。在手掌和足跖的表皮还有透明层,位于角质层深面,共分为五层。

3. 真皮分为乳头层和网织层两层。有胶原纤维、弹力纤维和网状纤维等三种纤维,网眼中有较多的细胞(以成纤维细胞为主)。皮肤的附属器包括毛囊、皮脂腺、外泌汗腺、顶泌汗腺和指(趾)甲。

4. 皮下组织由疏松结缔组织加上脂肪组织构成,其内含有丰富的血管、神经和淋巴管。

（二）皮肤的厚度

皮肤的厚度因个体不同和部位不同而有差异。通常我国男性成年人的皮肤厚度平均为 1.15mm。躯干和背部皮肤最厚,平均 2.23mm;眼睑皮肤最薄,约为 0.5mm。此外,性别和年龄不同也有差异,男性皮肤较女性及小儿的皮肤厚,老年人的皮肤可变得菲薄和缺乏弹性。

二、皮片移植的分类与特点

根据移植皮片的厚度不同,皮片可分刃厚皮片、中厚皮片、全厚皮片或带真皮下血管网皮片(图 8-1)。

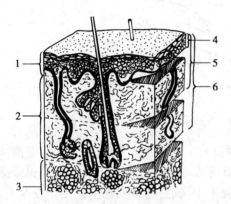

图 8-1　皮肤组织结构和皮片分类
1. 表皮层;2. 真皮层;3. 皮下组织;4. 刃厚皮片;5. 中厚皮片;6. 全厚皮片

（一）刃厚皮片

刃厚皮片包含表皮层及真皮乳突层。刃厚皮片厚度约为 0.2~0.25mm,这种皮片多用于烧伤后创面修复和感染创面上移植。刃厚皮片供区,多选用头皮。可反复切取,不影响毛发生长,不耐摩擦和挤压,外形不佳。不用于颜面部的修复。

（二）中厚皮片

中厚皮片包含表皮层和部分真皮组织。根据厚度不同可分为薄中厚皮片(约为 0.3~0.4mm)中的中厚皮片(0.5~0.6mm)和厚的中厚皮片(0.7~0.8mm)。前者约含 1/3 真皮,中者含 1/2 真皮,后者约含 3/4 真皮。中厚皮片在临床上应用最广泛。其特点是中厚皮越厚收缩越小,在临床广泛应用于躯干、四肢的整形患者。

（三）全厚皮片

全厚皮片包含表皮和真皮全层,但不含皮下组织。其移植成活后质地柔软而富有弹性,适用于颜面等部位的新鲜创面的修复。至于含真皮下血管网皮片,除含表皮、真皮全层外,还包含真皮下一层血管网同时还带有一层薄薄的脂肪组织。这种皮片成活条件要求较高。用于颜面畸形修复。

三、取皮与植皮手术

（一）供皮区的选择

原则上选用供皮区与受皮区位置越近,质地越好。供皮区应选择无炎症的隐蔽处。小面积修复常取耳后乳突区的全厚皮片;较大面积修复可选用腹部、四肢隐蔽部位,如污染创面供皮区应远离受皮区。

（二）麻醉

植皮面积较大者,多采用全身麻醉(静脉复合麻醉);面积较小者,可采用局部麻醉。

（三）皮片切取

1. 徒手取皮法　是用持针器夹住剃须刀片,做拉锯式切取小块薄的断层皮片。

2. 器械取皮法　目前临床常用有 3 种取皮器械。

(1)滚轴式取皮刀:可用于头皮、四肢、躯干的刃厚和中厚皮片切取。滚轴式取皮刀可根据切取皮片的厚度调节刻度。例如,在大腿外侧取皮时,首先要保持供皮区平坦,助手用木板压住大腿取皮范围两端的皮肤并绷紧,做往复拉锯式动作,切取适合厚度的皮片(图8-2)。

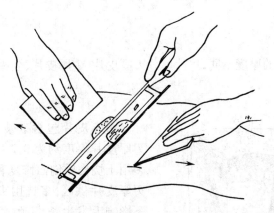

图 8-2 滚轴式取皮刀取皮法

(2)鼓式取皮机:适用于切取大块的中厚皮片。鼓式取皮机主要的组件半圆形鼓,滑动的刀柄,调整螺旋及机架。使用时调节所需切取皮片的厚度,用乙醚擦拭鼓面及供区皮肤,再涂抹一层薄而均匀的胶水,待胶水干燥后,将鼓面的前缘粘于皮肤上,微向前推,鼓面即可将皮粘起,做拉锯动作,切取所需皮片(图8-3)。

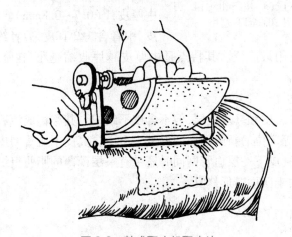

图 8-3 鼓式取皮机取皮法

(3)电动或气动取皮机:切取长度和厚度可随意调节,操作简便易掌握。供区创面止血后用凡士林纱布、干纱布、棉垫常规加压包扎。

3. 全厚皮片和保留真皮下血管网皮片的切取法 一般用手术刀按画线切取皮肤,修剪做成全厚皮片。若将真皮下血管网保留,则成为带真皮下血管网的皮片。供皮区创面可直接拉拢缝合。如果创面较大,则需要另取中厚皮片移植修复。

(四)皮片移植

1. 受区处理

(1)新鲜创面:保证无活动性出血和坏死组织,边缘修剪整齐。

（2）肉芽创面：要彻底刮除肉芽组织,清洗创面后方能进行植皮。

2. 皮片固定 通常有缝合固定和非缝合固定两种方法。

（1）缝合固定：适用于无菌创面大块的植皮,多用于中厚和全厚大块皮片固定。创缘间断缝合或毯边缝合并打包固定。

（2）非缝合固定：适用于肉芽创面植皮,多用于刃厚皮片修复。通常将皮片切成邮票状皮片,清创后直接平坦并紧贴在创面上,网眼纱固定,对于体表相通的腔穴管道（鼻腔,眼窝,阴道）内植皮时,可以采用包膜植皮法固定,最后在外层进行常规的包扎固定。

3. 包扎和制动 用弹力绷带对植皮处加压包扎。若植皮处在四肢关节,常常还需要用石膏托固定。

（五）术后处理

植皮术后,患处抬高。肉芽创面一般术后 1~2 天更换敷料,对于新鲜无炎症创面植皮,则应在术后 10 天更换敷料。头颈部拆线时间为 7~10 天,四肢、躯干部位 10~14 天。拆线后还应加压包扎并用石膏托制动 4 周。弹力绷带包扎 3~6 个月。

术后正确处理供皮区很重要,严防感染,一般刃厚皮片的供皮区在术后 10~14 天愈合,中厚皮片的供皮区在 14~21 天愈合。

第二节 美容手术中常用的组织移植术

一、真皮移植

真皮移植是将皮肤的表皮及真皮乳头层用取皮机切开,并掀起不切断,用手术刀切取真皮组织进行游离移植的方法。其特点是质地柔软,坚韧而富有弹性,可用于埋植。真皮内毛细血管网丰富,较易成活。但有 15%~20% 的吸收现象,移植需过度矫正。

（一）真皮移植的适应证

真皮移植的主要适应证有：①填充体表的较小凹陷,特别适合修复面颊、鼻唇、眦下等；②用于包裹颞下颌关节强直截骨术后的骨折端,以防止与关节融合。

（二）切取真皮的方法

供区常选的部位是下腹及大腿外侧。操作时可用滚轴式取皮刀或取皮机,按计划掀起薄的中厚皮片,切取下方所需的真皮组织,将皮片放回原位缝合并做加压包扎。

（三）手术方法

在离充填较近、位置较隐蔽部位做小切口,皮下组织深层做充分剥离,将真皮组织修成所需形状,若厚度不足可折叠 2~3 层,将真皮片植入缺损处腔隙的深面。

二、筋膜移植

筋膜移植是指深筋膜的移植。筋膜组织薄而细密,富有弹性。其移植后反应轻,抗感染能力强,易成活。自体筋膜移植后,不会被吸收,而且能保持原有的结构和性能,因而是经常选用的移植材料之一。

（一）筋膜移植的适应证

在美容外科用于矫正上睑下垂病症,还有用筋膜条移植修复面神经麻痹所致的面瘫，也可填充小面积软组织轻度凹陷。

（二）筋膜的切取和移植方法

移植用的筋膜首选的供区是大腿外侧的阔筋膜，选择大腿外侧切口，局麻后，切开皮肤和皮下组织，显露深层的阔筋膜，按需要切取筋膜组织。如只需条索状筋膜，可以使用筋膜抽取器切取。常规加压包扎大腿，预防皮下血肿发生。

切取后的筋膜条和筋膜片，可行游离移植。在移植时，应注意用无创技术操作，止血要彻底。

三、脂肪移植

脂肪是人体重要的组织，具有多种功能，特别是维持体型方面起到重要作用。但由于脂肪移植术后吸收严重，高达 30%～50%，易发生无菌性坏死。但是近百年来不断研究创新从未间断过。近年来，自体颗粒脂肪注射移植在美容外科应用逐年增多。采用了新方法、新技术成活率明显提高，在临床得到推广和应用。

（一）脂肪移植的适应证

脂肪组织移植适用于填充体表的小凹陷性缺损或畸形。如面部的泪沟、颞部凹陷、颊部凹陷、鼻唇沟凹陷，眉间皱纹或眼袋切除术造成眶隔脂肪切除过多所致的凹陷等。

（二）颗粒脂肪注射移植

供区选择腰背部、臀部、大腿等。目前在供区抽吸脂肪多采用小号吸脂器注射器手工负压抽吸，比吸脂机负压抽吸的成活率高。抽取的脂肪需要静置分离或离心分离，收除去水分油脂，可加入生长因子或血清中的纤维蛋白。即将装有脂肪颗粒的注射针筒安装脂肪注射钝针注射入受区。注射时应采用进行适当分离，边注边退，使脂肪均匀分布，注射要多点、少量多层次注入脂肪颗粒。术后用手轻揉使之平坦。针眼涂眼药膏，适当加压包扎。

四、黏膜移植

黏膜由上皮和真皮组成，血管丰富，可作为移植材料。移植方式分为带蒂移植和游离移植。黏膜移植在临床上应用有限，但对眼部睑结膜缺损，黏膜移植则是唯一的选择。在唇红组织的缺损时，可以用对侧唇黏膜或颊部黏膜来修复，但必须用带蒂黏膜瓣来完成手术。由于供区黏膜有限，需要修补缺损较大时，可用中厚皮片来代替黏膜进行修复。

五、软骨移植

软骨移植一般可作填充和支撑材料：如修复眶部和颏部的凹陷性畸形；隆鼻术及耳廓再造的支架材料。供区常选用右侧肋软骨的第 7、8、9 肋软骨的融合部。因左侧有心脏怕误伤心包膜。麻醉通常选用局部浸润麻醉、神经阻滞或全麻。逐层切开皮肤及各层组织、在第七至第九肋软骨的融合部位切取所需大小的肋软骨。操作时要小心，切勿损伤胸膜造成气胸。术后依次闭合创口，伤口要加压包扎固定，减轻术后疼痛。

切取后的软骨，根据不同的用途，雕刻后游离移植到受区。

六、毛发移植

毛发移植主要有游离移植及带蒂移植两种方法。游离移植可分为皮片毛发移植和毛囊单位毛发移植。目前开展毛囊单位移植成活率可达到95%,不仅手术创伤小,术后恢复快,形态自然、逼真,而且一期手术便能获得满意的美容效果。

适应证及手术方法:

1. 秃发治疗

(1)小面积秃发:采用局部旋转皮瓣。

(2)大面积秃发:用扩张术加皮瓣转移术,对于头顶部毛发稀疏者,可采用毛发单株移植。

2. 眉毛缺失的治疗　主要采用游离毛囊单位毛发移植和文刺技术相结合的方式进行修复。

3. 睫毛的治疗　通过游离毛囊单位毛发移植的方式进行修复。

(赵东升)

 复习思考题

扫一扫
测一测

1. 简述皮片移植的分类、各自的特点及适应证。

2. 请说明皮片移植供皮区的选择原则与受皮区的处理原则。

3. 简述其他组织移植的适应证和具体方法。

09章PPT

扫一扫
知重点

第九章

生物材料在美容手术中的应用

学习要点

人工植入体的适应证和禁忌证;生物材料安全性评价的目的和意义;常用生物材料的性能、临床应用及使用中的注意事项;生物材料的分类以及研究进展。

生物材料是增强、修复或替代人体组织与器官功能的非药理性物质。美容外科临床所用的生物学材料种类繁多,按其来源可分为天然生物材料和合成生物材料两种。生物材料在人体复杂的生理环境中需要长期经受物理、化学及生物等因素的影响,因此,对于其性能有着严格的要求。随着科学技术的进步,新型优质的生物材料不断涌现,其在美容外科的临床应用越来越广泛。

第一节　常用生物材料简述

一、医用硅橡胶

医用硅橡胶是美容手术中广泛使用的高分子生物材料。它的化学名是聚硅氧乙烷,根据聚合链的长度和交联的程度不同,可以呈现出液态和固态等形态。

（一）医用硅橡胶的理化及生物性能

1. 硅橡胶的理化性能稳定,适于在机体内长期植入,不仅能保持其原有的弹性和柔软度,且不被吸收、不降解、不代谢、不老化,是一种十分稳定的惰性物质。

2. 生物相容性良好,对人体组织无刺激性、无过敏反应、无毒性、无抗原性、不引起免疫反应。

3. 化学性能好,耐高温消毒。

4. 硅橡胶薄膜有一定的透气性,表面易吸附尘埃、沙絮,植入人体前需要反复冲洗干净,否则会引起机体的异物反应。

5. 结构多样,使用方便,手术过程中可根据需要进行雕刻塑形。

（二）医用硅橡胶在美容外科的应用

硅橡胶的美容产品主要有乳房假体、鼻假体、颏假体、皮肤扩张器、硅橡胶块及注射型硅橡胶等。用于隆胸的假体为硅橡胶囊内充满硅凝胶的硅胶囊假体。其优点是

74

柔软、弹性好、与乳房组织的质地和弹性接近、植入和取出操作简单。其缺点是植入体内后易产生包囊挛缩等并发症,发生率高达5%。

（三）应用硅橡胶的注意事项

1. 硅橡胶的选择　首选固体硅橡胶,有不良反应时可随时取出,不会引起组织破坏。液态硅橡胶容易向四周扩散、浸润、渗透,无明显界限而且难于取出,能引起多种并发症,所以不宜使用,目前已经严令禁止使用。

2. 受区应尽量选择血供良好、无过多瘢痕的部位。

3. 植入假体时,腔隙剥离范围要适当剥离范围过小,受区的皮肤张力大,组织反应重;剥离范围过大,会造成假体移动或偏斜。

4. 植入体固定应牢固,术后需加压包扎,若局部出现积液需要及时抽吸处理。

5. 硅橡胶使用前应彻底清洗、高压灭菌,不可用化学浸泡消毒,以免因吸附有毒的化学药品导致机体组织细胞受损,术中严格无菌操作,避免发生感染。

二、人工骨

随着生物医学和材料学的发展,研制出了植入骨内替代骨移植的人工生物材料,临床应用效果良好。这些人工植入材料生物相容性好,具有明显的诱导骨形成的作用,被泛称为人工骨。

（一）人工骨的种类与生物学特点

人工骨按材料结构与性能大致可分为三类。

1. 无机材料　常用的有羟基磷灰石、磷酸钙生物陶瓷和氧化硅生物玻璃等。这些材料制成的人工骨力学强度较好,在体内无明显排异反应,能与宿主密切结合。其中羟基磷灰石生物相容性极好,诱导成骨性能确切,植入机体后,1个月左右就可完成血管化,不会形成明显的纤维囊,可与人体形成坚固的骨性结合,并能引导新骨向缺损区生长。

2. 有机材料　提取于动物结缔组织、骨、肌腱或皮肤,是经过特殊化学处理的蛋白质物质,由于其中含有成骨因子,具有良好的诱导成骨能力。此类材料包括胶原、骨形态发生蛋白及各种成骨因子。

3. 复合材料　一般无机材料不被吸收,植入人体后与周围组织的界面长期存在。而有机材料诱导成骨性能较好,但提取困难且缺乏足够的力学强度,因此近年来复合材料就成为人工骨研制发展的方向。复合材料含有机、无机两种成分,具有很好的骨传导性和诱导性,早期可与宿主骨结合,同时促进宿主骨的长入和新生骨的形成。如将羟基磷灰石与胶原混合,制成胶原羟基磷灰石人工骨,是目前比较理想的复合材料,尤其适用于各种骨缺损腔内填充。

（二）人工骨的临床应用

1. 美容外科和口腔颌面外科　多用于口腔颌面整形美容手术,如修复牙周缺损、修复颌面缺损、修复下颌骨畸形、颌面部的扩大、颧骨复位及颌骨复位等。现已很少用羟基磷灰石隆鼻而矫正鞍鼻畸形。

2. 骨科临床常用于修复干骺端的骨折、骨缺损、骨腔及骨肿瘤切除后的填充治疗等。

3. 其他　也可用于颅骨缺损的修补、中耳和乳突再造、义眼安装等。

三、其他医用生物材料

（一）膨体聚四氟乙烯

膨体聚四氟乙烯是热解碳与聚四氟乙烯相结合形成的一种新型微孔材料,生物相容性好,无毒、无致癌、致敏等副作用,化学性质稳定,可耐高温、高压、强碱、强酸,在体内长时间停留不会变质老化。因其特有的微孔结构,适宜人体组织细胞、血管及骨组织长入,形成组织连接,好像自体组织一样。

临床上可用于填充各种骨质缺损及面部软组织凹陷,疗效较为满意。同时也是隆鼻、隆颧、隆颏等美容外科手术的最佳假体材料之一。

（二）胶原

胶原是动物细胞中的一种高分子蛋白质,主要存在于哺乳动物的皮肤、肌腱、骨骼和韧带中。胶原的组织相容性良好,可在机体内自行降解吸收,能促进结缔组织生长,免疫原性较低,是安全有效的医用生物材料。胶原在美容外科中主要用注射型胶原蛋白填充剂,不但能起到补充胶原蛋白、提亮肌肤的作用,还对面部皱纹、小型外伤瘢痕、寻常痤疮瘢痕等缺陷的填充矫正。

（三）透明质酸

透明质酸是一种直链高分子多糖,因其高度的黏弹性、可塑性、渗透性和良好的生物相容性,在医药、化妆品、食品领域中应用广泛。透明质酸在不同的物种和组织中分子结构相同,无物种和组织间的差异,因此作为注射美容材料无免疫原性。天然的透明质酸在组织内的半衰期仅为1~2天,因此需要通过交联的方法形成大分子聚合体,制成不溶于水的凝胶后用作填充剂。可以改善皮肤的营养代谢,使皮肤光滑、柔软细嫩,同时可增加皮肤弹性、去皱,防止衰老。

（四）脱细胞真皮基质

脱细胞真皮基质是近十年国内外兴起的一种新型组织材料。通过物理和化学方法将动物或人类皮肤的表皮祛除,真皮经脱细胞处理后,保留真皮细胞外基质的形态和结构,具有创面覆盖、组织缺损填充、引导组织再生和支架等作用。根据制备材料的来源不同,分为同种异体真皮基质与异种真皮基质两种。同种异体真皮基质的制备材料为人类尸体皮肤,异种真皮基质主要来源于猪的皮肤。脱细胞真皮基质组织相容性较好,由于完全没有了细胞成分和Ⅰ、Ⅱ型细胞相容性抗原的主要免疫活性,故一般不会诱发排斥反应。但保留有正常胶原的三维结构和真皮中含胶原支架的细胞外基质,能为组织细胞的再生提供一个良好的支架结构。临床主要用于烧伤创面的覆盖,充填各种原因所致的软组织凹陷等。

第二节　生物材料的种类及特点

一、生物材料的分类

（一）按照应用于机体部位分类

按照应用机体的部位分类,可分为人工装载体(外用性生物材料)和人工植入体(内用性生物材料)。

（二）按照使用时间分类

按照使用时间,可分为一次性生物材料、暂时性生物材料和永久性生物材料。

（三）按照材料类型分类

按照使用材料的类型,可分为合金、玻璃、石膏、陶土、象牙、蜡及树脂等。

（四）按照材料性状分类

根据生物材料性状可分为液体（如液态硅胶）、固体（如曼特波、固态硅胶）、纤维（如缝合线、人造血管等）。

（五）按照化学结构式分类

1. 金属类　如不锈钢、钴、铬、金属钛等。

2. 聚合物类　如硅酮、聚乙烯等高分子聚合物。

3. 生物陶瓷类　如羟基磷灰石、玻璃、磷酸三钙、碳纤维等。

（六）按照材料的来源分类

1. 天然材料　如羊肠线、牛心包等。

2. 合成材料　如高分子类化合物、陶瓷、金属等。

二、人工植入体

（一）人工植入材料应具备的条件

1. 良好的生物性能　可以长期存在于人体组织内,不会老化。

2. 良好的生理性能　植入组织后不会产生排斥反应。对人体无毒性、无致癌性等。

3. 适宜的物理性能　能耐受所需的拉力和压力,体积稳定,不易被吸收。

4. 易于置入和取出　易加工塑形,手术过程中不易破碎并不易对周围组织造成伤害。如果出现排斥等不良反应,易于取出。

5. 材料价格适宜,来源广。

知识链接

植入性生物材料的管理

在我国,植入性生物材料属于第三类医疗器械,2000 年国家食品药品监督管理局颁布的《医疗器械监督管理条例》明确指出:获准上市的、合格的医疗器械在正常使用情况下,发生的或可能发生的任何与医疗器械预期使用效果无关的有害事件称为医疗器械不良事件。临床医生在使用生物材料过程中遇到下列严重伤害:威胁生命的疾病或伤害,机体功能的永久性损伤或破坏,需要药物或手术介入避免上述永久性损伤和破坏等,应通过相关部门逐级上报给食品药品监督管理局。

（二）人工植入材料的适应证

1. 体表软组织凹陷畸形的修复,如额、颞、颏部的凹陷畸形。

2. 体表器官组织修整的支架如鞍鼻畸形所需的鼻支架。

3. 器官的扩大或再造如隆乳术、安装义齿等。

4. 置换功能丧失的关节如人工髋关节的置换等。

5. 体壁缺损的修补,如颅骨缺损等。

6. 大血管断裂缺损的修补,如人工血管的修复等。

（三）人工植入材料的禁忌证

1. 受区局部有活动性感染病灶。

2. 受区局部曾接受多次放射治疗。

3. 受区局部存在严重的瘢痕组织。

4. 全身情况不佳,存在严重的心、肺、肝疾病或糖尿病。

（四）植入材料的形状及植入部位对其周围组织的影响

无论植入生物材料的安全性多么完好,如果植入体的形状及植入部位不合适时,会因其本身的物理作用,导致周围组织产生炎症,严重者需被迫取出植入材料。常见的影响有以下几种:

1. 植入体的大小和部位适宜,周围组织不会发生太大反应。

2. 植入部位合适,但体积过大,其周围组织会发生异常反应。

3. 植入体过大,植入部位过浅,会损坏皮肤组织,再由于接受来自皮肤外的刺激比较多,危害更大。

4. 植入部位合适,但植入体太小,如果植入体本身不平滑,术后植入体棱角刺激周围组织,也会出现不良反应。

5. 植入体大小合适,但植入部位过浅,会导致皮肤组织发生改变及植入体固定欠佳。

6. 多个的植入体在人体内植入部位距离太近,由于植入体的形状和相互的机械作用,会引起周围组织反应加重。

（五）植入材料及被膜囊

植入体生物材料会在相邻的组织中形成纤维性被膜囊,这种被膜囊通常会在发生后的2个月左右呈稳定状态。被膜囊的形成后可以限制植入体的移动,对感染有一定的抵抗力。被膜囊在其稳定的过程中会出现收缩现象。这也是隆乳术后所用硅胶囊假体变硬变形的原因。被膜囊的厚薄与周围组织反应大小有关,组织反应强的材料形成的被膜囊较厚且坚固,可限制植入体的活动;组织反应弱的材料所形成的纤维被膜囊一般较薄。

（六）植入材料和感染关系

人工植入体无血液供应,如果发生感染,则必须取出。因此,植入医用生物材料时,除植入体要严格消毒灭菌外,还应注意手术无菌操作,同时要避免诱发发生感染的血肿和组织坏死等。此外,植入体内的生物材料越大、个数越多,越易发生感染;植入材料组织反应越强,则其对抗感染的能力越弱;若植入部位血供不良,则感染的几率增高。

第三节　使用生物材料的有关问题

一、安全性评价的目的和意义

医用生物材料是以治疗、预防和康复为目的的材料,在临床应用十分广泛。因为医用生物材料长期留在体内替代组织或器官,所以应该终生保证生物材料的安全性和有效性。生物材料在临床应用之前,必须进行安全性评价,即该材料是否能达到长期、永久性的安全。决定医用生物材料的安全因素比较复杂。一方面与材料本身的化学成分、化学组成、理化特征和表面性质有关;另一方面与植入部位的条件和环境等因素也密切相关。但是目前的科学技术水平还无法达到终生评价的目的,仅能是相对安全,有效评价。现在国内外所使用的医用生物材料都是相对安全、有效的评价。无法做到永久性或终生的评价。临床医师必须认识到只有通过临床实践长期观察才能评价该种材料的永久性或终生的安全性和有效性。

因此,通过安全性评价和监测后,应用于临床的医用生物材料,仅是对材料的理化特征、动物试验验证和临床短期试用符合目前安全评价标准,这是医用生物材料安全性评价的第一步,只能证明此种生物材料是相对安全和有效的材料。医疗实践要求生物材料绝对永久安全有效,而目前科学技术评价只能达到相对安全有效。因此,临床医师应当对其使用生物材料的受术者长期地随访和观察,这样才能了解和掌握该生物材料的终生安全性和长久的有效性。

二、安全性评价的发展与评价标准

医用生物材料的安全性生物学评价,经历了一个从无到有,逐步完善的过程。这一过程随着医学科学发展而逐渐完善和规范。20世纪60~70年代,美国医用材料发展很快,尤其是高分子材料制成的各种人工组织和器官的代用品应用于临床。当时美国对这些产品并没有任何限制,导致许多不合格的生物材料制品上市,引发了许多事故和问题。因此,美国国会1976年通过了对医用装置进行管理修正案,并授权食品与药品管理局(FDA)进行具体管理。1986年美国、加拿大、英国等国卫生部门的专家共同制定了生物材料和医疗器材的生物相容性评价指南。1989年国际标准化组织(ISO)成立了专门研究生物材料和医疗器材生物学评价标准的"194技术委员会"。1992年制定了医用生物材料安全性评价和国际标准(ISO10993-1:992)。国际标准ISO10993由ISO/TC194国际标准化组织医疗器械生物学评价技术委员制定。

我国的生物材料和医疗器材生物学评价方法开始于20世纪70年代后期,1987年卫生部制定了"医用硫化甲基乙烯基硅橡胶标准"。1997年卫生部和国家医药管理局分别公布了医用生物材料安全评价标准化等相关规定和管理方法,我国医用生物材料的安全性评价从无到有,并随国内外医学的发展逐渐地完善、规范化和标准化。

医用生物材料在经安全性评价试验之后,还必须进行临床试用,经国家管理部门批准后方可应用于临床。需要指出的是,临床医师应长期观察生物材料的终生性安全并进行永久性评价。

(孙珊珊)

复习思考题

1. 简述常用生物材料的性能、常见临床应用及其使用中的注意事项。
2. 简述人工植入体的适应证和禁忌证。
3. 简述生物材料的分类及其各自的代表产品。
4. 简述生物材料安全性评价的目的和意义。
5. 谈谈你对目前生物材料研究进展方向的看法。

扫一扫
测一测

第十章

皮肤软组织扩张术

学习要点

皮肤软组织扩张术的概念;扩张器的选择与检查方法;扩张术的手术方法及扩张注液方法;扩张器的类型、结构;扩张术在美容外科应用的适应证;扩张术常见并发症的发生原因和预防措施。

第一节　皮肤软组织扩张术的概念

皮肤软组织扩张术简称皮肤扩张术,是指将皮肤软组织扩张器植入正常皮肤软组织下,通过注射壶向扩张囊内注射液体,用以增加扩张器容量,使其对皮肤表面软组织产生压力,通过扩张机制对局部的作用,使组织和表皮细胞的分裂增殖及细胞间隙拉大从而增加皮肤面积,或通过皮肤外部的机械牵引使皮肤软组织扩展延伸,利用新增加的皮肤软组织进行修复和器官再造的一种方法。

第二节　扩张器的结构及选择

一、扩张器的结构

扩张器主要由扩张囊、注射阀门和连接导管组成(图 10-1)。该类型扩张器可根据需要控制扩张量和扩张时间。

(一) 扩张囊

是扩张器的主体部分,依其容量及形态可分为不同规格及型号。其主要功能是接受充水,完成对皮肤软组织的扩张。常用的形状、规格及型号如下(图 10-2)。

1. 圆型　包括圆球形、半球形、椭圆形、铁饼形等,此类扩张器扩张时皮肤呈半球状,在中央的扩展率最高,向外周扩张率逐渐减小。该形状的扩张器常用于乳癌术后修复所需的皮肤软组织扩张。

2. 方型　包括长方形、立方形、冰袋形等,其容量较大。该型扩张器扩张后为方形,形成的皮瓣向前推进较容易。该形状的扩张器多用于躯干和四肢皮肤软组织的扩张。

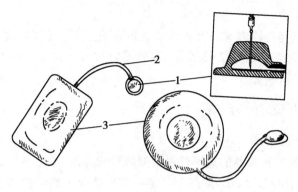

图 10-1 皮肤软组织扩张器
1. 注射壶；2. 导管；3. 扩张囊

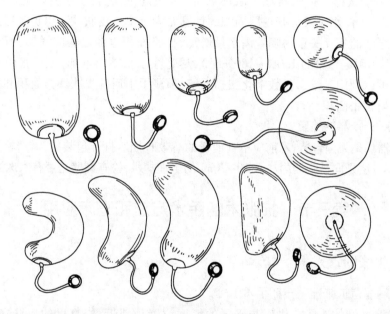

图 10-2 各种形态的扩张囊

3. **肾型** 包括大肾形、小肾形、新月形等。该型扩张器扩张后皮肤呈肾形隆起，内侧弧度较外侧小，皮肤扩张率内侧较外侧小。该形状的扩张器多用于与其弧度相适应部位的皮肤软组织的扩张，如下颌缘、颈部、眶下、耳后、瘢痕或病损周边等。

4. **长柱型** 主要有圆柱状、半圆柱状等，该形状多适用于四肢的皮肤软组织扩张。

5. **特殊型** 主要用于特殊部位的皮肤扩张，包括在眶周的 C 形，指背的长条形，下颌部的马蹄形等，还有定向型扩张囊，其囊壁厚薄不一，需扩张的部位囊壁较薄，不需扩张的部位囊壁较厚。

（二）注射阀门

是接受穿刺，并由此向扩张囊内注射扩张溶液的主要部件。其形态大小不一，有半球状，乳头状，圆盘状等。直径为 1.0~2.0cm，高 0.7~1.7cm 不等。其结构主要为顶盖、底盖、防刺穿不锈钢片或尼龙片以及防渗漏装置。

（三）连接导管

连接导管是指连接注射阀门及扩张囊之间的硅胶管,导管长度为 3~15cm,直径亦因扩张囊大小而定,一般为 2~3.5mm,导管不宜过短或太长,导管壁应有一定厚度,才不易被压瘪、扭弯、折叠。

二、扩张器的选择与检查

（一）扩张器的选择

1. 形态的选择　扩张器的选择要根据拟修复的部位、形态、(病变)范围以及可供扩张的正常皮肤软组织的大小、形态来决定。多数情况下额部选择长方形,面部选择肾形或长方形,眶周选择新月型,头皮选择长方形、肾型或长柱型,耳区选择肾型,颈部选择肾型或长柱型,躯干和四肢选择肾型或长方形。

2. 容量的选择　扩张器埋入后得到足够量的扩张皮肤才能更好地修补皮肤缺损。因此,对于注水量及扩张皮肤面积的计算尤为重要。皮肤软组织扩张器注水量与扩张面积之间的相互关系为随着注水量增加,扩张面积也随之相应增加,但当注水量达一定程度(额定容量的 130%~180%时),尽管注水量不断增加,但扩张面积基本不会变化。可以利用三维彩色数字化扫描系统,预测手术后的皮肤缺损面积和扩张器埋植后的皮瓣扩张面积。

（二）扩张器的检查

扩张器均是无菌包装,术前应检查消毒的有效日期。打开包装后,需严格检查是否有破损,其方法是向扩张器内注入 10~20ml 的生理盐水,检查囊壁是否有水珠渗漏。

第三节　扩张术的手术方法和临床应用

一、扩张器置入术

（一）埋置扩张器（一期手术）

1. 扩张区域的选择　供区与受区的解剖位置越邻近,修复后的皮肤在色泽、质地、毛发分布等方面越能达到要求,所以选择扩张区域时应尽量选择需修补处的邻近部位。尽量使供区的继发瘢痕处于相对隐蔽的部位。同时应该考虑到拟扩张皮肤血管的来源和走行方向,严格遵循不损伤重要组织和器官、不影响功能、不引起周围器官变形等原则。

2. 切口的选择

(1)通常以扩张器埋置的部位来决定切口的位置,在病变的邻近部位埋置扩张器,可以将切口选择在正常组织与病变部位交界处,或病变组织一侧偏向交界处 1~2cm。病变组织不宽而同时需要在其两侧埋置扩张器的,可以在病变组织中央做切口。远位切口需要选择在隐蔽部位。

(2)切口方向需要与扩张器边缘平行,同时远离扩张皮肤 2~3cm。确定切口长度时既要充分暴露剥离的腔隙,又不能超出病变范围。

3. 扩张器埋置的深度

(1)因供区和受区的部位不同而不同。

（2）头皮区一般要埋置在帽状腱膜深面，即骨膜的表面；额部埋置在额肌深面；面颊部一般位于皮下与表浅肌肉腱膜系统（SMAS）之间；颈部应在颈阔肌浅面；躯干与四肢一般置入深筋膜浅面，部分埋在深筋膜和肌膜之间的位置。

（3）通过腔隙层次剥离放置注射壶的部位，范围以置入注射壶后不易移位为度。剥离的层次可略浅些，以利术后注射。

4. 扩张器埋置腔隙的剥离　包括扩张囊和注射壶所在腔隙的剥离。首先在扩张器拟埋置部位的皮肤软组织表面定位，设计好扩张囊和注射壶埋置的具体位置，并划好标记线。一般来说，剥离腔隙的范围应比扩张囊周边大 0.5~1cm。具体操作步骤和注意事项如下。

（1）切开：手术刀垂直于皮肤表面切开直达需要剥离的层次。

（2）剥离：剥离一般要以剥离剪钝性分离，头皮、额部及耳后区剥离较容易，但要注意结扎深层血管的穿支。面颊部和侧颈部由于解剖层次不是很清楚，需要采用锐、钝性结合的方式进行分离；在四肢的深筋膜与肌膜之间剥离时，避免随肌隔进入其深面，防止损伤重要血管和神经。剥离时要确保分离的层次在一个平面，避免呈阶梯状使皮瓣厚薄不一，可能导致扩张器在皮瓣薄的部位外露。注射壶剥离的腔隙要略浅一些，利于术后注液。

剥离的层次要正确，不能剥离过浅而致表面皮肤坏死，同时也不能剥离过深而致重要解剖结构损伤，面颊部和颈部应特别注意。

5. 扩张器置入与关闭切口

（1）首先要检查扩张器，确定无渗漏。

（2）将扩张器注入 5~10ml 生理盐水后将扩张器放入剥离好的腔隙内，应将扩张器展平。

（3）注射壶置入时应确保注射面向上，并用缝线固定防止其翻转，导管可轻度弯曲，但不能使其形成锐角或折叠，否则妨碍注液扩张。

（4）扩张器置入后其腔隙应该放置引流，确保引流管放置于腔隙最低部位，便于充分引流。

（5）缝合切口时应先将距切口边缘 0.5~1.0cm 处皮下部与深层组织缝合固定，防止扩张器术后移位于切口下。缝合时要用挡板挡住扩张囊，防止缝针刺破。

（6）逐层缝合皮肤，关闭切口后酌情固定引流管。

（7）缝合切口后应再向扩张器内注入 5~10ml 生理盐水，以检查日后注液操作是否可以正常进行。

（8）术后早期埋置区可适当加压包扎。常规应用抗生素 3~5 天，引流管于术后 2~3 天拔除。切口位于正常组织者一般于术后 7~10 天拆线，位于瘢痕区者应推迟 3~5 天拆线。

（二）注液扩张

1. 扩张液的选择　扩张囊为半透膜，因此扩张采用等渗溶液生理盐水作为注射液。由于扩张器对利多卡因、甲硝唑、地塞米松磷酸钠和丹参等药物亦有渗透作用，扩张液内加入这些药物可缓慢渗出，可缓解患者注水过程中的疼痛、降低感染率、抑制瘢痕形成和纤维包膜挛缩。

2. 注液时间及其注液量　对切口张力不大的，可于手术后 5~7 天开始注液。切口张力较大或位于瘢痕组织下则应推迟注液时间,一般可推迟至术后 12～20 天。扩张器完成注液量的时间一般以 1.5～2 个月为宜。

3. 注液方法 常规消毒后,左手示指与拇指按住注射壶,用 20ml 注射器接 5 号针头注水,初期每次注水量可适当增加一些,以每次约占总容量的 10%～15% 为宜。当反肤有一定张力后就要根据具体情况适当减少注水量,平均间隔 3～5 天注水一次,注液时不可使皮瓣的张力过大,以局部皮肤稍发白为宜。

注射后以无菌棉签压迫针眼,以防外渗。并详细登记注水日期与注水量。注水到扩张容量后,要特别注意观察扩张皮肤的血运情况并及时向医师反馈,如一旦扩张皮肤苍白,患者胀痛症状明显,适当回抽排液,以减轻囊内压力。

4. 扩张方法 根据扩张速度可分为以下几种情况:

(1)常规扩张:扩张器置入切口愈合后开始扩张,1 周注水 1 次,直到扩张皮肤软组织达到二期治疗目的为止,时间周期较长,该方法因安全、有效,故临床采用最多。

(2)持续扩张:利用专用的扩张灌注仪进行恒压状态下的持续灌注扩张,10 天左右完成扩张。这种方法注液速度快、受术者痛苦小、手术并发症小,节省了大量的人工操作,也是目前常用的扩张方法。

(三)扩张器取出及所扩张皮瓣转移修复术(二期手术)

扩张器注液达到预定量并保持三周后,可取出扩张器进行修复手术。经原切口取出扩张器,切除病变组织或缺损处瘢痕,利用扩张后的皮瓣进行修复。

1. 扩张后皮瓣的设计 皮瓣设计应遵循以下原则:①充分舒展扩张组织;②扩张皮瓣的设计和转移应不影响皮瓣的血运;③尽可能地减少辅助切口,或将辅助切口置于相对隐蔽的位置;④皮瓣尽可能顺血管和皮纹方向;⑤皮瓣远端未扩张皮肤长宽不宜超过 1:1 的比例;⑥扩张区皮瓣的设计原则应遵循一般皮瓣设计原则。皮瓣的设计方法有以下几种。

(1)滑行推进皮瓣:在扩张皮瓣两侧做一个或数个小的三角瓣,相互交错,使整个皮瓣向前滑行推进,也可以在两侧形成直线或弧形切口向前推进(图 10-3)。

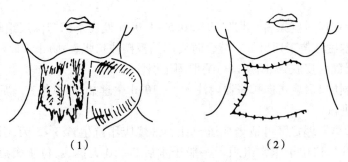

（1）　　　　　　　　　　（2）

图 10-3　滑行推进皮瓣设计
(1)术前;(2)术后

(2)旋转皮瓣:形成的皮瓣以邻近修复区的一侧为蒂,形成一与受区平行,并能依一定轴线向受区旋转的皮瓣(图 10-4)。

(3)易位皮瓣(又称交错皮瓣):所形成的皮瓣与受区之间相隔有一部分扩张与未扩张的正常皮肤,形成的皮瓣插入受区,这样扩张后的皮瓣可获得充分的利用,一般以顺血运的一侧为蒂,形成长的皮瓣(图 10-5)。

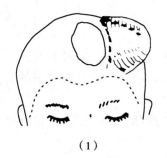
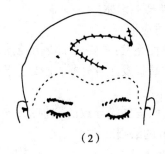

（1）　　　　　　　　　　（2）

图 10-4　旋转皮瓣设计
（1）术前；（2）术后

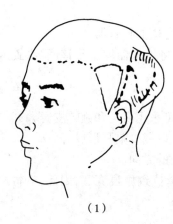
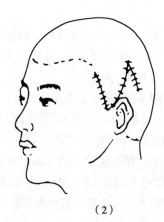

（1）　　　　　　　　　　（2）

图 10-5　易位皮瓣设计
（1）术前；（2）术后

临床在选择皮瓣的方式时遵循金字塔的方法，即从简单的方式开始，首选推进皮瓣，其次是旋转皮瓣，最后是易位皮瓣或复合转移皮瓣。

2. 手术方法及步骤

（1）取出扩张器：切口可以是原切口或者正常组织与病变组织的交界处，切开皮肤皮下直达纤维包膜的表面，用血管钳分开包膜形成一裂口后轻轻剪开全部包膜，取出扩张囊，顺连接导管取出注射壶。

（2）包膜处理：包膜如果对于皮瓣伸展有影响时可以切除，否则可以保留待其自行吸收。

（3）皮瓣设计：按照常规皮瓣的设计原则，设计扩张皮肤的皮瓣。

（4）特殊处理：皮瓣转移后应该保持一定的张力，以防皮瓣回缩，如果皮瓣回缩将导致皮瓣中的血管迂曲而影响血液循环。

伤口愈合后，应防止瘢痕增生，对抗皮瓣挛缩的措施，如应用弹力外套、颈托、支架等。术后早期扩张皮瓣变硬，并有回缩的趋势，一般术后 6 个月左右能够软化并恢复自然弹性。

二、扩张术在美容外科的应用

皮肤扩张术用途比较广泛，头皮、面部、颈部、躯干和四肢均可应用。

（一）头皮修复术

1. 手术适应证

(1)瘢痕性秃发:主要适于烧伤、创伤、感染等造成的局限性秃发。

(2)头皮缺损及颅骨外露:主要适于头皮撕脱伤、电击伤等造成的头皮缺损甚至颅骨缺损和坏死。

(3)修复头皮肿瘤导致的缺损:头皮巨痣、疣状痣、血管瘤、神经纤维瘤及早期良恶性肿瘤造成的缺损。

2. 扩张器置入

(1)术前三天用1/1 000苯扎溴铵洗头,术前剃去手术切口周围2~3cm头发。

(2)儿童可选择基础麻醉加局麻,成人选择局麻,局麻药物中加入肾上腺素以减少出血。

(3)根据扩张区皮肤的形状和面积,选择合适的扩张器。

(4)手术时在帽状腱膜和骨膜之间分离,将扩张器埋置于该间隙,置入扩张器后全层缝合头皮切口,加压包扎。

3. 扩张头皮皮瓣的二期手术

(1)扩张皮瓣采用滑行推进皮瓣较多,也可采用易位和旋转皮瓣。

(2)头皮弹性差,转移皮瓣角度不宜过大,以减少猫耳形成。

(3)头皮皮瓣形成术时要考虑到毛发生长的方向。

(4)皮瓣缝合时应该考虑到术后因切口牵拉致瘢痕变宽,因此,应将帽状腱膜缝合以降低切口张力,可减少瘢痕形成。

（二）面颈部修复术

1. 手术适应证

(1)面颈部具有较大范围妨碍美观的瘢痕。

(2)面颈部有较大面积的色素痣。

(3)较大面积的血管瘤、神经纤维瘤或外伤性文身等。

2. 扩张器的置入与修复术 由于局部的解剖特点,为了避免损伤神经、血管所造成的不良后果,对于不同区域扩张器的置入或修复均应精心设计。手术的要点如下:

(1)病变组织在腮腺咬肌区,切口应选在瘢痕边缘正常皮肤处,扩张器应埋置在下颌颈区或颞颊区,二期手术则以颌外动脉为蒂形成旋转皮瓣修复缺损。

(2)病变组织在下颌或下唇区,可将扩张器埋置于颏下颈部,扩张后的皮瓣在二期手术时向上滑行推进而修复缺损,以便获得良好的外形效果。

(3)病变组织在颈区,扩张器置入的层次应根据二期手术的方式而定。如果颈部所需修复的范围较大,预计扩张的容量较大,而且所形成的皮瓣转移距离较远者,或需要再次手术扩张者,可将扩张器埋置于颈阔肌深面,反之则将其埋置于颈阔肌浅面。

3. 手术注意事项

(1)应用扩张术修复面颈部组织缺损,手术时要考虑面颈部的形态,手术切口线应尽可能地选择与各区域线一致。

(2)二期手术的每个操作,务必防止对眼、鼻、口等部位的局部牵拉导致器官移位和变形。

(3)面颈部皮肤扩张后回缩率较大,故在二期手术前必须保证扩张后的皮瓣能满足修复的要求。

（三）在器官再造中的应用

皮肤软组织扩张技术为器官再造提供了有力保障。各组织器官的缺损如手指、鼻、唇、眼睑、耳廓、乳房、阴茎、阴道及尿道等器官的修复均以皮瓣移植为基础,再配合其他组织移植来完成。

第四节 扩张术的并发症及其防治

扩张术在临床上一般需要分两次手术完成,疗程长,出现并发症的概率也随之增高。随着扩张术在美容整形外科的广泛应用,并发症也有所增多,应引起重视。

一、血肿

血肿多发生于扩张器埋置术后 24 小时内,表现为术区的明显肿胀,皮肤的表面张力增加,可出现扩张器表面的皮肤青紫和瘀血。其主要原因有:①剥离腔隙时解剖层次不清;②术中止血不彻底;③引流管引流不畅;④术后的活动性出血。

预防的主要措施为:①术前完善相关检查,着重是凝血功能的测定,如凝血功能异常者应暂停手术;②掌握需放置扩张器部位的解剖层次,以保证扩张器放置位置的正确;③术中尽可能在直视下止血;④术后根据情况放置负压引流管,起到充分引流的作用;⑤术后可对术区适当的加压包扎,防止出血。

处理措施:小的血肿机体是可以吸收的,但可能会形成包膜,影响后期的手术效果,较大的血肿易造成感染和皮瓣的缺血坏死,所以应尽快进行手术以清除大血肿以防对后期的手术造成影响。

二、感染

造成感染的主要原因有:①切口周边有感染灶,如毛囊炎、疖肿、皮下线结;②手术过程中无菌操作不严格;③血肿,术中止血不彻底,术后局部有出血、血肿,导致感染;④扩张器外露;⑤全身抵抗力低下,导致血源性的感染。

预防的主要措施为:①无论一期手术,还是二期手术,扩张器注液和护理均应严格无菌操作;②术区或周围有感染灶者应暂缓手术;③在注射的液体中加入甲硝唑、庆大霉素等抗生素预防感染;④积极处理血肿、扩张器外露等并发症。

抗感染的措施主要包括:①使用足量有效的抗生素控制感染;②将扩张囊内的液体更换为抗生素溶液;③早期可直接从引流管中向扩张囊周围滴注抗生素,扩张后期可切开放置引流管滴注抗生素;④如经过上述处理其感染仍然不能控制,应提前进行二期手术取出扩张器。

三、扩张器外露

扩张器外露分为从切口外露和从皮肤外露两种。主要原因有:①感染、血肿造成一期手术切口愈合不良;②切口位于瘢痕区,剥离层次过浅,影响切口愈合;③注水过量,阻断了皮肤血液循环,这是导致扩张器从表面外露的最常见的原因;④剥离范围不够大,扩张器未铺平,表面成角;⑤注射壶太厚或早期包扎过紧压迫表面皮肤导致坏死;⑥导水管移位至扩张区,挤压皮肤至皮肤坏死。

预防的主要措施为:①埋置扩张器时其边缘距离切口至少在 1.0cm 以上,固定后再缝合皮肤,防止扩张器移位到切口位置;②埋置扩张器时应避免对切口边缘的反复牵拉和损伤;③每次注液不可过多,如果发现表面皮肤苍白,充血反应消失,应立即回抽部分液体直到皮肤色泽恢复正常为止;④拆线时间适当延长。

处理措施:扩张早期取出扩张器,待 3~4 个月可再置入;扩张晚期则在取出扩张器的同时,进行皮肤缺损修复。

四、扩张器不扩张

扩张器不扩张主要原因有:①扩张器质量欠佳或手术误伤致表面有破损;②导管扭曲折叠或打结;③扩张壶发生位移,导致注水时不慎伤及扩张囊,扩张壶阀门关闭不严而漏水。

预防的主要措施为:①埋置前仔细检查扩张器有无渗漏及破裂;②手术操作时避免锐利的器械与扩张器接触;③注射壶埋置距扩张囊应保持一定的距离,避免将导管折叠或压迫;④当切口缝合结束时,应再次向扩张囊内注液检查其导管是否通畅。

处理措施:如果是扩张器已经破裂,早期可以再次手术更换扩张器,晚期可以直接进行二期手术。

五、皮瓣血运障碍

皮瓣血运障碍大多出现扩张晚期,少部分出现在早期。表现为扩张皮瓣处发亮,发薄,指压反应差。主要原因有:①早期多由于一次注水剂量过大;②晚期由于扩张囊内的液体压力和重力的关系,扩张皮瓣的下端外侧容易出现供血不足的现象。

预防的主要措施为:①把握注水过程的少量多次,持续扩张的原则;②每次注水过程中要观察扩张皮瓣的指压反应情况,当出现扩张皮瓣颜色苍白,无充血反应时应回抽部分扩张液,以防止出现扩张皮瓣的血运障碍。

处理措施:抽出部分扩张液即可。晚期出现除抽出部分扩张液外,还要适当延长注液间期,每次的注液量也要适当减少。

第五节 皮肤扩张术辅助手段

为了提高扩张效率、降低扩张相关并发症,可在扩张过程中辅助药物、干细胞注射等手段。

（一）A 型肉毒毒素

在额肌、胸大肌肌内注射 A 型肉毒毒素可使肌肉松弛,在不增加手术并发症的前提下,减轻患者疼痛,增加每次扩张的注射容积,加快扩张进程。

（二）明胶海绵

在术区喷洒粉末状明胶材料在扩张器外形成牢固包被,可增加扩张器表面亲水性,增加局部抗生素接触面积与接触时间,防止微生物膜的形成,可减轻术后纤维囊的形成。

（三）干细胞

在扩张过程中,于皮下注射植入干细胞,干细胞会向皮肤全层迁移并参与组织修复,可增加扩张皮肤厚度,促进扩张皮肤。

（四）扩张皮肤表面涂抹药物

在扩张过程中,于扩张皮肤表面涂抹人重组表皮细胞因子,可对扩张皮肤有促进生长作用。

（武　燕）

复习思考题

1. 简述皮肤软组织扩张术的概念。
2. 简述皮肤软组织扩张术扩张区域的选择原则。
3. 简述皮肤软组织扩张术中预防感染的主要措施。
4. 简述皮肤软组织扩张术中预防皮瓣血运障碍的措施。

扫一扫
测一测

第十一章

皮肤瘢痕的预防与处理

学习要点

瘢痕形成的因素、机制与转归;瘢痕的分类及特点;皮肤瘢痕的诊断与鉴别诊断方法;瘢痕的预防措施及方法;皮肤瘢痕的治疗原则和具体方法。

瘢痕是美容外科常见的问题,在创伤性治疗过程应尽量避免或者减轻。皮肤经历手术、外伤、微生物侵害,损伤至一定程度,都需要依靠瘢痕组织的生长使创面覆盖,直至愈合,从而恢复皮肤的连续性和防御屏障。因此认为瘢痕是创伤愈合过程中的必然产物。

第一节　瘢痕的病因及病理

一、瘢痕的形成机制

瘢痕组织是人体创伤修复过程中的一种自然产物。皮肤创伤修复有两种类型:一种类型是皮肤的表浅伤口,仅仅影响表皮,由毛囊、皮脂腺的上皮细胞的起始,通过简单的上皮形成而愈合,修复后均能达到结构完整性和皮肤功能的完全恢复。另一种类型是深达真皮和皮下组织的损伤,通过瘢痕来修复。

二、影响瘢痕形成的因素

各种深达真皮的创伤和烧伤,为瘢痕的主要病因。

（一）体外因素

1. 外伤和皮肤疾病　包括外科手术、撕裂伤、文身、烧伤、注射、咬伤、接种和其他非特异性损伤,有时因原发症状不明显而被患者忽视或者忘记。

皮肤疾病包括蜂窝组织炎、粉刺、化脓性汗腺炎、毛发囊肿、异物反应以及疱疹、天花、牛痘等,局部感染均与瘢痕形成有关。

2. 张力　瘢痕增生易发生于张力高的部位。研究证明垂直于皮肤松弛线切口的张力,是平行于皮肤松弛线切口张力的 3 倍,张力大,可刺激纤维组织形成。因此,手术切口选择不当而产生较大的张力,是促使瘢痕增生形成的因素之一。

3. 种族　黑色人种和黑肤色人种的人较白色人种更易形成瘢痕疙瘩和增生性瘢痕,所有种族(包括黑色人种)的白化病患者未见有瘢痕疙瘩的报道。

4. 部位　瘢痕疙瘩可以发生于身体的任何部位,但最常见于背部、肩部、胸前部、上臂三角肌区,较少发生于下肢、面部和颈部,皮肤厚的部位较皮肤薄的部位更易发生;在眼睑、生殖器、手掌、足底、角膜和黏膜则较为罕见。

瘢痕疙瘩发生部位的敏感顺序如下:

第一顺序:胸骨前、上背部和上臂三角肌区,这些部位的所有瘢痕几乎都可能发展为瘢痕疙瘩。

第二顺序:有胡须的部位、耳朵、上肢前侧、胸前、头皮和前额。这部位形成瘢痕的倾向,与损伤的性质有关。

第三顺序:下背部、腹部、下肢、面中部、生殖器等部位的瘢痕疙瘩不常见。

5. 年龄　瘢痕增生可发生于任何年龄,但一般多见于青年人,青春期前的儿童或老年人很少发病。原因:①年轻人容易造成外伤;②年轻人皮肤张力较大,而老年人皮肤缺乏弹性,较松弛;③年轻人皮肤的胶原合成率较高。

6. 家族倾向　瘢痕疙瘩具有家族倾向。常染色体的隐性遗传和常染色体的显性遗传均有报道,特别是多发的、严重的瘢痕疙瘩,其阳性家族史更为明显。

(二) 体内因素

1. 内分泌紊乱　绝大多数的瘢痕疙瘩发生在青春期。在妊娠期,瘢痕疙瘩有明显的症状加重和体积增大,绝经期后瘢痕疙瘩逐渐消退、萎缩。

2. 生物化学因素　瘢痕疙瘩组织中的脯氨酸羟化酶活性增生性瘢痕明显增高,是正常皮肤的 20 倍,脯氨酸羟化酶是胶原合成过程中的关键酶,它的活性与胶原蛋白的合成率密切相关。

三、瘢痕形成后的转归

多数瘢痕形成后,随着治疗和时间的推移可向以下三个方面转归。

(一) 软化

多数瘢痕到了后期,组织逐渐成熟,细胞成分减少,胶原纤维排列趋于规律。此时,临床所见到的瘢痕组织充血消退,色泽变淡或呈淡褐色,外形也渐趋平整,质地变软。痛痒感觉也随之减轻或消失,皮损趋于稳定,变薄或软化。其软化过程,由于个体差异,时间长短不一,一般数月或数年不等。

(二) 挛缩

主要见于Ⅲ度烧伤、毒蛇咬伤、严重外伤或发生在关节部位的瘢痕。由于瘢痕收缩过大,使正常组织变形,邻近组织受到牵拉而造成功能障碍,最终导致瘢痕挛缩。如睑外翻、唇外翻、颏胸粘连、爪形手、足部瘢痕挛缩畸形等。

(三) 恶变

瘢痕恶变多发生于不稳定性的瘢痕,尤其当瘢痕受到摩擦、感染或牵拉等原因发生破溃后,产生经久不愈的溃疡时,这些无疑是瘢痕恶变的潜在风险。

第二节 瘢痕的分类及其特点

一、瘢痕的特点描述

（一）瘢痕的部位

不同部位的瘢痕在治疗方法的选择上是有一定区别的,因此,明确瘢痕所在位置很有必要。

（二）瘢痕的大小

瘢痕的大小与治疗方法的选择有直接的关系。能直接切除缝合者称为小面积瘢痕,否则称为大面积瘢痕。

（三）瘢痕是否影响机体功能

由于瘢痕的存在而造成机体功能障碍者,称之为挛缩性瘢痕,反之则称为非挛缩性瘢痕。

（四）瘢痕的形状

临床上有各式各样的瘢痕,如线状、碟状、蹼状、桥状、圆形、椭圆形、蟹足样肿块或不规则形瘢痕等。

（五）其他

对瘢痕的描述还包括瘢痕有无疼痛、瘙痒等自觉症状,以及有无压痛;瘢痕表面皮肤的色泽,质地软硬程度,表面有无溃烂等。

二、瘢痕的分类

美容外科临床上根据瘢痕组织学和形态学的区别,将其分为以下几种类型。

（一）表浅性瘢痕

表浅性瘢痕是因皮肤受轻度擦伤,或由于浅Ⅱ度烧伤,或皮肤受表浅的感染后所形成的损伤,一般累及表皮或真皮浅层。

特点:表面粗糙,有时有色素改变。局部平坦、柔软,有时与周边正常皮肤界限不清。一般无功能障碍,不需特殊处理。

（二）增生性瘢痕

凡损伤累及真皮深层,如深Ⅱ度以上烧伤、切割伤、感染、切取中厚皮片后的供皮区等,均可能形成增生性瘢痕。

特点:瘢痕明显高于周围正常皮肤,局部增厚变硬。在早期,因有毛细血管充血,瘢痕表面呈红色、潮红或紫红,痒和痛为主要症状,甚者可因搔抓而致表面破溃。在经过相当一段时期后,充血减轻,表面颜色变淡,瘢痕逐渐变平坦,痒痛减轻、消失。

（三）萎缩性瘢痕

萎缩性瘢痕损伤累及皮肤全层及皮下组织,可发生于大面积Ⅲ度烧伤、长期慢性溃疡愈合后,以及皮下组织较少部位如胫前区等受电击伤后。

特点:瘢痕坚硬、平坦或略高于皮肤表面,与深部组织如肌肉、肌腱、神经等紧密粘连。瘢痕局部血液循环极差,呈淡红色或白色,表皮极薄,不能耐受外力摩擦和负重,容易破溃而形成经久不愈的慢性溃疡。如长期时愈时溃,晚期有发生恶变的可能,病理上多属鳞状上皮癌。萎缩性瘢痕具有很大的收缩性,可牵拉邻近的组织、器官、而造成严重的功能障碍。

（四）瘢痕疙瘩

瘢痕疙瘩的发生具有明显的个体差异。大部分的瘢痕疙瘩通常发生在局部损伤1年内,包括外科手术、撕裂伤、文身、烧伤、注射、动物咬伤、接种、粉刺及异物反应等,许多患者的原发病史可能被忘记。

特点:瘢痕疙瘩的临床表现差异较大,一般表现为高出周围正常皮肤的、超出原损伤部位的持续性生长的肿块,扪之较硬,弹性差,局部痒或痛,与周围正常皮肤有较明显的界限。病变范围大小不一,有时像蟹足样向周围组织浸润生长（又称"蟹足肿"）。瘢痕疙瘩的恶变曾有报道,但发生率很低。

（五）凹陷性瘢痕

此类瘢痕表面明显低于周围正常皮肤,呈现凹陷畸形。通常见于水痘、痤疮、带状疱疹等病变愈合后所遗留的瘢痕;较大的凹陷性瘢痕可见于皮肤、皮下组织或深部组织创伤后愈合所致。

（六）其他

在临床上,根据瘢痕的形态,又可分为线状瘢痕、蹼状瘢痕、桥状瘢痕等数种。

第三节　瘢痕的诊断与鉴别诊断

瘢痕虽然发生于人体表面,但对瘢痕做出一个明确的诊断是非常必要的,这不仅有助于制订正确的治疗方案,而且还有利于治疗时机的选择。对于瘢痕的诊断应明确以下几个问题。

一、瘢痕的分期

（一）瘢痕增生期

瘢痕多在创面愈合后1~3个月内开始增生,并逐渐加剧,6个月~1年达到高峰,以后转入成熟期。初始时其颜色淡红,逐渐转变为鲜红,再转为深红或紫红,表面可见扩张的毛细血管。厚度不一,表面粗糙,高低不平,直径可达数毫米至数厘米。早期质地较软,后期坚硬无弹性。常伴有明显不适,如瘙痒、疼痛、紧缩感,关节活动受限,并可出现畸形。

（二）瘢痕成熟期

瘢痕成熟期多为伤后半年至数年不等。除瘢痕疙瘩外,瘢痕经一段时间后其颜色与周围皮肤颜色相近,表面扩张的毛细血管消失,瘢痕逐渐变薄,并与邻近皮肤在一个平面,表面光滑,质地也逐渐变软;不适症状也随之减轻或消失。

二、瘢痕的诊断

瘢痕多发生于各种原因所致的皮肤创伤之后,一般不难做出诊断,然而瘢痕疙瘩有时因其起始病因可能会被忽视而遗忘,故应详细地询问病史、全面细致地体格检查,从而明确诊断。因此,瘢痕的正确诊断与鉴别对于确定治疗方案和选择治疗时机至关重要,美容外科医生务必高度重视。

三、鉴别诊断

（一）增生性瘢痕和瘢痕疙瘩的鉴别诊断

增生性瘢痕与瘢痕疙瘩有许多相似之处，但治疗方法却不尽相同，故应明确区分。目前尚无一种特异性的诊断方法，主要依靠临床表现和对治疗的反应来进行鉴别。

早期的瘢痕疙瘩和增生性瘢痕在临床特征和病理表现上均难以区别。一般来说，具有瘢痕疙瘩的倾向而且超过 6~12 个月（瘢痕增生期），并继续生长者，经过严密随诊观察，出现瘢痕疙瘩的典型特征者方可确诊为瘢痕疙瘩。

（二）瘢痕溃疡和瘢痕癌的鉴别诊断

萎缩性瘢痕受到外力作用易发生破溃，增生性瘢痕早期易发生水疱，水疱感染后极易破溃。瘢痕癌变往往经过反复溃破、经久不愈的慢性溃疡阶段，这与瘢痕溃疡易于混淆，故需要认真鉴别。瘢痕癌变的发生率较低，多见于成人，男性多于女性；好发于四肢，特别是下肢和血液循环不良以及易受创伤的部位；多呈慢性，经久不愈，或溃疡反复发作，常有瘙痒症状，但确定诊断须做病理学检查。对于慢性溃疡性瘢痕应在局麻下做多部位、多次切取活组织进行病理学检查。

第四节　瘢痕的预防与治疗

一、瘢痕的预防

瘢痕的治疗是非常棘手的，很难获得非常满意的结果，采取各种措施，最大限度地预防瘢痕形成，与瘢痕治疗具有同等重要的意义。预防瘢痕的根本点在于尽可能小地减少创口的第二次创伤，促使创口早期一期愈合。

（一）创面处理

对早期的新鲜创口，应彻底地清除血块、异物和碎片，对确定已失去活力的组织，也应该彻底清除，尽可能早地闭合创口，如果任由创口自愈，则常常形成瘢痕增生，瘢痕挛缩和深部组织的粘连。

（二）病例选择

对于要求美容或一般瘢痕治疗的患者，整形外科医师应慎重选择手术适应证，在术前应确定手术治疗能否对原有瘢痕有较大程度的改善。对儿童、年轻人、肤色较黑的患者尤应慎重，特别是当患者瘢痕不明显或位于隐蔽部位或无功能障碍时，因为如果手术处理不当，可能会使原有的瘢痕更加明显。对于瘢痕增生或瘢痕疙瘩的好发部位，如胸前、肩部等处，存在张力和运动的部位，如胸前上部、肩胛部、四肢屈侧等处，存在乳房重力和胸部呼吸运动的部位，如胸骨部等，术后瘢痕容易增生。这些部位的较小病损如囊肿、痣等，进行手术切除时应格外慎重。

（三）手术操作

1. 设计切口时，在满足手术需要的前提下，应尽量遵循下述原则。

（1）选择在隐蔽部位，如乳房下、毛发区等。

（2）沿轮廓线切口，如鼻唇沟、腋前线等。

（3）顺皮纹切口，如在额部、眼睑等处。

（4）在自然结合部，如耳颈结合部等。

（5）四肢切口选择在屈曲皱褶线或平行于皮肤张力线处，避免作环状圆形切口或跨越关节面切口。

（6）颞部或颈侧手术可选择在发际区。

（7）面部避免作弧形、半圆形或大的 Z 形、S 形切口。

（8）体腔外口周围避免作环形切口。

（9）如切口必须横过轮廓线、皮纹时，应设计 Z 改形切口。

2. 行无菌操作。

3. 刀片垂直于皮肤切开，动作要轻柔，器械要锐利，避免不必要的创伤。

4. 彻底止血。

5. 无死腔形成。

6. 无张力缝合，创缘对合准确；缝合时以创缘对拢为准，不可过紧，以避免造成缝线周围组织坏死。

二、瘢痕的治疗

（一）手术治疗

外科手术切除一直是瘢痕治疗中采取的主要方法之一。

1. **手术治疗时机** 增生性瘢痕手术最好在 6 个月或 1 年之后施行。因它成熟过程缓慢，通常需经历 6~24 个月，少数病例可延长至 3~4 年。同一个体不同部位的增生性瘢痕的成熟时间也不一致。瘢痕开始成熟的标志是颜色由深红或紫红色逐渐转为紫色或褐色，充血消退，变软，最后与周围皮肤颜色近似。但对于位于眼睑等影响功能的重要部位的瘢痕则不能等待其成熟。瘢痕挛缩可导致掌指关节背屈、关节脱位，应尽早手术纠正，以免产生严重继发畸形而难以纠正。

2. **各种瘢痕治疗原则**

（1）表浅性瘢痕：大多不需治疗。但发生在面部，有损容貌，可手术切除。手术时应尽量按皮纹方向切除缝合。如瘢痕与皮纹成直角交错，应用 Z 成形修复。小的瘢痕可一次切除。面积大的，应分次切除。

（2）增生性瘢痕：因增生性瘢痕有自行退变、软化的可能，故无特殊原因应先行非手术疗法，如加压疗法、药物疗法和放射疗法等。其中，加压疗法对预防增生性瘢痕的形成非常有效。放射疗法应慎用，特别是对于瘢痕面积较大、患者年龄偏小者。早期手术疗法仅适用于位于眼周、口周、鼻孔和手背等特殊部位的增生性瘢痕，以保护视力，早日解除进食困难，恢复呼吸通畅，防止手的挛缩畸形和功能障碍。治疗增生性瘢痕多采用非手术疗法和功能锻炼，等待瘢痕成熟、软化且停止生长后，再行手术治疗。手术治疗总的原则是切除瘢痕、解除瘢痕挛缩，以皮肤移植修复创面。为了预防瘢痕增生，术后需用加压包扎。

（3）瘢痕疙瘩：瘢痕疙瘩的治疗为一棘手问题，单纯手术后治疗后复发率高。因此单纯切除缝合应视为禁忌。一般治疗原则是先行非手术治疗，再行手术治疗。

（4）萎缩性瘢痕：萎缩性瘢痕对功能和外观影响较小，故通常不需治疗。位于机体外露部位因色泽不同有碍外观者，如面积较小且在适当部位时，可考虑切除缝合术，或瘢痕切除局部皮瓣转移术，以改善外观。若范围较大者应考虑皮肤磨削术，但能否达到手术预期目的颇难预料。若瘢痕与深部组织粘连有损功能时,应彻底切除瘢痕,皮瓣覆盖修复创面。

(5)凹陷性瘢痕:对小范围且较表浅的凹陷性瘢痕,多采用局部组织充填法治疗。即切除瘢痕上薄层上皮,潜行分离瘢痕两侧的皮下组织,逐层缝合供充垫凹陷之需,凹陷即可消失,外观也随之改善。如范围虽小,但较深的凹陷性瘢痕,则需采用局部脂肪瓣或肌瓣的转移,或真皮、脂肪、筋膜、软骨、骨组织的游离移植,或组织代用品植入的方法,凹陷彻底充填片平整。

3. 手术治疗方法 手术治疗一直是瘢痕治疗的重要手段。手术切除瘢痕手术后,予以直接缝合、行Z或W成形术或组织移植(皮片、皮瓣、复合组织瓣等)覆盖创面,实现形态和功能的改善。但在非跨越凹陷或屈曲部位,为防止更多新的瘢痕形成则应避免使用Z或W成形术。

(1)瘢痕切除直接缝合术:适用于面积较小的瘢痕。术前划线标出拟切除瘢痕的手术切口。术时沿切线切开皮肤、深大瘢痕深面,沿瘢痕深面与正常皮下组织间做锐性分离,使挛缩的皮肤完全松解。切除瘢痕后,在创面两侧设计角度相等且相互交错的切口,切开全层皮肤,直达皮下,创缘稍加剥离,互相镶嵌,用不吸收线间断缝合,即W成形术。

(2)瘢痕切除Z成形术:适用于条状或蹼状瘢痕,术前用亚甲蓝设计切口线,以挛缩的蹼状瘢痕线为中轴,切口两端伸出方向相反的两臂,长度与中轴切口相等。两臂与轴间形成的夹角最好相等,且以60°~70°为最佳。角度愈大,两臂切口愈长,中轴线长度延长愈多。术时按设计线切开皮肤和皮下组织,切除瘢痕,在深筋膜深面潜行分离,形成两个相对的三角形皮瓣,并将深筋膜包含于皮瓣内,以利于皮瓣的血循环,并适当剥离附近的皮下组织,便于皮瓣转移缝合。缝合时将两个对偶三角形皮瓣互换位置,挛缩部位即获得松解,将皮瓣在新的位置上与周围皮肤间断缝合,皮下适当缝合数针以减少皮肤切口的张力。当挛缩的瘢痕索条较长,且两侧有弹性的软组织不够宽广时,可做连续多个Z成形术矫正。

(3)瘢痕切除加皮肤移植术:适用于面积较大,以挛缩畸形的瘢痕。瘢痕切除后创面大,切口缝合张力大,均应行皮肤移植术以修复创面。

术前用亚甲蓝画出所需切除的瘢痕范围。术时先按切口线将瘢痕皮肤全层切开,露出正常的皮下组织。瘢痕切除的平面尽量一致,沿瘢痕下疏松组织平面一次将瘢痕切除。创缘应做呈锯齿形。在关节处不仅要切除瘢痕,而且对功能影响的其他挛缩组织也应进行相应处理,使功能得到最大限度的恢复。皮片移植时,注意皮片与创面黏附紧密,尤其是凹凸不平的部位更应注意。术毕加压包扎,连续3天观察皮瓣血循环,如发现问题要及时处理。

4. 非手术治疗 对于瘢痕疙瘩和大面积非功能部位的增生性瘢痕不宜手术切除。对这类患者可考虑采用非手术治疗。非手术治疗的方法很多,应结合患者的身体状况和瘢痕的特点选用治疗方法。

(1)加压疗法:加压疗法是指以弹性压力持续作用于创面愈合部位以达到预防和减轻瘢痕增生的方法。持续性压力可使瘢痕内血管数量减少,血管管腔变细,造成瘢痕组织内缺血缺氧,抑制成纤维细胞增殖,胶原合成减少,并使胶原纤维重新排列。是目前预防和治疗瘢痕较为有效的方法,尽管压力治疗效果肯定,但其临床应用仍受到较大限制。这是因为:第一,持续长时间使用压力服给患者生活上带来诸多不便,患者心理上难以接受;第二,特殊部位如关节活动部位、面部、腹部等难以持续有效的压力;第三,压力治疗有一定并发症。

(2)硅凝胶治疗:硅胶因其光滑柔软无刺激性,早期被用作压力治疗的衬垫,后来发现单独使用硅胶对增生性瘢痕有明显治疗作用,可使瘢痕变软变薄。目前可供临床使用的主要有硅胶涂层、硅胶垫、硅胶软膏等,其中以硅胶涂层最为常用。硅胶涂层可有效减轻局部的瘙痒和疼痛,增加瘢痕的柔韧性,部分还可缩小瘢痕,但它不能去除瘢痕色素沉着,故多用于术后的辅助和预防性治疗。使用方法是将硅凝胶膜紧密贴敷于需治疗部位,每日至少持续 12 小时以上,最短 1 个月显效,一般要 2~3 个月以后有明显疗效,可使瘢痕变软,变薄。近来出现的自贴式硅胶涂层和热成形硅凝胶等新材料,进一步方便了临床应用,疗效也有所提高。

(3)类固醇激素药物疗法:类固醇激素是最常用于治疗瘢痕的药物,多做病损内注射,剂量随年龄及瘢痕面积而定。注射药物显效则可见局部变软变薄。类固醇药物注射治疗仅应用于较局限的瘢痕,且有一定的副作用。副作用与每次用药量大小有关。常见副作用为局部萎缩、色素缺失,但库欣综合征较少见。

(周　羽)

 复习思考题

1. 简述瘢痕疙瘩发生部位的敏感顺序。
2. 简述瘢痕软化过程的临床表现。
3. 举例描述一例面部增生性瘢痕的问诊及专科检查情况。
4. 简述如何预防瘢痕。
5. 简述手术治疗瘢痕的时机。

扫一扫
测一测

PPT 课件
12章PPT

扫一扫
知重点

第十二章

微创美容术

学习要点

　　小针刀及钝性剥离术;埋线提升术;肉毒毒素注射方法、不良反应及其预防措施;填充剂的注射方法、注意事项、并发症及其预防措施;美塑疗法的分类及其优缺点;富血小板血浆美容术的原理、制备技术、注射方法以及注意事项。

　　微创美容术,是指利用现代高新技术和材料,采用最小的手术切口,或避免手术切口,或是以非手术的方式来达到类似甚至超过手术效果的一门技术。实践证明,该类美容手术的方式或方法,具有安全、快捷、切口小或无切口、恢复期短等优点,因而备受青睐。从广义上来说,一切小切口或无切口的美容技术都可以列入微整形的范畴,如腔镜技术、小针刀技术、锯齿线悬吊技术、埋没导引技术、注射美容技术、微针技术、激光美容等。从狭义来说,微整形常常为注射美容的简称或代名词。

第一节　小针刀及钝性剥离术

一、小针刀及钝性剥离术

　　小针刀(图 12-1)疗法是现代西医外科手术疗法在中医针刺疗法基础上发展起来的一种微创性手术疗法,在治疗多种慢性软组织损伤性疾病方面取得了令人满意的结果。在微创美容治疗中主要运用其剥离技术来达到治疗凹陷性瘢痕和一些静态皱纹。近年来,随着钝针注射的普及,越来越多的医生使用钝针进行剥离术,对于一些韧带的松解改善局部粘连,再结合填充剂治疗面部凹陷取得了不错的效果。

　　小针刀和钝针剥离技术是一种介于手术方法和非手术疗法之间的闭合性松解术,是利用具有切割、剥离等功能的器械,通过皮肤的微小切口完成对皮下或深层组织的手术操作。该技术以针孔样微切口代替常规手术切口,最大限度地避免了手术瘢痕。操作简单、安全,不受环境和条件的限制。由于操作时其切口较小,对人体组织的损伤亦小,不易引起感染,无不良反应,受术者也无明显痛苦和恐惧感,术后无需休息,易于推广使用。

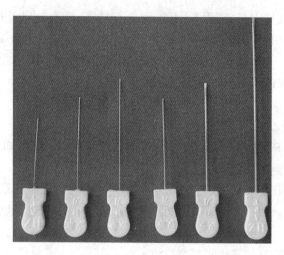

图 12-1　小针刀

二、临床应用

小针刀和钝针剥离技术是利用对组织的切割和刺激作用,达到松解局部粘连,松解局部韧带过紧,和刺激胶原新生而达到改善瘢痕,面部凹陷。

（一）凹陷性瘢痕治疗

面部凹陷性瘢痕是由于皮肤、皮下组织或深部组织断裂后的不良愈合所致,如果于深部肌肉有粘连,随着肌肉的运动瘢痕会更深,将小针刀或者钝针沿沟纹的下部插入,利用针尖的锋利斜面在沟纹底部和两侧皮下潜行分离,分离出一定腔隙后,注射入生长因子,在进行多次治疗后,基本上可以恢复较为平整外观。

（二）皱纹的治疗

早期的动态皱纹可以通过局部注射 A 型肉毒毒素改善,但是一些静态皱纹皮肤上已经出现较为明显的断裂,国外常用的方法是采用局部注射皮肤填充剂,但是由于亚洲人真皮较为致密,注射后常常出现不平整,所以可以改用小针刀在皱纹处进行剥离后再行皮肤填充剂治疗。

（三）松解韧带

面部有些沟壑、凹陷的形成和皮肤下致密的韧带牵拉有关。比如泪沟这条沿眶骨缘从内眦下到瞳孔垂线的凹陷就和泪沟韧带有密切的关系。通常在注射泪沟的时候,常常会用钝针进行轻度剥离再注射。

第二节　埋线及缝合挂线美容技术

一、埋线及缝合挂线美容术

埋线和缝合挂线美容技术又称埋没导引缝合技术、埋没导引技术,即通过相应的导引工具在组织内改变缝线的穿行轨迹,使缝线在相应部位缝合固定,从而起到改变组织位置的一种新技术。常用的引导工具有导引针、封闭针以及注射针头等。

埋没导引缝合技术是由李森恺教授发明,并于 1987 年应用于临床的一整套缝合技术,它由系列埋没导引针、埋没导引器、深部打结器、缝合针以及相应的缝合操作技术所组成。埋没导引针与普通缝合针相比,其最大的特点是:①两端均为针尖,可以是圆形的或三角状的;②针孔在针体中央;③自针尖起,带有刻度。因此,不仅使用灵活、方便,而且进入组织的长短及深浅易于掌控。

二、临床应用

埋没导引技术在美容整形领域的应用范围很广,现归纳概括如下:

(一) 埋线法重睑美容术

埋线重睑法创伤少,恢复快,但只适合于较年轻求美者,尤其是上睑脂肪不多、上睑皮肤不太松弛者。术中如果埋置层次合理,形成了有效粘连,术后维持时间可以比较久。

(二) 额部除皱及眉下垂矫正术

额颞部手术:首先于额部相当于眉头偏外侧 1cm 纵向位置,在额发际线后 1cm 处各做 2cm 长矢状切口,两侧颞部相当于颞线位置,在发际线后 4cm 各做 2cm 长冠状切口。经额部切口先行骨膜浅面分离至眶上孔。颞部在颞深筋膜浅层剥离,与额部剥离腔隙在骨膜下贯通。完成剥离范围后,在内镜下横向间断切断额肌消除额横纹,斜向切断皱眉肌消除川字纹。接下来按照设计好的悬挂点将额肌皮瓣悬挂固定,最后,调整两侧悬挂的力度,达到两侧对称效果。

(三) 面部凹陷充填术

应用导引针将移植充填的组织与受区皮下深部组织缝合固定。

(四) 酒窝成形术

用特制套针式酒窝成型器缝合技术导引缝线,将真皮与颊肌缝合固定形成酒窝,其原理还是让局部形成粘连,其操作方法较一般埋线法更为简便、准确。

(五) 乳头内陷矫正

应用导引针在乳晕皮下埋线做荷包缝合,上提乳头,拉紧缝线,力量适度,以免影响血运,乳头隆起后打结,将线结埋入皮下。

(六) 其他

埋没导引技术还可用于各种皮肤切口的缝合,如眼窝再造术,唇裂继发鼻畸形的矫正等。

第三节　注射美容技术

注射美容是非手术整形美容的一种,利用注射的方法将生物材料或人工合成生物兼容性材料注射入真皮层或皮下,通过不同的作用机制达到减少皮肤皱褶或塑型的一大类整形手术方法。因此,注射美容技术是微创美容外科的重要组成部分,通常所说的微创美容即指该项美容技术。注射美容历史悠久,与整形美容相伴始终,因其操作简单,易于掌握,又具有微创、无痛和无明显副作用等优势而备受临床及众多求美者的青睐。近年来,由于新材料和新技术层出不穷,使得注射美容日新月异,并呈现出广阔的发展空间。

一、注射填充剂

（一）注射填充剂的分类

近年来随着生物材料的飞速发展,各种注射材料也层出不穷,根据其来源不同可分为生物性和非生物性两大类。生物性注射美容材料主要来自人体、动物和细菌的衍生物,常用的有自体脂肪颗粒、胶原蛋白、透明质酸、成纤维细胞等;非生物性注射美容材料主要是非生物的天然高分子和人工合成的化学聚合物,如硅凝胶、丙烯酸水凝胶、聚左旋乳酸、聚甲基丙烯酸甲酯、羟基磷灰石等。此外,根据注射材料在体内维持时间的长短,可将其分为短效填充剂(1年以内)、半永久性填充剂(1~3年)和永久性填充剂(3年以上)。本节将重点介绍在临床上应用比较广泛的几种填充剂。

1. 胶原蛋白类　胶原蛋白是由3条肽链缠绕而成的螺旋状纤维蛋白(图12-2),广泛存在于动物的皮肤、骨、软骨等组织中,占人体总蛋白质含量的1/3,此为细胞外基质中最重要的组成部分。健康的人体皮肤中含量达70%,其中最主要的是Ⅰ型和Ⅲ型胶原蛋白。随着年龄增长,胶原蛋白逐渐流失,导致支撑皮肤的胶原肽键和弹力网断裂,其螺旋状结构被破坏,于是皮肤表现出干燥、皱纹、松弛等衰老等现象。因此,采用注射方式来补充皮肤内流失的胶原蛋白是最快、最直接和最有效的美容方法。胶原蛋白也是最早用于注射除皱的填充材料,其维持时间不长,但注射后不会发生丁达尔现象,所以常用于泪沟等浅表部位的注射,不过因为材料特性,注射方法和注射透明质酸钠略有不同。

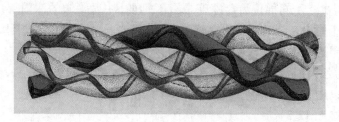

图 12-2　胶原蛋白的螺旋结构

2. 透明质酸类　天然的透明质酸(HA)是一种广泛存在于生物体内的酸性黏多糖,又名糖醛酸或玻尿酸。用于注射填充用的透明质酸钠凝胶经过化学交联后改变了其结构,具有高度的黏弹性、可塑性、渗透性和良好的生物相容性,故可用于修饰一些凹陷和皱纹。

3. 复合材料　将两种或两种以上的材料以不同的比例混合制成的填充材料为复合材料。该类材料可以克服单一材料的缺点,兼具多种材料的优点。如将聚甲基丙烯酸甲酯(PMMA)及胶原的混合物与山梨酸酯混合后注入皮内作为软组织填充剂,其表面光滑,20~40μm直径既不被吞噬又适合皮内注射。同时在注射后的第二周微球周围有明显纤维化,七周后形成完整纤维囊,未被降解及吞噬。这种新生结缔组织与PMMA微粒构成的复合物可在体内永久存在,从而增加皮下组织量,并长时间为皮肤提供结构支撑、抚平皱纹、填充皮肤凹陷,维持长久的疗效。故该复合材料属于长效的软组织注射填充剂。

4. 自体颗粒脂肪　自体脂肪注射也是目前应用非常广泛的生物注射材料,最早的应用可追溯到 1883 年。脂肪移植的效果好坏取决于脂肪的存活率,当脂肪细胞从机体取出来后,血供停止,此时若迅速注射到身体,血供可以很快恢复,脂肪细胞不会被重吸收,反之,将导致溶解吸收最终被纤维组织代替。并且注射进体内时要选择血供丰富层次,避免一整团的注入,以免中心区域得不到血供而坏死。与其他软组织填充剂相比,自体颗粒脂肪移植颇具优点:①来源丰富,取材方便,成本低廉;②对人体正常组织无伤害,对机体内环境无不良影响;③组织相容性好,无毒副作用,无排异反应;④存活后作用持久,外形逼真;⑤供区可以同时减肥,重塑体型。其主要缺点:①移植的脂肪不能完全存活,常需补充注射;②操作不当可致移植的脂肪发生液化、感染,或钙化;③应用于精细部位注射时,其精确度难以掌控。

（二）临床应用

填充材料根据其材料特性分为偏塑性材料和偏填充的材料。偏填充的软性材料适用于面部表浅的皱纹,如眉间纹、额纹、鼻唇沟、泪沟等,面部表浅的瘢痕、凹陷和小面积缺损的填充,偏塑性的材料可用于鼻部、颏部等面部轮廓的改善。

（三）操作技术

掌握"宁深勿浅,宁少勿多,深层做支撑,浅层做修饰"的原则,注射时轻柔操作,注射前回抽确认,边注射边塑性,熟悉材料特性,以免过度注射或者发生不可逆损害。

1. 进针方法　原则上不同部位可以选用不同的进针方法,不同的注射针头(如锐针和钝针)注射方式也不一样,锐针通常垂直进针或者 15°~45°倾斜进针,钝针通常是15°角进针。

2. 注射层次　不同部位治疗深度是有区别的,注射除皱的注射层次以真皮层和皮下层为主,注射填充剂时注射层次较深,可位于皮下深层脂肪层或骨膜表面,一定是深层为主,浅层为辅。

3. 注射方法　通常采用线状、扇形和交错注射相结合的注射方法,或采用多平面立体注射,辅以局部按摩,使注射材料均匀分布,尽量避免单点堆积过多材料,从而减少硬结的形成(图 12-3)。

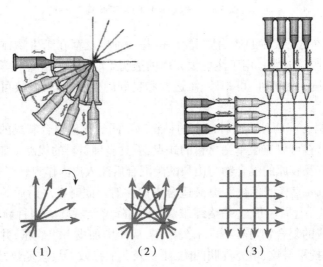

图 12-3　注射方法
(1)线状注射法　(2)扇形注射法　(3)交错注射法

（四）不良反应及预防

1. 局部红肿、瘀斑 由于胶原蛋白本身也是一种凝血剂，因此注射同时也兼有止血功能，注射后肿胀出血的发生率较低。透明质酸具有吸水性，进入体内后有红斑、肿胀、瘀青等反应，其中下颏注射时最容易出现瘀青和肿胀，和单点注射剂量过高有关系，随着时间的推移可逐渐消退。注射选用较细针头。注射时注意回抽，动作轻柔以避免损伤血管，术前术后冰敷等都能有效减轻红肿、瘀斑的发生，术后如果瘀青严重可以外用马应龙痔疮膏。

2. 肿块和硬结 由于注射不均匀，或者单点剂量过高，注射层次过浅都可在局部形成硬结或肿块。最常见的是在泪沟部位形成凹凸不平的多个结节，若硬结较小，则不用处理待其自行吸收；如果明显影响外观也可通过局部揉按改善，或者进行热疗以加速吸收；如果是 HA 类产品，可以应用透明质酸酶溶解，如果是胶原蛋白，则只能通过挤出和粗针头回吸。

3. 肉芽肿 注射美容后肉芽肿的发生率很低，往往在注射数周或数月后出现局部炎性肿胀，在注射部位能摸到较硬结节。在注射上述填充剂中，以爱贝芙注射后出现肉芽肿较多见，可能与 PMMA 微粒刺激机体产生免疫反应有关。一旦出现肉芽肿处理比较棘手，有建议使用类固醇激素少量多次行局部注射，可获一定效果。

4. 过敏反应 早期的胶原蛋白产品来源于动物或人尸体，容易产生过敏反应，使用前需做过敏试验。现今的产品在制备过程中进行了脱敏处理，不需做过敏试验。但在注射前应询问有无过敏史，如遇过敏性体质者不建议注射。

5. 皮肤坏死 皮肤坏死的原因大多是相关支配血管的栓塞或者注射剂量过高造成局部压迫，也有报道注射材料有时会造成血管痉挛而引起血运中断。皮肤坏死常见于鼻尖与眉间。栓塞的早期表现：注射时或注射后出现异常疼痛甚至麻木，局部肿胀，局部皮肤改变如苍白、水肿、潮红、樱桃红、花斑甚至灰白，视物异常，头痛头晕，恶心呕吐。一旦发现栓塞早期表现，停止注射，在治疗区域注射透明质酸钠溶解酶，并进行局部和全身治疗，解痉、抗凝、抗敏治疗、扩血管和改善微循环治疗，常用的药物有糖皮质激素、右旋糖苷 40、尿激酶。早期处理可以减少皮肤损害，如果已进入栓塞后期，溶解酶已没有太大意义，需要对症支持治疗，常会用到喜疗妥，硝酸甘油软膏，富血小板血浆（PRP）。

6. 失明 这是注射填充剂最严重而凶险的并发症，虽然罕见，但临床也有不少的报道。失明的原因大多是因为注射压力过大，致玻尿酸颗粒逆行流动造成眼动脉栓栓塞、视网膜细胞坏死从而导致失明，常发生于注射眉间或者鼻侧面和鼻唇沟区域时，这些区域血供非常丰富，眼动脉和面动脉分支形成丰富的血管网，其中滑车上动脉和眶上动脉均由眼动脉发出，鼻背动脉是眼动脉的二级终末支，与面动脉发出的鼻外侧支和内眦动脉吻合，一旦透明质酸直接注射进入这些终末动脉，压力一旦超过动脉压，且透明质酸量足够大的情况下，会产生于血流方向相反的逆流，栓塞眼动脉或视网膜中央动脉。

二、注射肉毒毒素

肉毒毒素（botulinum toxin，BTX）是革兰染色阳性厌氧芽胞肉毒梭菌在繁殖过程中所产生的一种细菌外毒素，该毒素在注射入身体后会被红细胞的血凝素结合而分离为神经毒素和血凝素。根据其抗原属性不同可分为 7 个血清型（即 A、B、C、D、E、F 和 G 型），且均为锌依赖性蛋白酶，可抑制横纹肌神经肌肉接头处的乙酰胆碱释放，引起肌肉的松弛性麻痹。其中 A 型肉毒毒素的毒力最强，研究最多，且易制备储存，故在临床上应用最广。

结晶的 A 型肉毒毒素是一种多肽，紫外线最大吸收光谱在 278nm。肉毒毒素在酸性溶液中稳定，进入胃中在酸性胃液中不被破坏，经胃肠道黏膜很快被吸收，进入血液循环，作用于中枢和周围神经，使肌肉麻痹而死亡。它遇热不稳定，在食物中经烹饪即可使其变性失去毒力，在中性或者碱性溶液中可自发的分离。是目前所知的毒性最大的天然物质之一。肉毒毒素的安全性是一个极其敏感的问题。肉毒毒素的毒力用国际单位(U)来表示，1U 的肉毒毒素是指通过腹腔注射能杀死 50% 的 18~20g 雌性小白鼠的剂量（半数致死量 LD_{50}），据此按重量推算，70kg 人体的半致死量为 3 500~4 000U，而临床美容中的用量一般为 30~300U。

知识链接

肉毒杆菌及其毒素

我国早在 1958 年就开始对肉毒杆菌及其毒素做了相关的研究，并成为世界上少数能够自行生产医用肉毒杆菌毒素的国家之一，但是肉毒杆菌毒素在美容领域的应用却迟迟没有步入正轨，直至 2008 年才完成了 Botox 面部除皱适应证的临床试验，2009 年 9 月才获得 CFDA 批准应用于美容治疗。与此同时，国产肉毒毒素的相关临床研究也在进行，并获得 CFDA 批准，相继应用于美容外科领域。

（一）作用机制

A 型肉毒毒素是通过对乙酰胆碱释放所必需的蛋白质的裂解而阻断神经肌肉传导，并引起松弛性麻痹。人体正常情况下肌肉收缩的过程是：神经冲动→乙酰胆碱（ACh）→终板电位→肌肉动作电位→肌肉收缩。肉毒毒素作用于胆碱能运动神经的末梢，通过拮抗钙离子的作用，抑制乙酰胆碱从神经肌肉接头处释放，阻断神经冲动向肌肉的传导，使肌肉松弛性麻痹（图 12-4）。

随着时间的推移，神经末梢开始形成新的、更小的、无髓鞘的神经末梢，原始的神经肌肉接头开始恢复功能，形成新的连接并释放乙酰胆碱，肌肉重新开始收缩。这是肉毒毒素临床作用只能维持 3~6 个月的原因。

（二）临床应用

自 1979 年美国 FDA 允许使用 BOTOX 治疗斜视和眼肌痉挛开始，A 型肉毒毒素现已被广泛应用于眼科、骨科、神经科和美容整形外科等多个领域。在美容外科领域，从最早的用于皱眉肌减轻眉间纹，到现在发展至几乎全面部的表情肌注射，改善额纹、眉间纹、鱼尾纹、鼻背纹、口周皱纹、颈纹等。不但如此，根据肉毒素的作用机

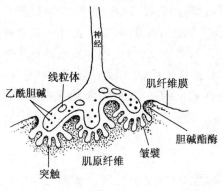

图 12-4 A 型肉毒毒素作用机制示意图

制,现使用范围不仅扩大至咬肌注射瘦脸、腓肠肌注射瘦小腿、面部提升、痤疮的美容治疗等,还可联合应用于激光美容、手术除皱美容以及软组织填充美容的辅助治疗,使其效果更佳,持续时间更久,不过目前中国 CFDA 批准用于美容的注射部位还仅限于眉间纹的注射。

（三）注射方法

1. **药物的配制和稀释** 临床应用的 A 型肉毒毒素为冻干粉剂,使用前需要用无菌等渗盐水溶解。值得一提的是,其药液的浓度越低,毒素的弥散范围越大,而浓度过高则难以控制注射剂量,因此选择一个合适的浓度至关重要。所以推荐大多数医师初次使用时,应用 2.5ml 生理盐水稀释成 4U/0.1ml,使用 1ml 注射器时,每 0.1ml 就是 4U 的剂量,或者采用 1ml 的胰岛素注射器,每 1 小格为 1 个单位剂量。肉毒毒素一般在配制后 4 小时内使用,复配后的肉毒毒素在 4℃ 下最长可保存 2 周而效力并未降低太多。在配制过程中应避免摇晃产生气泡,否则将会影响疗效。

2. **注射层次** 根据肉毒毒素的作用靶点,除皱和面部提升注射层次为肌肉层,直接注射进与皱纹相关的表情肌中,当然,通过注射进皮肤透过药物的弥散也能达到同样效果;多汗症和腋臭的治疗则应注射至真皮层以及汗腺所在的层次,范围较大时,因为疼痛关系,可改为滚针刺破皮肤后药物自行渗透。

3. **注射方法** 肉毒毒素的注射方法多采用定点注射法,即将针头注射入相应层次,推药,快速拔出针头。

（四）并发症

掌握适应证,应用正规的产品和正确的操作方法,肉毒毒素注射美容很少出现并发症和不良反应。临床常见的并发症大多数是由于注射剂量过大,或注射层次不正确,肉毒毒素向邻近肌肉弥散而造成的。如眼睑下垂、睑裂闭合不全、眉毛的改变、表情僵硬、过敏反应、抗体产生等(图 12-5)。常见的不良反应有疼痛、红斑、肿胀、淤血等,且大多是轻度的、一过性的,较少见头痛、恶心、感冒样症状等。肉毒毒素注射也会发生过敏,严重的会出现休克,所以术前的病史采集非常重要。注射肉毒毒素后不良反应一般出现在注射后 1~2 周,除了严重的全身症状外可其余的症状可以自行缓解和消失,不良反应的消失比疗效的消失时间要短,但若出现眼睑下垂这样的并发症,可以尝试外用肾上腺素激动剂滴眼液来改善外,也无其他特殊处理办法,所以严格掌握解剖知识和术前对于求美者的评估是尤其重要的。

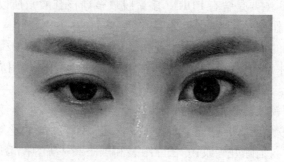

图 12-5 注射肉毒毒素造成上睑下垂

第四节 微针美容技术

一、美塑疗法

美塑疗法是英文 mesotherapy 的音译,国内也有按照字面意思称作"中胚层疗法""微创美容疗法"等。现在国内多数专家认为译为"美塑疗法"能较好地反映这种美容技术的本质特点。美塑疗法的定义是:一种通过在皮内或皮下注射非常小剂量药物的特定美容技术。从广义上讲,凡是将皮肤不易吸收的物质以定点、定层、定量的精确方式导入皮肤各个层次,发挥药物活性成分功效的美容治疗方法均可称为美塑疗法。因此,从广义上来说注射美容技术、注射溶脂技术、微针和微孔导入技术、PRP 和 PPP 技术等都属于美塑疗法的范畴。本节只着重介绍微针美塑技术,其他内容在相应章节中介绍。

(一) 美塑疗法特点

美塑疗法的最大特点是具有针对个案治疗的灵活配方,准确有效地控制给药剂量及局部给药密度和给药深度,能使皮肤根据需要有效地吸收。因此,美塑疗法具有四大优势:①药物吸收率高;②准确度高;③超微渗透作用,进入体内的药物浓度与其他给药方式相比要低得多,几乎不进入血液循环,主要依靠药物在皮肤中缓慢的渗透而起作用;④操作快捷,疼痛轻微,安全可靠,副作用小。

(二) 常用药物

美塑疗法的局部用药需具备药物局部作用的有效性、生物活性、皮内及皮下易吸收性、无组织刺激性等特点,方可作为美塑用药。常用的药物主要有以下几类:

1. 无交联透明质酸钠 曾经风靡一时的水光针,其基础配方就是无交联的透明质酸钠溶液,因其有非常强的吸水能力,所以注射到真皮层中能改善皮肤的水含量,所以注射后的皮肤在恢复后呈现很好的光泽和弹性。

2. 美白类药物 如氨甲环酸,还原谷胱甘肽,维生素 C 等,常常混入透明质酸溶液中一并注射,对于黄褐斑患者有较好的治疗效果。

3. 其他复配制剂 目前应用比较多的当属法国菲洛嘉、动能素,还有韩国的 D-Cell 复配制剂,其中前两者主要是含有多种维生素、氨基酸、多肽的成分,可以改善衰老的皮肤,而 D-Cell 主要是含有 PDRN(多聚脱氧核糖核苷酸),所以在改善红血丝,敏感性皮肤有较好的作用。

根据治疗项目的不同将药物进行不同的组合,多采用 3~5 种药物的组合,产生不同的配方,不过要注意药物的 pH 值,临床中为了方便使用,多采用成品的配方制剂。

(三) 适应证与禁忌证

目前美容医学领域美塑疗法开展的项目有:

1. 美容类 ①除皱紧肤;②美白嫩肤;③祛斑,粉刺和红血丝等损容性疾病的治疗;④橘皮征治疗;⑤消除妊娠纹;⑥祛除眼袋和黑眼圈;⑦治疗和预防脱发。

2. 塑身类 ①局部溶脂减肥,包括腹部、大腿、小腿、腰部、臀部等;②治疗臀部松弛、上臂松弛、胸部松弛、颈部松弛等;③面部脂肪堆积的治疗,如双下巴。

美塑疗法的禁忌证主要包括:①过敏性体质,或已知对于注射药物有过敏史者;

②局部皮肤有感染、溃烂者；③妊娠者或计划怀孕者；④哺乳期的妇女；⑤糖尿病、脑卒中、血液病、心脏疾病者。

（四）操作方法

基本操作技术：选择特殊针头（30G以上针头），1ml注射器，绷紧注射部位皮肤，垂直或斜向上方穿刺皮肤，边进针边注射，表皮内呈小丘样，表皮外呈串珠样，点间距离相隔1~2cm。注射深度为：浅层1mm，中层2mm，深层4mm；真皮下层（脂肪层）4~12mm。也可采用注射枪操作。

由于美塑疗法要求微量、多点、均匀分布地注射，上述注射方法很难达到预计的效果。因此，现今发明了一些特殊器械，包括美塑枪、美塑灌注器、微针、滚针和水光注射仪等（图12-6），应用这些特殊器械注射药物具有速度快、精准、稳定性高的特点。

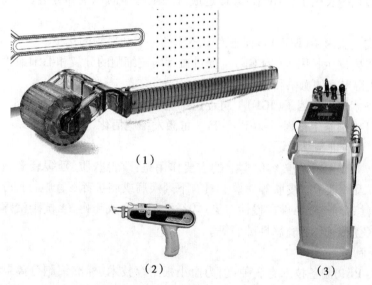

图12-6 美塑疗法特殊器械
（1）微针滚轮；（2）美塑枪；（3）无针美塑仪

二、PRP与PPP美容术

富血小板血浆（platelet riched plasma，PRP）注射技术已经有超过20年的历史，中文译为富含血小板血浆或富含生长因子血浆，是利用自身血液通过离心技术制成的含血小板高于普通全血4~8倍的浓缩血浆，对各类组织缺损和创伤具有修复作用，最初运用于美容是修补细纹及收紧轻微松弛的皮肤。PPP（platelet poor plasma）中文译为贫血小板血浆，是提取完PRP后的血浆中不含血小板的部分，如将其加温后使蛋白质凝固，可转变成为"自身胶原蛋白"，将其作为真皮或皮下层的植入物，不仅是皮肤营养的补充剂，而且也可代替透明质酸作为填充剂使用，在临床中常常两者结合起来运用。

（一）作用机制

PRP主要通过血小板释放生长因子而发挥作用，众所周知，血小板在愈合过程中具有抗炎、促血管再生及组织修复的功能。研究显示，PRP对硬组织及软组织明显有效的治疗作用是由于生长因子（GFs）储存于血小板中。当生长因子从血小板中释放出来,可以引发组织再生程序。另外,PRP中含有其他内在和外在的血小板成分也能促进组织再生。PRP中最主要的成分是血小板、白细胞和纤维蛋白。此外,血小板激活的过程中,通过脱颗粒作用释放大量的生长因子,如血小板源性生长因子(PDGF)、转移生长因子(TGF-β)、胰岛素样生长因子(IGF)、表皮生长因子(EGF)和血管内皮细胞生长因子(VEGF)等,还有纤维连接蛋白(FN)、血小板反应蛋白(thrombospondin,TSP)、骨粘连蛋白(osteonectin,ON)、玻连蛋白(vitronectin,VN)等。其主要作用和功效如下所述。

1. 血小板源性生长因子(PDGF)　促进胶原纤维、弹性纤维增殖与分化,加速成纤维细胞的有丝分裂和血管化生,激活单核-巨噬细胞系统,提高免疫力和抗炎能力,刺激该系统继发性生长因子的产生和分泌。

2. β转化生长因子(TGF-β)　促进成骨细胞前体的化生和分裂,实现骨、胶原组织的再生。

3. 表皮生长因子(EGF)　促进上皮组织的生长和血管的化生。

4. 血管内皮生长因子(VEGF)　促进血管内皮细胞的分裂和毛细血管的化生,使注射部位获得丰富的血供和营养。

5. 胰岛素样生长因子(IGF)　可促进细胞分化增殖。

6. 成纤维细胞生长因子-2(FGF-2)　可激发细胞活化,加速组织修复。

（二）适应证与禁忌证

PRP与PPP技术在美容医学上的主要作用是:改善肤质、延缓衰老、修复和补充组织缺失以及调理敏感皮肤等功效。具有下列疾病或症状者不宜施行该疗法:①血小板功能障碍综合征;②急性或慢性感染;③纤维蛋白合成障碍;④抗凝治疗期;⑤慢性肝病、自身免疫系统疾病、恶性肿瘤等。

（三）制备方法

常用的PRP制备技术有3种:引力血小板封存技术、标准细胞分离器法、选择过滤技术。用不同方法制备的PRP,所获取的血小板浓度和活性不同。用离心机获取PRP时,离心力大小、离心时间和离心次数都是影响血小板活性的因素。制备的PRP需要添加10%枸橼酸钠或乙二胺四乙酸(EDTA)抗凝剂,另外添加10%氯化钙和凝血酶作为激活剂。基本过程可以概括为三个步骤,即采血、提取和活化。

1. 采血　抽取静脉血20~30ml,注入含枸橼酸钠抗凝剂的试管里。

2. 提取　常用的有Landesberg离心法和Aghollo离心法,离心后分为三层:上层透明黄色为无细胞血浆,即PPP,中层灰白色极薄层为血小板浓缩物,连同附近的血浆和红细胞一起即为PRP,最下层为红细胞。

3. 活化　活化的作用是将稳定的血小板转变成活跃的血小板,从而使大量的生长因子可以从中释放出来。临床常用凝血酶或氯化钙作为激活剂。

（四）操作方法

PRP可以采用手工注射或者仪器注射,即PRP的局部注射和PPP的微针导入。首先将提取的PRP注射在眶周的真皮深层或皮下,达到改善眶周衰老的作用。然后将PPP用微针进行全面部和颈部的导入。

（五）注意事项

1. 注射前和注射后一周内禁服非甾体抗炎药。

2. 注射后可出现轻度肿胀,一般不会出现血肿,肿胀可在 12~24 小时消退。

3. 在 PRP 和 PPP 的制备和应用过程中,一定要严格遵循无菌操作技术,以免发生感染等并发症。

第五节　埋线提升技术

埋线提升术(thread lifting)概念最早由俄罗斯整形外科医师 Marie Sulamanidze 在 1999 年提出并申请专利,其作为整形美容外科的新型微创手术之一,以创伤小、出血少、恢复快、并发症少等诸多特点,目前越来越多地被应用于面部年轻化的临床治疗,并取得了较好的效果。

一、埋线提升手术的原理

面部老化是组织容量缺失和面部组织下垂等动态累积效应的复杂协同作用,通常表现为面中部的容量减少和下移导致鼻唇沟加深、口角囊袋的突出、木偶纹的加深等。因此,将下垂的浅表组织上提复位及补充深层丢失的容量,是面部年轻化的重要措施。埋线提升面部年轻化手术是目前效果仅次于传统拉皮手术的一种微创手术,通过运用特制的导引针,将可吸收材料导入浅层软组织内,线的一端有正向锯齿结构,可以利用其良好的提拉和力学平均分配作用,将松弛的面部皮肤软组织提升,另一端的反向锯齿可以将线固定到韧带附着部位,以对抗矫正松弛下垂的软组织。同时,随着时间的推移,埋在皮肤底层的线会刺激皮下胶原蛋白再生,被动吸收,形成新生的支持韧带和弹力纤维,让皮肤变厚并维持张力不变,可以预防皮肤的老化。该技术适用于皱纹不明显、皮肤松垂不严重的年轻求美者,或面部除皱术后需再次轻度提升皮肤的求美者,或不愿意接受传统面部除皱术、皮肤松弛不严重的求美者。

二、线的材质和结构

1. 线的结构　早在 1964 年,Alcamo 就提出倒刺线的概念,旨在无需打结即可关闭伤口。但倒刺线真正用于面部提升还是 Sulamanidze 的 Aptos。Atpos 为带有双向锯齿 2-0 非可吸收线,由激光直接在线上切割出多种排列方向的倒刺,以满足不同需要。而 FDA 首个批准的埋没线 Contour Threads 在材质及结构上均与 Aptos 类似,但该线另一端尚带有一弯针,使线由两处锚着而呈 U 型提拉。随后 Sulamanidze 本人又对 Aptos 做出改进,带双导针的 Aptos Thread 2G 和弹簧状的 Aptos Spring 理论上来讲可以承受更强的拉力,满足不同的临床需要。据 Jang 等的研究,锯齿线可刺激皮肤更多成纤维细胞增生,因而后来的各种埋没提升线均是倒刺理念的变种。Sapountzis 等介绍了使用非可吸收性网状倒刺线 Reeborn,由前端平滑导入段、倒刺段、网状段、中部倒刺段及最末的锚定段五部分组成。其独特的 1mm 小孔构成的网状结构使得其抗张强度增加,而直接锚着于颞深筋膜的末段也加强其稳定性,并减少了线头外露等风险。Fukaya 使用了"Xtosis"线,该线因由两根 0 号(USP)不可吸收倒刺线交叉成字母 X 状而得名。其特殊的交叉结构使得线四端的作用力可沿不同方向传导,埋入面部后交叉点一般位于颞部。又因较其他线更粗,可承受更大的拉力。Silhouette InstaLift,国内亦称塔阵线或铃铛线,为长 26.8~30cm 的 3-0(USP)可吸收线,其中段为 2~8 个聚乳酸可吸收小圆锥(cone)。该线并不依靠倒刺锚着于皮肤,而是直接由圆锥悬吊松弛的支持韧带,借此提升面颈部相应的解剖区域。这样就避免了皮肤因埋置过浅的倒刺而产生的"酒窝",且不同于倒刺单向的作用力,圆锥呈降落伞状的作用力线可放大其提升效果。

2. 线的材质　提拉线发展至今,主要分可吸收及不可吸收两大类。

(1)不可吸收线:现在已知的不可吸收提升线主要成分大多为聚丙烯。为表面光滑的单纤维线,其组织反应轻,抗张强度好,生物活性极弱,不易被体内各种酶解。其张力可在体内维持 2 年以上。

(2)可吸收线:早期的可吸收线由聚己内酯(PCL,polycaprolactone)构成,为己内酯[caprolactone,$(CH_2)_5CO_2$]制备的聚合物。其抗张性及耐磨损性与同规格金属线相当,且在生物体内可被完全水解,不引起任何炎症反应,降解周期约为 1 年。此外,尚有聚乳酸-羟基乙酸共聚物[poly(lactic-co-glycolic acid),PLGA],其降解产物为乳酸和羟基乙酸,均为人体三羧酸循环代谢的副产物,可完全代谢。其拉伸强度为 60MPa以上,理论上优于聚丙烯及聚对二氧环己酮(PPDO)。植入 30 天后即刺激周围胶原形成,6 个月时线开始局部吸收。现在最主要的可吸收线材质为聚对二氧环己酮(polydioxanone,PPDO/PDO),是一种可在体内逐渐水解的高分子聚合物,在体内代谢时间为 6 个月。相比于聚羟基乙酸(Dexon)及聚乳酸羟基乙酸(Vicryl)等其他可吸收线,PDO 线张力持续时间更长,并且其单丝线的构造可被激光切割以制造倒刺,表面光滑因而感染风险更低。与聚丙烯线等不可吸收线相比,其质地柔韧,组织反应小,远期并发症更少。

三、面部埋线提升的适应证

埋线提升术作为传统祛皱手术的不完全替代,其适用范围有一定的局限性,所以对适应证的把握尤为重要。几乎所有文献均提到,满足下列条件者可达最佳治疗效果:轻至中度的面部皮肤松弛,年龄相对较轻(<65 岁),皮下软组织适中,无明显凹陷,无过多的脂肪堆积,也不能软组织太少,且有较理想的骨性结构提供支撑。但对于年龄过大者、动态皱纹、面部容量过剩或过度凹陷、皮肤质地较差如严重光老化等病例,埋线治疗效果可能不佳,需谨慎考虑,另外,所有的医学美容项目都要考虑到求美者的心理预期,给予合理的期望值,多种方案联合治疗方能增加满意度。

四、面部埋线提升操作方法

1. 术前评估及设计　患者取立位,根据其面部皮肤松弛程度以及软组织移位、下垂程度选择不同的线材,不同的线材有不同的布线方案。以 PCL19G100mm 线材为例,设计患者颞部发际线前缘 1cm 内、眼角水平线为上进针孔,此处为颧弓韧带附着区域。第 2 个进针孔在耳垂下下颌角后方,此处为颈阔肌耳韧带处。

2. 麻醉方式　对患者进行全面部消毒后铺巾,通常选用阻滞麻醉和局部浸润麻醉。麻药配制:2% 利多卡因 5ml+肾上腺素 4~6 滴。用量:单侧面部一般不超过 5ml。注射针具:1ml 注射器,30G 针头,先用 30G 针头在设计破皮点浸润注射。

3. 埋线操作　对患者进行局部浸润麻醉生效后,用 18G 针头在入针点破皮至皮下,用精细剪做破皮孔内皮下适当潜行分离。取 PCL19G100mm 线材垂直穿入针孔,在进入皮下浅脂肪深层或深筋膜后,斜向沿设计布线方向前进到达预定位置后拔出针管。

轻拉线尾,确认线有钩挂而无松动,再埋置第2根线。每埋置两根线后,将埋线尾端向头侧适度提拉,在提拉位做适当上推,以局部提升或复位1.5cm以内为宜,再将两根线尾打结,剪去多余线尾,埋置于皮下。埋线完成之后,还需将患者调整至坐位以观察面部埋线的对称性及局部提拉效果,必要时补充埋线或用小线填充,使其显得紧致(图12-7)。

4. 术后管理　术后针孔涂抹抗生素软膏预防感染,并贴敷痘痘贴;术后48小时内埋线部位间断冰敷;1个月内勿做夸张表情,严禁面部按摩及其他物理疗法。

5. 术后并发症及处理

(1)异物感:应将埋植物植入到位。

(2)线头外露:拔出少许线头剪除。

(3)不平:注意线的埋植深浅。

(4)滑脱:拔出打滑的线重新埋植。

(5)排异反应:暂未发现。

(6)局部疼痛:3个月左右逐渐消失。

(7)血管损伤(出血、血肿、血管瘤形成):加压包扎3天左右。

(8)瘤形成则拔除埋植线,必要时结扎血管。

(9)神经损伤:手术时要注意重要的神经走向。

(10)表情改变:3个月左右会逐渐恢复自然。

(11)效果欠佳:必要时用锯齿线人字形加强。

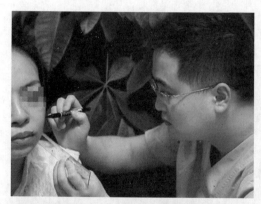
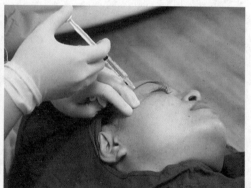
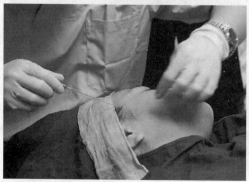
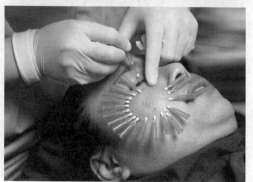

图12-7　面部埋线提升操作

(金　可)

复习思考题

1. 简述小针刀及小切口美容术与埋线及缝合挂线美容术的概念。

2. 阐述肉毒毒素的注射方法、不良反应及预防措施。

3. 正确描述胶原蛋白、透明质酸以及自体颗粒脂肪等填充剂的注射方法、注意事项、并发症及其预防措施。

4. 简述美塑疗法的概念及其优缺点。

5. 面部埋线提升的适应证有哪些?

6. 面部埋线提升术后各种并发症该如何处理?

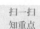

第十三章

体表常见外科疾病美容手术

 学习要点

　　体表常见损容性疾病的临床表现及诊断；体表常见良性肿瘤的临床表现及鉴别诊断；体表常见恶性肿瘤的临床表现与诊断；体表常见的损容性疾病的手术适应证及手术方法；体表常见良性肿瘤的手术适应证及手术方法；体表常见恶性肿瘤的治疗方法。

第一节　体表常见损容性疾病美容术

一、色素痣

　　色素痣，又称黑痣、痣细胞痣，系黑色素细胞来源的痣细胞异常集聚或增生形成。大多数痣细胞在真皮与表皮交界的基底层出现。根据出生时是否存在被分为先天性与获得性色素痣两大类。该病的本质属组织发育畸形，为常染色体显性遗传。

　　（一）临床表现

　　1. 发病特点　临床常见，可发生于不同年龄组，婴儿少见，绝大部分发生于儿童或青春期，尤其在青春期明显增多。可发生于身体任何部位，但以面、颈、背部等区域尤为多见，少数发生在黏膜，如口腔、阴唇、睑结膜。多数生长缓慢，或持续多年无变化，很少发生自发退变。

　　2. 皮损表现　皮损形态有多种多样，如斑疹、丘疹、乳头瘤状、结节、圆顶形、息肉样或带蒂皮损等表现。按痣细胞内色素成分及含量的不同，其颜色可呈棕色、褐色、蓝色或黑色，也可呈肤色、淡红色或暗红色。数目不一，可为单个、多个或数十个不等。

　　3. 分类　根据痣细胞存在于皮肤组织部位的不同，将获得性色素痣分为三类。

　　（1）交界痣：可发生于身体任何部位，但多见于掌、趾及外阴部位，一般直径仅数毫米至数厘米，呈浅褐色、暗褐色或黑色斑点斑片，稍隆起于皮面。该类型的痣发病无性别差异，多见于儿童，出生时即已存在，或以后发生。阳光、激素等刺激因素可能会刺激该类痣产生大量的黑色素，从而导致黑色素痣的出现或增多。此类色素痣发生恶变的几率相对较高。

　　（2）混合痣：外观类似交界痣，多见于青少年，常隆起于皮面，棕黑色或黑褐色，表面光滑或疣状，可有毛发生长。

（3）皮内痣：多见于成年人，可发生于任何部位，但多见于头颈部，皮损数毫米至数厘米不等，边缘规则，表面光滑或有蒂，一般不增大，呈深浅不同的黑色。

一般来说，平滑无毛，颜色较深的色素痣为交界痣的可能性大；稍隆起而有毛的痣多为混合痣；半球形或有蒂损害者，皮内痣的可能大。临床不能肯定时，可做病理学检查予以鉴别，交界痣的痣细胞巢位于表皮下部和真皮交界处，可见大量黑素颗粒；混合痣的痣细胞巢位于表皮下部、真皮交界处和真皮浅层，无或较少有黑素颗粒；皮内痣表皮正常，痣细胞巢位于乳头层及乳头下层，网状层上 1/3 处，痣细胞浅层可见黑素颗粒、深部无色素。

4. 自觉症状　色素痣一般无自觉症状。与毛囊相伴的色素痣可发生毛囊炎，呈现红肿或疼痛。消退中的色素痣偶伴轻痒等症状。

5. 美容损害　一般来说，无恶变或并发症的色素痣对健康并无影响，但发生在暴露部位的色素痣，甚至因色素痣的发生破坏了皮肤或五官的美感，就构成了美容损害。

（二）诊断及鉴别诊断

根据病史和临床表现的特征，以及病理学检查发现有痣细胞存在，诊断并不困难。但在临床上有时须与雀斑、黑子（雀斑样痣类疾病）、斑痣、蓝痣、毛痣、脂溢性角化病、色素性基底细胞癌以及色素痣恶变等鉴别。

（三）治疗

色素痣治疗的方法有多种，但对于获得性黑色素痣的治疗方案必须考虑其发生部位、大小、累及真皮的深度等，从而选择适当的手术方案。故术前对其诊断与沟通在整个治疗过程中尤为重要。

1. 手术适应证

（1）有碍美容的色素痣：如位于暴露部位而直径大于 3mm 或累及真皮层的色素痣，可首选手术切除。

（2）特殊部位的色素痣：如睑缘、鼻前庭、泪点等部位的黑色素痣通常需要手术切除。

（3）可疑恶变的色素痣：①色素痣近期明显增大；②色素痣出现破溃，渗出和疼痛；③色素痣生长在易摩擦部位如掌跖（包括指趾掌面）部位的色素痣；④病灶边界不规则，特别是伴有卫星灶的出现。

（4）其他：采用其他治疗方法无效而本人要求手术者。

2. 手术前准备　常规出凝血检查，避开月经期。局部有感染者应先控制感染后再手术。如局部为一般感染则使用抗生素控制感染，如为手足癣或体癣者则使用抗真菌药物。

3. 手术方法与步骤　手术切除被认为是治疗色素痣较好的方法，切除范围较大，切除较为彻底，不易复发，而且可以将切除组织送病理学检查。缺点是技术要求较高，术后可能有瘢痕形成，甚至影响美观，值得注意。

（1）取适当体位，多以平卧位，充分显露手术部位。

（2）常规消毒，铺无菌巾。

（3）1% 利多卡因或 0.5% 普鲁卡因行局部浸润麻醉，血运丰富的部位可加入适量肾上腺素，以减少出血和减缓局麻药吸收而延长麻醉时间。

（4）根据色素痣的大小设计适当的切口并画线，设计切口时要考虑到皮肤张力方向,要和长轴方向水平,以减少术后瘢痕。

点状色素痣一般以痣为中心做梭形切口,切口应距色素痣边缘2mm左右。楔状切除皮肤、皮下组织,拉拢切口创缘间断缝合,一般切口用5-0美容针线缝合即可。较深的创面关闭可先用5-0可吸收线缝合皮下后再行皮肤的间断缝合。敷料覆盖,适当加压包扎。

片状色素痣切除时要注意设计好梭形切口的方向,一般按色素痣的长轴方向作为梭形切口,切除皮肤和皮下组织,一般不做楔形切除。但位于口唇部位者可做楔形切除,其他处理步骤同点状色素痣。

对于面积较大的面部色素痣可行分次切除术,如果一次全部切除则会影响切口愈合,甚至损容。具体应根据色素痣的所在部位、大小、形状,结合皮纹线、轮廓线的走行综合分析,设计好手术方案,并拟订分次切除的次数和切口方向。一般可分2~3次全部切除,第一次尽量多切除一些病变组织,切口设计仍为梭形。术后半年可酌情再次手术(图13-1)。

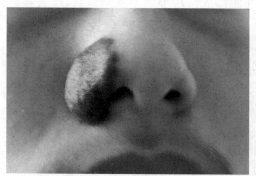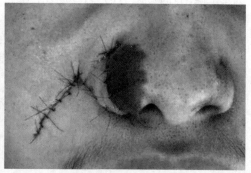

图13-1 巨大鼻翼毛表皮痣分次切除后皮瓣修复

对于面颈部面积较大的色素痣(>5cm),如周围皮肤充足,具备设计局部皮瓣条件者,可采用色素痣切除+局部皮瓣转移术,甚至可以采用扩张期来增加皮肤面积。

4. 手术要点及注意事项 面部色素痣切除时,应特别注意切口的外形美观,因此,根据色素痣的形状,结合皮纹、轮廓纹的走向设计切口线十分重要。一般色素痣的切口线应距色素痣边缘至少2mm左右,术中应注意避免痣细胞植入的发生,以防复发;色素痣恶变切除时应注意无瘤技术操作,预防癌细胞在切口局部种植而复发;对于可疑恶变的痣,术中要做冰冻切片,确认边缘没有残留后再行关闭切口。

5. 术后处理 保持局部清洁干燥。预防性使用抗生素。一般术后第2天换药或隔3天换药,换药时注意观察伤口。拆线的时间应根据切口的部位及其愈合情况而定。

二、黄色瘤

黄色瘤又称黄色素瘤,通常是指真皮内因含有脂质的组织细胞积聚而形成的黄色皮疹或结节,是黄瘤病的皮肤表现,其中以睑黄瘤最为多见,故又称之为睑黄疣或睑黄瘤(图13-2)。通常伴有血脂增高、脂蛋白血症、动脉粥样硬化,故认为该病是系统内脂质代谢异常的外在皮肤表现,此为困扰中老年人常见的美容问题之一。但近年来,在年轻人群中其发病率有明显增加趋势。

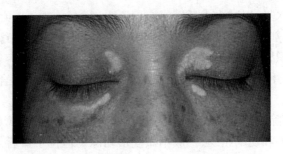

图 13-2 睑黄瘤

（一）临床表现

1. 发生人群　一般是女性多于男性，好发于中年以上的妇女，更年期妇女更常见，尤其多见于患有肝胆疾病的妇女，糖尿病、高脂血症及脂蛋白血症者也可发生。

2. 发生部位　好发于上睑近内眦部的皮肤，常对称分布于双侧内眦为其特征，其次是上睑的外眦部，有时可围绕上下眼睑外侧形成马蹄形或不规则形状，严重影响美观。

3. 皮肤损害　皮损为淡黄色或橘黄色斑块，单个或多个丘疹或斑块，呈圆形、椭圆形或不规则形，质地较软，无自觉症状，发展缓慢，逐渐增大，隆起或融合。皮损范围不超过眶周，边界清楚，不能自行消退。

4. 美容损害　睑黄瘤常对称出现在睑部，影响美观。

（二）手术治疗

对于有美容要求的睑黄瘤可考虑手术治疗。对于面积不大者可行切除后直接缝合；对于面积较大者，应在切除后，对其创面采用皮片移植或皮瓣转移修复术。临床观察到睑黄瘤的形成，除了全身的脂代谢紊乱，还和局部的脂代谢有关。所以除了切除皮肤病灶外，还应去除多余的眶隔脂肪。睑黄瘤治疗除手术之外，还可采用激光、冷冻、电凝固及电烧灼等方法去除皮损。如因肝胆疾病、高脂血症、脂蛋白血症或糖尿病引起的睑黄瘤，即使有美容要求，也必须是彻底治愈原发疾病后才考虑手术治疗。

（三）手术方法

1. 睑黄瘤切除术

（1）手术适应证：①病变范围较小而生长迅速的睑黄瘤；②睑黄瘤妨碍美观者；③全身疾病彻底治愈之后的睑黄瘤。

（2）手术方法及步骤：①取适当体位，常规消毒铺巾，局部浸润麻醉；②以肿物为中心，做与眼睑平行的皮肤切口，切开皮肤，分离皮下，切除肿物，妥善止血，用5-0美容针线间断缝合皮肤切口；③术毕结膜囊涂以抗生素眼膏，切口覆盖敷料，适当加压包扎。

2. 睑黄瘤切除+眶隔脂肪去除术

（1）手术适应证：①复发性睑黄瘤；②睑黄瘤伴肿泡眼。

（2）手术方法及步骤：①取适当体位，常规消毒铺巾，局部浸润麻醉；②以肿物为中心，做与眼睑平行的皮肤切口，切开皮肤，分离皮下，切除肿物，分离眼轮匝肌，暴露眶隔脂肪，切除多余脂肪后妥善止血，用6-0美容针线间断缝合皮肤切口；③术毕结膜囊涂以抗生素眼膏,切口覆盖敷料,适当加压包扎。

3. 睑黄瘤切除+皮瓣转移修复术

(1)手术适应证:①病变范围较大的睑黄瘤;②睑黄瘤妨碍美观者;③采用其他方法治疗无效,并能排除全身疾病所致的睑黄瘤。

(2)手术方法及步骤:①精确设计切口,并画线标记;②取适当体位,常规消毒铺巾,局部浸润麻醉;③距肿物边缘 0.5~1mm 做环形切口,切除肿物,遗留创面;④以蒂在睑缘侧的局部推进皮瓣为例,切除睑缘中外侧部分皮肤及眼轮匝肌分离形成睑缘内侧皮瓣,向上推进修复创面,用 6-0 美容针线间断缝合皮肤;⑤术毕结膜囊和切口处涂抗生素眼膏,局部覆盖敷料,妥善包扎。

(四)术后处理

1. 适当休息,保持局部清洁干燥。

2. 酌情使用抗生素预防感染。

3. 术后 6~8 天拆除切口缝线。拆线后外用预防瘢痕软膏。

三、文身切除术

文身又称人工色素斑或刺青,是主观人为地将不溶性色素机械性的引入真皮,致使皮肤颜色产生一种永久性改变的色素斑。

文身根据刺青者的目的和功能,其分布和形态差异很大,给手术治疗带来了极大困难。一般按照文身切除后局部皮肤张力的大小,可选择直接切除以及切除后采用皮片移植或皮瓣转移来修复创面等术式。

(一)手术适应证

有文身而不适宜其他治疗方法或其他方法治疗无效者,如磨削技术、冷冻治疗、化学剥离术、激光治疗等,而本人要求手术均为手术切除的适应证。

(二)术前准备

1. 术前洗澡,保持皮肤清洁卫生。

2. 术前充分沟通与交流,告知文身有可能去除不尽,或手术后有瘢痕形成、皮瓣坏死等现象发生。

3. 进行相关的体格检查及辅助检查,排除手术禁忌证。

4. 手术设计,文身形状各异,所以设计时遵照基本原则,切口设计一般不需要离皮损过远,大约离色素皮肤 0.5mm 就可,如果术中切下后发现保留端有颜色残留适当修剪即可;充分利用剩余皮肤设计做皮瓣,对于文字型文身,按照文字轮廓设计,对位缝合,不切除过多皮肤,除非特别小的文字可以直接梭形切除。

(三)手术方法

1. 直接切除缝合法　适用于文身图形较小,皮肤松弛,或皮肤移动程度较大的部位。一般沿文身边缘做梭形切口或多个梭形切口相结合,切开皮肤、皮下组织,张力稍大者应适当在皮下潜行剥离,彻底止血,皮下组织缝合数针以减小张力,间断缝合皮肤,覆盖敷料,适当加压包扎。

2. 文身切除+皮瓣移植术　适用于文身范围较大或文身切除后直接缝合皮肤张力过高的部位。一般沿文身边缘切除文身后,创面彻底止血,然后用 V—Y 或 Y—V 推进皮瓣修复创面,也可利用邻近轴形皮瓣或旋转皮瓣消灭创面。

3. 术后处理

（1）直接切除缝合者次日换药，5~7天拆线。

（2）酌情使用抗生素预防感染。

（3）皮瓣移植术者应密切观察皮瓣色泽，酌情使用血管扩张剂，促进皮瓣成活，7~9天拆线。

（4）切口愈合后，局部应用弹力绷带加压包扎2~3个月，以防止瘢痕形成。

四、腋臭手术

腋臭俗称狐臭，是由于腋窝部位顶泌汗腺分泌物中的有机物被细菌分解，产生不饱和脂肪酸而释放出一种特殊难闻的气味。腋臭常有家族史，好发于青春期，特别以女性较为多见，到中老年时随着腋窝顶泌汗腺功能减退，分泌减少，臭味会逐渐减轻或消失。虽然腋臭对人体健康并不构成危害，也不影响美观，但腋臭所产生的难闻的、刺激性的气味严重影响社会交往和身心健康，故腋臭手术为美容外科常见的手术之一。根据腋臭的发生机制是由于顶泌汗腺分泌过度旺盛所致，因此，各种手术方式都是以破坏局部汗腺与毛囊为基础。

（一）手术适应证

1. 成人腋臭经非手术治疗无效者。

2. 合并患侧副乳而要求手术者。

3. 青少年腋臭，需待生长发育成熟后方可手术，否则随年龄的增长，其复发的可能性极大。

（二）手术方法

腋臭手术的方法有多种，但无论采用哪种手术方法，彻底将腋窝皮下的汗腺和毛囊充分捣毁及清除是手术的关键。腋窝顶泌汗腺位于皮下脂肪层，开口于毛囊内，深度与毛球相当，范围与腋毛分布的范围基本一致。手术治疗的目的是彻底清除腋毛区域的毛囊、汗腺和部分皮下组织，以达到除臭目的。下面仅介绍几种常用的手术方法。

1. 梭形皮肤切除法 沿腋毛边缘做梭形切口，提起拟切除皮肤的一端，用刀片沿皮下浅层水平切割分离，切除梭形区域内的皮肤和皮下组织，但应避免切割过深，以免伤及深部的神经、血管，创面彻底止血，间断缝合皮肤切口。该方法具有治疗彻底、不易复发的优点，但有切口愈合后瘢痕大、影响美观乃至功能等缺点。为减少切口张力，避免瘢痕增生和挛缩，目前已有多种改良方法，如Z成形缝合、皮肤部分切除结合毛囊切除法等。

2. 梭形小切口汗腺清除法 该术式为近年来从美容角度设计的新方法。首先于腋窝腋毛密集处，顺腋皱褶设计一梭形切除区，其中心宽度<3cm，周围沿腋毛边缘设计好皮下剥离区，于设计的中央区梭形切除皮肤全层，然后沿皮下向周围剥离至标记线处，此时翻转皮瓣，用剪刀紧贴皮下浅层剪除皮瓣上全部脂肪，彻底清除毛囊与汗腺，创面止血后拉拢皮缘间断缝合。

3. 横行切口汗腺清除法 为避免腋窝直线瘢痕挛缩，使瘢痕更加隐蔽，选择与腋窝皱襞一致横行切口，切开皮肤后翻转皮瓣，剪除腋毛区域内的毛囊、汗腺及脂肪组织，创面止血后拉拢皮缘间断缝合。该方法具有切口瘢痕较小而隐蔽等优点，不足之处是受术者肩关节制动时间较长，发生皮下血肿及切口愈合不良等并发症的几率较高。

4. 微创搔刮法 为进一步减少腋窝瘢痕,目前有采用小于1cm的小切口,然后使用刮匙刮除腋窝的毛囊与汗腺。该方法的缺点是无法在直视下清除汗腺和完善止血,但术后几乎不留瘢痕,备受求美女性青睐。

5. 微创皮下光纤溶脂治疗法 此方法无明显创伤,一侧仅1或者2个针孔创伤。其原理是通过一根光纤将光纤热塑仪(实际上是一台等离子激光仪)所发出的激光束导入所需治疗区域,激光产生的热量烧灼掉一定范围的皮下脂肪和汗腺而达到治疗目的。此方法需要注意激光产生的热量在烧灼脂肪的同时也对治疗区域深部组织和浅层的皮肤会有影响,所以术前需要采用肿胀麻醉,增加安全空间,治疗过程中需要随时监测温度和进行表皮湿敷降温,另外治疗时应密切注意探头深度,以防发生意外损伤。因此需要术者有一定的临床操作经验,以降低皮肤烫伤或者损伤神经的风险。此方法治疗效果取决于是否对预定区域完整覆盖,所以通常需要按照一定顺序方向逐步进行,以防遗漏。如果术后效果不佳,还可以行第二次治疗。术后仅需要适当加压包扎,不需要避水制动过久。

(三)术后处理

(1)切口加压包扎,双侧肩关节制动5~7天。

(2)适当休息,保持局部清洁干燥。

(3)酌情使用抗生素预防感染。

(4)定时换药观察切口愈合情况,梭形皮肤切除者术后8~9天拆除切口缝线,梭形小切口及汗腺清除者于术后9~11天拆除切口缝线。

五、皮脂腺囊肿

皮脂腺囊肿是由于皮脂腺导管被堵塞后,其腺体内的分泌物潴留而形成的常见皮肤囊肿,又称粉瘤或皮脂囊肿。通常所说的粉刺也属于一种浅表的皮脂腺囊肿。外伤、感染、毛囊角化等因素均可导致皮脂腺腺口或排出管阻塞而引发皮脂腺囊肿,体积较小的皮脂腺囊肿,可以通过粉刺针或者电离子治疗仪打开一个小口将皮脂腺连同包膜一起挤出即可,但是体积较大或者挤出后又复发的囊肿通常还是建议手术切除。

(一)临床表现

1. 多见于皮脂腺分泌旺盛的青年人,好发于头面部、臀部及背部等皮脂腺丰富的部位,而其他部位则相对较少。

2. 其体积大小因深浅、内容物的多少各异,从数毫米至数厘米不等。多为单发,偶见多发。

3. 囊肿呈圆形,中等硬度,高出皮面,表面光滑,边界清楚,推动时与皮肤表面相连,但与基底部无粘连,无波动感。有时可见在皮肤表面有脐形开口,从中可挤出豆渣样内容物。如继发感染,则局部炎症表现明显;若自行破溃,易于形成瘢痕,并可复发。皮脂腺囊肿亦可硬化或钙化,并可恶变为基底细胞癌或鳞状细胞癌。

(二)诊断与鉴别诊断

根据其发病年龄、部位及形态等特征,容易诊断,但需与脂肪瘤、表皮样囊肿、皮样囊肿等鉴别。

（三）手术治疗

1. 手术适应证

（1）各部位的皮脂腺囊肿。

（2）局部无红、肿、热、痛等炎症反应。

2. 手术方法及步骤

（1）常规消毒、铺无菌巾，行局部浸润麻醉。

（2）沿皮纹走向，以囊肿为中心做梭形切口，切除皮肤的宽度以缝合后皮肤平整为宜。切开皮肤后紧贴囊壁浅面进行细心分离，切勿撕破或残留囊壁，应将囊肿完整切除，如有残留，易于复发。如果在分离囊壁时不小心将囊肿挤破，应用纱布处理掉多数脓液后用聚维酮碘清洗创面，如怀疑有囊壁残留，用碘酊进行烧灼。之后创面妥善止血，间断缝合皮肤切口，缝合时可带少许基底组织，以减少死腔；创腔较大者可于皮下放置乳胶片引流。

3. 术后处理

（1）位于面颈部者可酌情应用抗生素预防感染。

（2）切口内置放乳胶引流片可于术后 24~48 小时拔出。

（3）术后 5~7 天拆线。

六、表皮样囊肿

表皮样囊肿又名角质囊肿、漏斗部囊肿、表皮包涵囊肿，是最常见的皮肤囊肿之一，好发于青年、儿童。通常无自觉症状，囊壁破裂或继发感染时常伴红肿、疼痛。表皮样囊肿部分为原发性（即病因不明），部分起源于破坏的毛囊结构或外伤植入性上皮。治疗以手术切除为主。

（一）临床表现

1. 与外伤有关　但有的由于肿块发现时间与外伤时间相隔已久，而不能提供相应的外伤史。

2. 肿块好发于易受摩擦的部位　如手掌、指端、足底、趾底、耳周、臀、背等处，偶见于头部或瘢痕组织上。

3. 症状及体征　生长缓慢，多无自觉症状或仅有轻微压痛，肿物位于真皮或皮下组织内，可单发或多发，大小从数毫米至数厘米不等，表面皮肤变薄，无色泽改变，局部可触及 1~2cm 或更大的圆形或椭圆形肿块，质地坚硬，有囊性感，表面光滑，活动度大，与周围组织无粘连。

4. 表皮囊肿通常无症状，但继发感染或破溃时，可引起局部疼痛和炎症反应；反复感染可导致周围结缔组织增生，局部变硬。偶有恶变为鳞状细胞癌的报道。

（二）诊断与鉴别诊断

根据外伤史，好发部位及肿块的形状等易于诊断，但应与多发性脂肪瘤、脂肪瘤皮脂腺囊肿、皮样囊肿等相鉴别。

（三）手术治疗

1. 手术适应证

（1）外伤所致的手、足或其他部位的表皮样囊肿。

（2）本人要求手术而无手术禁忌证者。

（3）囊肿破溃或继发感染出现疼痛等感觉。

2. 手术方法及步骤

（1）常规消毒、铺无菌巾，行局部浸润麻醉。

（2）切除时应包括部分表面皮肤及囊肿周围组织，仔细分离，防止囊壁破裂或残留。以肿物为中心画线标记，沿皮纹方向做一适当大小的梭形切口，切开皮肤，沿肿物浅面逐渐向下游离，直至整个囊肿全部显露，完整切除。妥善处理创腔，间断缝合皮肤切口。如果创腔较大者可放置乳胶片引流，酌情加压包扎。

3. 术后处理

（1）适当休息，保持局部清洁干燥。

（2）酌情应用抗生素预防感染。

（3）切口内置放乳胶片引流者可于术后 24~48 小时拔出。

（4）术后 9~11 天拆线。

知识链接

色素痣治疗的误区

就色素痣来说，多数无需治疗，当有恶变可能或因美容需要时，可根据具体情况考虑相应的治疗。值得注意是：①由于先天性巨痣恶变的几率较高，以尽早手术切除为宜；易摩擦部位的色素痣及有恶变征象时，也应尽快手术切除为妥；面部较大的痣无恶变证据者，也可考虑分期部分切除或全部切除。②实践证明激光治疗色素痣是不可取的，由于超脉冲 CO_2 通常对痣细胞去除不彻底或深度不当，容易造成色素痣复发或瘢痕形成，更为严重的是激惹色素痣恶变为黑色素瘤；Q 开关激光仅可用于去除富含色素的痣细胞，对于不含色素的细胞并不能有效去除，反而容易造成皮损复发，增加了恶变的风险。因此，当色素痣有碍容貌或可疑恶变以及受术者要求手术治疗时，首选的治疗方法是手术彻底切除。

第二节 体表常见良性肿瘤美容术

一、脂肪瘤

脂肪瘤是一种常见的软组织良性肿瘤，由成熟脂肪细胞构成，可发生于身体任何有脂肪的部位。好发于肩、背、颈、乳房和腹部，其次为四肢近端（如上臂、大腿、臀部）。主要在皮下，称为浅表脂肪瘤，也可见于肢体深部和肌腹之间，称为深部脂肪瘤。患者年龄多较大，多见于 40~60 岁中年人，儿童较少见。深部脂肪瘤多沿肌肉生长，可深达骨膜，但很少侵犯邻近骨骼。脂肪瘤很少恶变，手术易切除。

（一）临床表现

1. 脂肪瘤可发生在任何年龄，但常见于 40~60 岁，在 20 岁以下的人群中少见。女性多于男性，且多见于肥胖的患者。

2. 好发于颈、肩、背、腹部，以及前臂、大腿和腋窝等皮下组织内。可多发或单发。脂肪瘤通常表现为单发或多发性的皮下扁平圆形肿块，或分叶状、蒂状，质地柔软，具有弹性，表面皮肤正常；肿块直径从数毫米到数厘米不等生长缓慢。脂肪瘤生长缓慢可保持一定大小不变,终身存在,但有时也偶见自发萎缩现象。一般多无自觉症状,但较大的肿块可致行动障碍,或引起神经压迫症状。

3. 多发性脂肪瘤还应考虑脂肪瘤病的可能,这是一种具有明显遗传倾向的家族性疾病,其脂肪瘤往往较小,遍布全身皮下,常呈对称性分布,多者可达数百个。

（二）诊断与鉴别诊断

根据肿块的性质和临床特点易于诊断,主要应与皮脂腺囊肿、表皮样囊肿、皮样囊肿以及血管瘤等相鉴别,术前如果不确定肿块性质,可做超声检查。

（三）手术治疗

1. 手术适应证

（1）各部位皮下脂肪瘤。

（2）多发性脂肪瘤,可选择妨碍美观或局部疼痛者进行切除。

（3）为明确肿块性质而要求切除做病理学检查者。

2. 手术方法与步骤

（1）取适当体位,消毒铺巾,局部浸润麻醉。

（2）常规手术:于肿块处按皮纹方向做切口,其长度应略长于肿块的直径。切开皮肤、皮下组织,显露包块,用血管钳或示指沿肿块包膜外钝性分离,直至肿块及其包膜完整切除。彻底止血,缝合皮下组织及皮肤;如果创腔较大,可于切口内放置橡皮引流条。覆盖敷料,局部适当加压。

（3）微创手术:以肿物为中心,在其表面皮肤上做一小切口,插入吸引管进行抽吸,除去较大的脂肪瘤或局部过多的脂肪组织,局部加压包扎。

3. 术后处理

（1）术后 24~48 小时换药,观察伤口愈合情况。

（2）切除的肿块常规送病理学检查。

（3）放置橡皮引流条者于术后 24~48 小时拔出。

（4）对手术创伤大或时间较长者,可适当应用抗生素预防感染。

（5）拆线的时间依手术的部位和切口愈合的情况而定。

二、血管瘤及血管畸形

血管瘤及血管畸形是一组常见疾病,多发生于皮肤、皮下,其次为内脏。按其内皮细胞增殖活跃与稳定状况,将其分为血管瘤与血管畸形,其临床过程及预后亦各不相同。

（一）组织学分类与临床表现

血管瘤及血管畸形依其组织学结构和临床表现为基础进行分类,可将其分为毛细血管瘤、海绵状血管瘤、蔓状血管瘤等三类,其中毛细血管瘤又被分为葡萄酒色斑与草莓状血管瘤。

1. 毛细血管瘤

（1）草莓状血管瘤:此为新生儿最常见的良性肿瘤,主要由毛细血管和小静脉构成的良性肿瘤。往往出生时即有或出生一个月时发现,女性患儿发病率是男性的 3 倍。好发于头颈、面颊部,其次是躯干和四肢,也可累及深部组织或内脏器官。草莓状血管瘤外形各异,可以是圆顶形、圆凸形、斑片形、瘤样或几种形态的综合。初起为红色的斑点,迅速增大,状如草莓,边界清楚,压之不易退色。至 1~2 岁停止生长,绝大多数在 5 岁左右完全或部分自行消退。

（2）葡萄酒色斑：又称鲜红斑痣或毛细血管扩张痣，属于先天性毛细血管畸形或微静脉畸形所致。往往出生时即表现为明显的红色或粉红色的皮肤斑片，界线清楚，压之退色，好发于头、面、颈部，其次是四肢和躯干，其面积大小不等，个别可累及整个面部或半侧躯干。随着年龄的增长，其颜色加深，呈紫红或暗红色。至 20～30 岁时，位于面颊部的病灶多发生明显的增厚，并在此基础上形成众多大小不等的结节。结节较大者可至鸡蛋大小，或多个结节成簇增生下垂，形成"葡萄状"外观，严重影响外观。葡萄酒色斑不仅影响容貌和美观，还可合并某些大血管畸形以及眼部或神经系统损害而引起各种综合征，值得临床重视。

2. 海绵状血管瘤　海绵状血管瘤是指出生时就已出现的低血流量的先天性血管畸形，又称为静脉畸形。该病不多见，男女发病率无明显差异，多为散发型，极少数表现为家族聚集性，为常染色体显性遗传。

（1）出生时即有，缓慢扩张增大；个别出生时无明显病灶，至成年后才开始显现。全身各处均可发生，但以头面部居多，呈局限性或弥漫性生长，可累及皮肤、皮下组织，甚至深部肌肉、关节囊和骨骼。

（2）典型表现为大而不规则、蓝色或紫色的皮下肿块，呈圆形或不规则形病灶；质地柔软而有弹性，有压缩性，无震颤或波动感，体位试验阳性，有单发和多发，体积大小不等，但一般都较大，位置可深、可浅。部分瘤体内可扪及大小不一、质地坚硬、光滑且易于活动的静脉石。

（3）体积巨大或部位特殊的海绵状血管瘤可造成面部器官变形移位、进食困难、气道阻塞及肢体关节功能障碍等。

3. 蔓状血管瘤　蔓状血管瘤的实质是动静脉畸形。动静脉畸形是一种高流量的先天性血管畸形，由扩张的动脉和静脉成分组成，其间缺乏毛细血管床。本病不多见，男女发病率无差异。

临床表现：绝大部分在出生时就已发现，约 1/3 在儿童期表现出皮损。头颈部相对好发。动静脉畸形按其疾病进展的严重程度可分为以下 4 期：

（1）Ⅰ期为静止期：无症状，通常为出生到青春期。动静脉畸形不明显，或仅仅表现为葡萄酒色斑或血管瘤消退期的外观。有些病灶可长期停留在静止期。

（2）Ⅱ期为扩张期：通常在青春期开始，肿瘤增大，肤色加深，侵及皮肤和深部结构。触诊可扪及波动、震颤，听诊可闻及杂音。青春期、外伤、妊娠、不恰当手术或栓塞治疗通常促使Ⅰ期向Ⅱ期发展。

（3）Ⅲ期为破坏期：出现自发性坏死、慢性溃疡、疼痛或出血等症状。Ⅲ期为病灶长期进展的结果。

（4）Ⅳ期为失代偿期：因长期血流动力学异常，可并发高排低阻性心力衰竭。

（二）诊断与鉴别诊断

一般根据临床症状、体征及各自的特点，可做出诊断，如有困难，可行选择性动脉造影，超声波或磁共振检查，以及数字减影血管造影记录到的动静脉畸形所在部位和范围予以明确诊断。

（三）治疗

1. 治疗时机的选择　血管瘤及血管畸形具有自行消退的特点，甚至完全消失，故一般认为5岁以后不消退,或有增大趋势、侵蚀周围组织,严重影响容貌或机体发育者应予以积极治疗。不过近年来,很多专家学者提出,对于血管瘤治疗应该持有积极态度,早发现早治疗。可以尝试激光和药物的联合应用来改善血管瘤。

2. 治疗的方法　血管瘤及血管畸形的治疗方法包括非手术治疗和手术治疗两种,可单独应用或联合应用。非手术治疗包括激光、光化学疗法、注射疗法、放射疗法、冷冻疗法和介入栓塞治疗等方法。在此重点讨论手术治疗。

3. 手术治疗　手术治疗血管瘤方便易行,快捷有效,适用于条件许可、可以切除的病变,尤其是蔓状血管瘤以及葡萄酒色斑有碍容貌或影响功能者,手术是唯一有效的治疗方法。其次,若是经非手术治疗后所遗留的瘤组织或产生的瘢痕、色素残留、组织萎缩等亦须手术治疗。

(1)术前准备:术前对血管瘤及血管畸形范围的正确估计相当重要,手术的关键问题是控制出血、切除肿瘤和修复创面。因此,术前进行体格检查和必要的辅助检查至关重要,对于比较深在的血管瘤可以借助彩超和造影等方式来帮助了解病灶的分布和血流动力学变化等情况。这不仅有利于手术方案的设计,同时也便于明确采用何种术式切除肿瘤,如何控制出血,怎样修复创面等问题。估计手术中出血较多的血管瘤或血管畸形,术前可进行硬化剂注射、介入治疗,并充分做好输血准备再行手术。

(2)手术方法及步骤:根据血管瘤及血管畸形的部位、大小、深浅及影像学检查的结果选择适当的术式以及创面修复方法,并画线标记病变范围。根据手术的范围和大小选择适当的麻醉方法。一般按皮纹的走向设计梭形皮肤切口或不规则切口。

1)面积较小的血管瘤或血管畸形,病变周围皮肤充足者,可采用直接切除缝合法。于肿瘤边缘外1~2mm梭形切除病变皮肤及适量的皮下组织,完整切除病灶,创面彻底止血,拉拢切口皮缘间断缝合。必要时可于皮下置放乳胶片引流。覆盖敷料,适当加压包扎。

2)体积较大,皮肤受累面积较广的病变,可做不规则切口。切开皮肤后,可见紫红色的瘤体位于皮下组织内,沿瘤壁与正常组织之间行分离,结扎、切断与血管瘤及血管畸形相交通的血管,或是先结扎、切断进出于病灶的主要血管,然后再游离病灶,直至将病灶完整切除。创面予以皮瓣转移修复或游离植皮修复。

三、皮样囊肿

皮样囊肿是一种由表皮细胞构成的罕见囊肿。在胚胎发育过程中,这些表皮细胞于沟槽融合时误被卷入,偏离了原位,从而沿胚胎闭合线处形成先天性囊肿。此病的实质是发育过程中的一种畸形。

(一)临床表现

1. 多数在出生时肿块即已出现,其余也多在5岁以内表现出来。

2. 可发生于体表各处,常见于头、面、颈部及躯干,尤其好发于头顶、眼眶、眉弓外侧、鼻中线及口底如颏下或舌下等部位。

3. 表现为单发性皮下结节性肿块,缓慢增大,一般无自觉症状。肿块一般在1~5cm,偶有较大者,质地柔软,也可较硬,但均有囊性感。与皮肤无粘连,基底部常与其下方的筋膜、骨膜等组织粘连,故不能随意推动。

（二）治疗

手术切除是治疗皮样囊肿主要而可靠的方法。先按皮纹走向设计好切口。沿标记线切开皮肤、皮下组织、筋膜和肌肉后显露肿物，然后沿囊壁浅面仔细分离，直至将囊肿完整切除。有时囊肿会破裂，应当用聚维酮碘冲洗干净后才能关闭切口。术中偶尔可见到肿物基底部与深层的骨膜粘连，此时应将骨膜一并切除，否则术后极易复发。较大的囊肿切除后，致使局部凹陷畸形或软组织缺损者，可根据具体情况酌情采用自体组织或生物材料来填充和修复，以恢复正常的外观。

（金　可）

复习思考题

扫一扫
测一测

1. 阐述色素痣、黄色瘤、文身切除术、腋臭手术、皮脂腺囊肿、表皮样囊肿等体表外科疾病的手术前后处理要点。

2. 简述腋臭常用的手术方法。

3. 归纳脂肪瘤、血管瘤及血管畸形、皮样囊肿等体表良性肿瘤的手术适应证、禁忌证以及手术前后处理的要点。

第十四章

头面部美容手术

学习要点

　　面部除皱术的适应证和手术方法的选择;颊脂垫与颏下脂肪袋切除术的适应证以及术后并发症防治与处理;瘢痕性秃发手术方法的选择;除皱手术并发症的防治和处理;面部轮廓成形美容术的适应证及手术方法的选择;颊脂垫与颏下脂肪袋切除术的手术方法;面部老化的病理改变和临床表现;面部轮廓成形美容术的各种手术方法。

第一节　头皮瘢痕性秃发美容术

　　秃发可分为先天性秃发和后天性秃发两大类。先天性秃发可能为常染色体显性遗传、有家族史、有近亲结婚史,秃发在出生时就发生或在出生后某一段时间内,毛发全部秃光。后天性秃发包括各种因素引起的秃发,如斑秃、脂溢性秃发等,脂溢性秃发最多见,可能与脂代谢异常有关。秃发不仅因外观受损而影响社会交往、工作和生活,而且还给就医者带来严重的心理创伤,为临床上常见美容问题。头皮瘢痕性秃发美容术包括瘢痕分次切除、头皮皮瓣转移、毛发移植以及头皮软组织扩张术等4种方法。

一、头皮瘢痕切除法

　　秃发区头皮通常可以纵向椭圆形切除,一般在额部发际后2cm处直至枕部,椭圆形切除的最大宽度以分离后能一期缝合为度,一般宽度不超过3cm,长度为12~15cm。如果存在较明显的张力,可在切口周围帽状腱膜下潜行分离,使继发缺损区一期缝合。

　　对于较大范围的瘢痕性秃发,可通过分期分次切除术使秃发得到最大限度的改善。前后两次手术之间的间隔应在3~6个月。手术越接近后期,前后手术间隔时间就越要延长,给切口两侧皮肤以充分的代偿时间,以减少再次手术时切口张力。

二、头皮皮瓣法

　　常用做法是将头部较隐蔽部位的头皮皮瓣向暴露的、显眼的部位转移,尤其是重建前额发际线和鬓角。供区可直接缝合或游离皮片移植。对于轴型皮瓣,术前宜用多普勒血流探测仪确定皮瓣血管的走行。

（一）旋转皮瓣

用于修复小面积的瘢痕性秃发。要将修复的创面完全覆盖,旋转皮瓣自身应大于切除组织的面积,长度至少是缺损区的 4 倍。为增加皮瓣的伸展性,宜横行或纵行切开皮瓣区域的帽状腱膜,使供区在无张力的情况下缝合(图 14-1)。

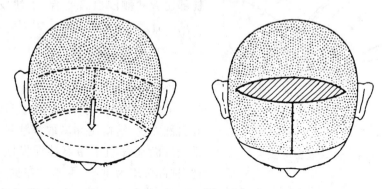

图 14-1　滑行推进皮瓣

（二）邻位转移皮瓣

常用于前额部或鬓角处瘢痕性秃发。顶枕部头皮常为最佳供区。供区通常可一期缝合,若缺损面积过大则用中厚皮片移植。常用的有颞-顶-枕皮瓣、侧头皮皮瓣以及颞部垂直皮瓣。

1. 颞-顶-枕皮瓣　根据秃发区的分布和范围而设计不同的皮瓣数目。蒂部位于颞部头皮颞浅动脉的位置,宽度约 4cm,长度约 25cm,以至对侧头皮的毛发生长部位(图 14-2)。

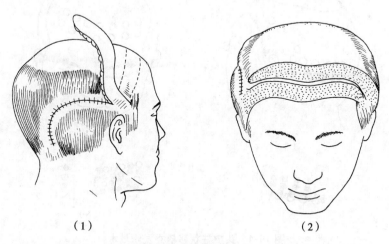

（1）　　　　　　　　　　　　　　（2）

图 14-2　颞-顶-枕皮瓣

2. 侧头皮皮瓣　用于治疗前额部的瘢痕性秃发。蒂部的平均宽度为 2.5cm,自耳后跨越顶部到达前额,且不需皮瓣延迟,供区一期缝合(图 14-3)。该皮瓣的缺点是皮瓣转移后的毛发生长方向较杂乱。

3. 颞部垂直皮瓣　仅适用于男性秃发。皮瓣转移后蒂部存在着较大的"猫耳朵"。由于皮瓣的血液循环是逆行方向,需皮瓣延迟 2 次,时间长达 3 个月,可作为颞-

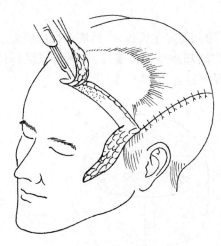

图 14-3　侧头皮皮瓣

顶-枕皮瓣修复前额秃发的辅助方法。

（三）吻合血管的游离皮瓣

皮瓣大多取自枕部,一般为 12cm×2.5cm,应用显微外科血管吻合术将皮瓣的枕部血管和颞浅血管吻合,重建发际,供区一期缝合。

三、毛发移植术

（一）毛发埋植术

毛发埋植术广泛用于治疗瘢痕性秃发和男性秃发,是指用冲凿取簇状带毛发的正常头皮游离移植于瘢痕性秃发区。通常以枕、顶部头皮为供区,手术可在局麻下进行,冲孔直径为 4~4.5mm,平均每次移植 50~75 簇,供区直接缝合。再次移植需间隔 4个月或更长时间,移植时可借助显微外科技术,将毛囊的损伤降至最低(图 14-4)。

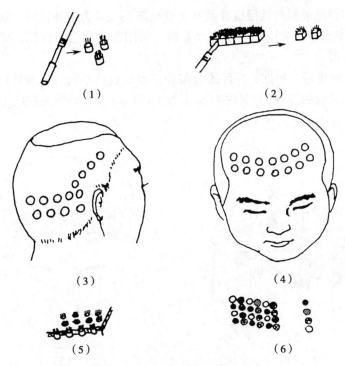

（1）　　　　　　　　　　（2）

（3）　　　　　　　　　　（4）

（5）　　　　　　　　　　（6）

图 14-4　头皮柱状移植秃发修复术
（1）冲凿皮柱　（2）条状分割皮肤　（3）取头皮部位　（4）受植区
（5）移植后　（6）间断移植顺序

（二）条状头皮片移植术

条状头皮片移植术是指将长条状带毛发的正常头皮游离移植于秃发区,常用于重建男性秃发的发际线,尤其是前额发际线不规则者。条状移植的长度不等,根据供区及前额发际线的长度而定,一般宽度为 3~8mm。手术可在局麻下进行,供区直接缝合,仔细修剪移植物的筋膜和脂肪,尤其不能残留脂肪和将毛囊暴露。在受区做线状切口,切开帽状腱膜使切口适当扩张以容纳移植物,并将其与切口边缘间断缝合,应注意毛发生长的正常方向。术后常规应用抗生素预防感染,还需避免硬物碰撞,以提高移植物的成活率。

四、头皮组织扩张术

将扩张器经手术埋入正常头皮组织下方,定期充液扩张,使正常头皮组织逐渐被伸展,面积增大。然后设计成各种皮瓣去修复缺损区。具体操作方法参见第十章"皮肤软组织扩张术"。

第二节　面部除皱美容术

一、历史及现状

面部除皱美容术成为美容外科普遍流行的手术之一。除皱手术经历了由简到繁,分离平面由浅到深的发展过程。除皱手术经历了三次重要进展。即皮下分离的第一代技术;皮下分离加浅表肌肉腱膜系统(SMAS)分离的第二代技术;骨膜下分离的第三代技术。20世纪初已有耳前后切口的下面部除皱术。20世纪70年代,产生了SMAS下分离的第二代除皱技术,致使面颊下颌区、颈部等的外形明显改善。20世纪70年代末诞生的骨膜下除皱手术系从前额到颧骨的广泛骨膜下平面分离的除皱方法,被认为是面部美容除皱术的巨大发展。我国除皱术开展较晚,但发展较快。目前除皱技术的理论和实践水平已接近世界先进水平。

二、面部应用解剖

(一)面部皮肤支持韧带

面部皮肤的支持韧带与手部的Grayson韧带和Cleland韧带的功能相似,是皮肤与SMAS与周围组织的固定装置。主要有颧弓韧带、颈阔肌-耳韧带、颈阔肌-皮肤前韧带、下颌骨韧带、SMAS-颧颊部韧带和颈阔肌悬韧带(图14-5)。在除皱术中,需要通过离断和重建某些韧带,以达到最大限度的提紧效果。

(二)浅表肌肉腱膜系统

在面部皮下脂肪层的深面,存在一个明确而连续的解剖结构,它主要由肌肉、腱膜组织排列构成,称之为浅表肌肉腱膜系统(SMAS)(图14-6)。

SMAS向上过颧弓和颞浅筋膜延续,通过颞浅筋膜再向上和帽状腱膜连续,向

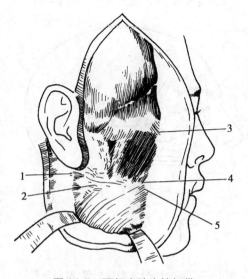

图14-5　面部皮肤支持韧带
1.颈阔肌-耳韧带;2.三角致密韧带;3.颧弓韧带;4.颈阔肌-皮肤悬韧带;5.笑肌

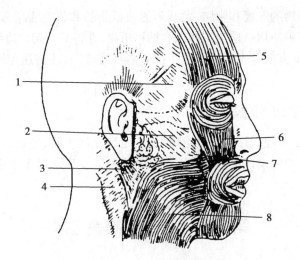

图 14-6　面部 SMAS 的延伸范围及分区

1. 颞浅筋膜；2. 耳前膜性区；3. 耳前韧带；4. 胸锁乳突区
SMAS；5. 额肌；6. 颧大小肌；7. 混合性区域；8. 颈阔肌

前上接眼轮匝肌、额肌，向上后接耳上肌、耳后肌和帽状腱膜。SMAS 向下移行为颈阔肌。颧颊部的 SMAS 向前接眼轮匝肌和颧肌外缘，颈阔肌接口周肌和颧肌。耳垂下方颈阔肌后缘向后移行为胸锁乳突肌的颈浅筋膜，耳前 SMAS 向后融入耳面部的皮下和耳廓、外耳道的软骨膜。在耳前面移行的纵行区域中，SMAS 与深面的腮腺筋膜和浅面的致密皮下组织紧密结合。依各部位结构，SMAS 可分为三类区域：肌性区域、腱膜性区域和混合性区域。

（三）面神经在面颈部的分支

面神经经腮腺深面走行并在其前缘穿出，发出支配面部表情肌的神经分支。

1. 面神经的体表投影及 SMAS 层安全分离范围（图 14-7）

2. 面神经分支及其走行（图 14-8）

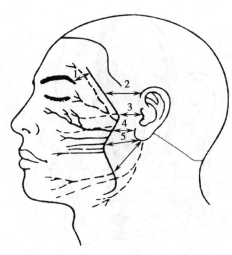

图 14-7　面神经的体表投影及 SMAS 层
安全分离范围

1. 1.5～2.0cm；2. 3.5～4.0cm；3. 3.0cm，
4. 5.0～5.5cm；5. 4.5～5.5cm

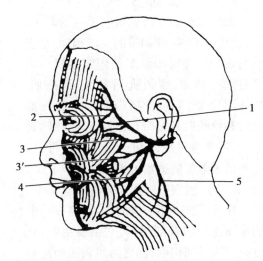

图 14-8　面神经的分支

1. 颞支；2. 颧支；3. 颊上支；3′. 颊下支；
4. 下颌缘支；5. 颈支

（1）颞支：颞支自腮腺上部穿出后，在颞中筋膜斜向前上走行，分布至额肌和眼轮匝肌外缘附近，后位颞支由耳前肌进入额肌深面，前位颞支浅出颞中筋膜，进入眼轮匝肌深面。损伤后则额部皱纹消失，不能抬眉，不能闭眼。

（2）颧支：颧支自腮腺前缘的上部穿出，在颧弓下1cm范围内前行，颧支到达颧肌行程很短。面横动脉主干及其分支伴随着颧支。此处在SMAS下分离时，面横动脉、静脉可作为颧支的标志。损伤后则下睑外翻、不能闭眼和口角歪向健侧。

（3）颊支：颊支自腮腺前缘的中部穿出，有上、下两支，以水平方向走向于腮腺导管的上方和下方，分布于眶下和口周的颧肌、笑肌、上唇方肌、颊肌、口轮匝肌、三角肌、下唇方肌和鼻肌等。损伤后则鼻唇沟消失，口唇不能开启，口角歪向健侧，不能"鼓腮"，食物在口内龈颊沟存积。

（4）下颌缘支：下颌缘支自腮腺前缘的下部穿出，斜向下前方，穿过颈阔肌在下颌体上的附着点和SMAS颧颊部韧带最下组，到达颈阔肌和下颌骨体间陆续分支进入下唇肌。损伤后则下唇外翻，口角歪斜，闭口不全。

（5）颈支：自腮腺的下部穿出，浅面与颈阔肌之间有薄层疏松结缔组织。越过面静脉的浅面斜向前下，至颌下腺和颈阔肌之间，陆续分支进入颈阔肌。颈支行至下颌角到颌下腺的一段距离时邻近颈阔肌悬韧带前方。

（四）安全分离平面

除皱手术有三个安全分离平面，即皮下脂肪层、SMAS下层和骨膜下层。

1. 皮下脂肪层分离　即面颈部在皮下脂肪层分离性除皱术，是第一代除皱术式。该术式操作简单、安全、术后反应轻，对鼻唇沟的治疗效果较好。但因为这种术式不能将松弛的深部组织复位，所以术后远期效果不好。

2. SMAS下层分离　即从帽状腱膜下、耳前颊部的SMAS下和颈阔肌下分离。因颞浅血管走行在颞浅筋膜内及面神经各分支走行在其深面结构，故在这一层次中分离较安全。但在分离至腮腺前缘、下颌缘两侧1cm、额肌和眼轮匝肌附近时应仔细分辨面神经分支，以防损伤。属第二代除皱术。

3. 骨膜下分离　即从眶周、上颌骨、颧骨和部分颧弓及鼻骨骨膜剥离，将面部全层软组织上提、拉紧、复位和固定，能够获得更好的手术效果，属第三代除皱术。值得提及的是，骨膜下除皱术手术创伤大、术后反应重、恢复期长、技术复杂，并且令人难以接受的事实是具有较高的面神经颞支损伤的发生率。因此开展此项技术需慎重。

三、皮肤老化的病理改变和临床表现

（一）病理改变

皮肤老化是人体老化的外部表现，是体内因素和来自周围环境的外部因素共同作用的结果，与遗传、年龄（自然老化）及紫外线照射有关。皮肤老化的主要病理改变是皮肤变薄，弹性降低，皮下组织减少以及皮肤和深层软组织结构的松弛下垂。

人体皮肤老化还与机体营养、代谢相关。维生素A、C和微量元素硒作为食物中的抗氧化剂，可保护机体不受正常代谢产物自由基的损伤，起到抗衰老的作用。长期户外工作者、情绪变化剧烈等因素能加速皮肤老化，较强烈、频繁的表情肌收缩易出现皱纹，肥胖的人突然消瘦可导致皮肤松弛。

（二）临床表现

面部皮肤老化是皮肤、SMAS 和深层组织间的进行性萎缩和松弛,导致组织松弛、下垂和移位。人们通常在约 30 岁时开始有上、下睑皮肤松弛,眼角形成鱼尾纹,鼻唇沟明显;约 40 岁后鼻唇沟和眼睑皮肤松弛加重,眉间、前额皱纹开始出现和逐渐加重;50 岁后颈部皮肤出现下垂,下颌皮肤下垂,鼻尖变扁;60 岁时颞颊区皮肤和皮下层组织明显变薄,各处皮肤松弛和皱纹更加明显。面部老化的皮肤皱纹分为自然性皱纹（或称体位性皱纹）,动力性皱纹,重力性皱纹和混合型皱纹。

1. 自然性皱纹（体位性皱纹）　一般出生时即有,多位于婴儿的颈部,呈横向弧形,与生理性皮纹一致。自然性皱纹与皮下脂肪堆积有关。伴随年龄增大皱纹逐渐加深,纹间皮肤松垂。

2. 动力性皱纹　为表情肌的长期收缩所致。如额横纹（抬头纹）、鱼尾纹、眉间纹、鼻根部横纹、口周细纹等。

3. 重力性皱纹　在皮肤及其深面软组织松弛的基础上,再由于重力的作用而形成皱襞和皱纹。多分布在眼周、口角外侧、下颌缘区和颈部。

4. 混合型皱纹　由多种原因引起,机制较复杂,如鼻唇沟。口周皱纹也是由多种因素所致。

四、受术者的选择和术前准备

（一）手术适应证

1. 年龄　除皱手术的适宜年龄一般为 40～60 岁,国外报道的适宜年龄为 35～75 岁。手术不能阻止老化的发展,但能治疗和预防老化的征象。随着需求的变化,30～40 岁做除皱术的人逐渐增多,但尽可能将其列为小范围局部手术的适应证。

2. 面颈部老化的状况　老化改变有部位、性质、程度的不同。一般来说,除皱手术对于静态的前额横纹、鱼尾纹、耳屏前纵纹以及颊、颌下松垂者效果确切、可靠;对于重力性皱纹,手术后效果较持久;对于动力性皱纹和额纹、鱼尾纹的近期效果良好。目前的除皱技术对于鼻唇沟、上唇、下唇皱纹的治疗仍不理想。传统皮下除皱手术,效果不能持久,仅能维持 2～5 年。现代除皱术包括 SMAS 下分离悬吊的手术技术,因其矫正了深层的脂肪、肌肉、及面颈部其他的深层组织,效果维持时间较长,一般可达 5～10 年。

3. 全身状况　无重要器质性病变,心、肝、肾、肺功能正常;非瘢痕体质;无皮肤疾病和血液系统疾病。高血压经内科治疗已有效控制。处于消瘦期时效果优于肥胖期,长脸型者优于宽脸型者。

4. 心理状况　术前仔细了解求术者的要求、动机,排除存在异常心理状态者。美容外科医生应说明除皱手术的主要方法、步骤和预期效果,也应告知手术技术的局限性及并发症,使求术者有必要的心理准备。

（二）术前准备

1. 询问病史　应特别注意以下几点:①出血性疾病、高血压、心脏病、糖尿病及急慢性传染病史;②用药史以及药物过敏史,如曾服用激素、阿司匹林、维生素 E 等药物者,应停用 10 天方可手术;③吸烟史,术前 2 周要戒烟;④必须避开月经期。

2. 体格检查　包括常规物理检查和实验室检查。包括血、尿常规、血型,肝肾功能、血糖,心电图、胸片等。

3. 特殊准备

(1)术前照相包括面颈部正位、侧位及 45°斜位,静态与微笑时照片。

(2)术前 3 天开始每天肌注维生素 K 或术前 1 天肌内注射血凝酶。精神紧张者,术前夜应酌情口服镇静安眠药。

(3)术前 3 天始每天 2 次用 1‰苯扎溴铵溶液洗头。术前 1 天沿切口线两侧约 2~3cm 区域剃发,并将切口两侧头发编成多个小辫用皮筋扎好。

(4)制订手术方案,签手术同意书。

(三)麻醉方法

麻醉最常采用局部浸润麻醉,肿胀麻醉也是头面部除皱术常用的麻醉方法。对精神紧张者可全身麻醉下完成除皱手术。

五、术式选择

(一)手术切口设计(图 14-9)

1. 额部切口设计

(1)发际缘切口:前额高(6~7cm 以上)者可采用此切口。切口沿额发际或发际内 1~2mm 在额颞发际交界处进入颞发际切口。

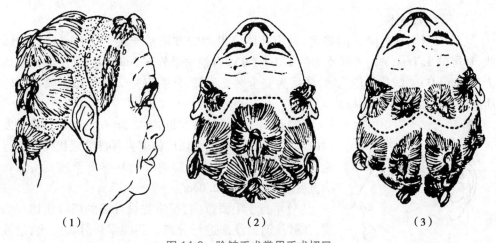

|(1)|(2)|(3)|

图 14-9 除皱手术常用手术切口

(1)额颞部发际、发际后切口,耳前、后切口;(2)额发际切口,颞发际后切口;(3)发际后切口

(2)发际后切口:前额低(6cm 以下)者可采用此切口。切口为距发际缘 5~6cm 的冠状切口。

2. 颞部切口设计

(1)发际缘切口:鬓角与眉尾之间距离较大者可采用此切口。切口沿颞发际或发际内 1~2mm 弯向后下。

(2)发际内切口:鬓角与眉尾之间距离较小者可采用此切口。沿颞发际内 4~7cm 的凸向后的弧形切口。

3. 耳周切口设计 耳前部切口紧贴耳屏前,耳后切口位于颅耳间沟下 2/3,由耳后切口转向枕部发际斜向内下 4~6cm。

（二）手术方法

1. 额部除皱术 主要是要消除前额、眉间、鼻根皱纹，以及鱼尾纹和眉下垂与上睑皮肤的松弛。

（1）按前述方法设计切口线和麻醉。

（2）切开头皮至帽状腱膜下疏松组织，切口要平行于毛根，以减少对毛囊的损伤。边切开边用头皮夹止血，额区沿骨膜浅层分离，颞区在颞深筋膜浅层表面锐性剥离。

（3）在眶上缘 2cm 时可切开骨膜，用骨膜剥离子在骨膜下剥离直至眶缘和鼻骨表面，以避免损伤眶上神经和滑车上神经血管束。向尾侧翻转头皮瓣，显露皱眉肌和降眉肌，并将其两者切断或部分切除（图 14-10）。切断皱眉肌时注意保护眶上神经血管束和滑车上神经血管束。切除部分额肌。

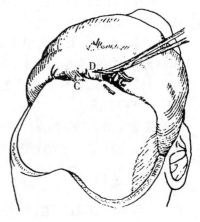

图 14-10 额部除皱术时切除降眉肌（D）和皱眉肌（C）

（4）拉紧头皮缝合切口：向上并向后拉紧皮瓣。切除多余的皮肤，分两层间断缝合切口。缝合时针距不能过密，边距不宜超过两排毛发。

2. 颞部除皱术

（1）安全区和危险区的确定：确定其体表投影的方法是连接下述各点形成的弧线，耳屏前 1.7cm（A），外眦水平外 5.1cm（B），眉梢水平外 3.5cm（C），以及眉梢垂线上 2.1cm（D）。线前为危险区，线后为安全区。另外，外眦点外 2.9cm 做半弧为眼轮匝肌外缘的投影（图 14-11）。

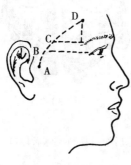

图 14-11 颞区安全警戒线

（2）切口一般设计在发际内 4~5cm 处，切口线位于发际内两耳间冠状连线上，切口长度自耳根沿冠状线向上行走 7~8cm，向下沿耳轮前脚前缘达耳屏上切迹。头皮切除宽度一般为 1.5~2.0cm。

（3）平行于毛根方向，按事先设计好的切口线切开头皮，在颞浅筋膜浅面进行分离。正确掌握分离层次，过浅会损伤毛囊，造成术后秃发，过深会损伤颞浅筋膜内的血管，造成出血。更要注意避免因分离平面错误而造成面神经颞支损伤。

（4）处理眼轮匝肌时要在其浅面进行分离，断开肌纤维与真皮下的连接，充分止血后提拉眼轮匝肌并恢复其张力，提高松弛的上睑和外眦。

（5）拉紧皮瓣缝合切口：首先在外眦水平对应处缝合一针决定外眦的高度。拉紧头皮皮瓣，做皮下减张缝合的同时，边切除边缝合皮肤。

3. 中面部除皱术 用于提升颧部、去除鼻唇沟部皱纹。

（1）沿下睑睫毛下约 2mm 横向切开皮肤，在眼轮匝肌下分离达眶下缘，切开眶缘骨膜，在骨膜下分离上颌骨和部分颧骨体的表面，向下可达 4cm 处。注意勿损伤眶下血管神经束。

（2）分离后向上提紧骨膜和软组织,将分离的骨膜提紧重叠缝合,眼轮匝肌瓣固定于眶外侧骨膜上。去除多余的眼轮匝肌和皮肤,分层缝合。

中面部除皱术可以补充额、颞、面部除皱术的不足,为进一步矫正鼻唇沟上部缺陷提供了新方法。另外,其为矫正眼袋及轻度下睑外翻的常用技术。

4. 面颈部除皱术　主要适于治疗颧颊部、下睑和颈部的松垂与皱纹,矫正鱼尾纹和鼻唇沟。具体操作方法及步骤如下。

（1）安全区和危险区的界定:颊、颌区关于面神经安全区、危险区的警戒线,即是腮腺周缘的轮廓线(图 14-12)。

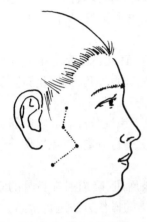

图 14-12　颊区安全警戒线

（2）皮下潜行分离:沿设计好的耳前及耳后的切口线,切开皮肤。首先在皮下潜行分离,向前分离范围达眼轮匝肌外缘、颧大肌外缘和鼻唇沟的曲线外侧。对于鼻唇沟明显者,分离应超过鼻唇沟,离断表情肌的附着点。其间需剪断颧弓韧带和下颌骨韧带。在耳后,分离区在乳突附近和胸锁乳突肌区。在颌下区可以在颈阔肌浅面进行钝、锐结合分离。

（3）SMAS-颈阔肌瓣形成和提紧、固定:沿耳前皮肤切口前 0.5cm 和颧弓下缘 1.0cm 腮腺筋膜表面开始在 SMAS 下剥离,形成三角形 SMAS 筋膜瓣。以较大的力量将 SMAS-颈阔肌瓣提向后上,在耳屏前的颧弓根处,将 SMAS 瓣的后上角固定在颧弓根表面的骨膜上。将耳垂下方掀起的 SMAS-颈阔肌瓣向后上方牵拉,固定在耳垂下后方的三角形致密区或者是乳突区的筋膜、骨膜上。最后剪除松弛多余的 SMAS-颈阔肌瓣,并进行对合缝合。

（4）切除多余皮肤:将面颈部皮瓣向后上方提紧,行三点剪开固定。外眦水平对应处,此点决定了外眦的高度;耳后乳头区,此点张力最大,应注意颈部、耳垂部位皮肤的平整;耳垂部位,此点的妥善处理决定了术后新耳垂的形态。

5. 额颞部除皱术　为额部除皱术和颞部除皱术的联合应用,也称上 1/2 除皱术。额部在帽状腱膜下分离,颞部在皮下层分离。两个平面相连即形成颞浅中筋膜蒂瓣,称为"颧颞额蒂",内含颞浅血管、面神经颞支。皱眉肌、降眉肌、额肌、眼轮匝肌的处理同额部除皱术和颞部除皱术。

6. 全面颈部除皱术　此指将额、颞、面颈部除皱术联合应用。手术时间长,操作复杂,创面大,因此,需要较高水平的施术者,同时要做好输血的准备。

7. 骨膜下除皱术

（1）麻醉:通常在气管插管全身麻醉下施术,同时可酌情在术区的软组织进行肿胀麻醉。

（2）口内入路分离:最先开始的入路是通过犬齿窝。纵向切口,分离上颌骨前方的软组织约 1cm,掀起上颌骨表面骨膜,向内侧分离至鼻骨表面,上至眶下缘,外侧至颧骨表面和颧弓前端。注意保护眶下神经。然后分离颧骨和上颌骨表面的软组织与咬肌的某些附着处。在口内操作,在颧弓表面后转向下方剥离,切断肌纤维与咬肌筋膜的联系。此操作应在腮腺导管和面神经颊支的深面进行,避免进入浅层以损伤两者。术毕再次检查创口,放置引流,用6-0可吸收线缝合口内黏膜切口。

（3）冠状入路分离:采用前额发际线或发际内切口,掀起双冠状瓣。在颞部头皮内,切口向上,然后弯向下,终止于耳前,与下部联合除皱术切口相延续。如果手术仅限于骨膜下提升,切口可以留在耳后。切开后,在帽状腱膜下分离。分离至眉上1.5~2.0cm时切开骨膜进入骨表面,外侧切开颞深筋膜浅层。通过筋膜的切口弯向下,延伸到耳轮脚顶部与耳屏两点的中间水平,此处至少应在颧弓后段1~2cm。

通过颞深筋膜浅层的切口,杜绝了面神经颞支损伤的危险。在颞浅脂肪垫的浅面或者在其深面分离至颧弓的深层,此为分离的关键步骤。到达颧弓后,从颧弓上缘的骨膜深面锐性分离骨膜。将颧弓表面骨膜完全游离,再继续向颧骨体表面行骨膜下剥离,在此操作中应避免切断或牵拉面神经颞支。在骨膜下剥离直至眶周,在眶下方与口内入路分离的腔隙相连通。

较广泛的眶周骨膜下的剥离,不仅可有效地提高眼外角,而且还可完全游离外眦韧带的附着,在提升和固定骨膜软组织瓣时,将会大幅度的提升眼外角,无需重新固定也能取得较好的远期效果。

颧骨和上颌骨的骨膜下剥离结束后,在表浅的咬肌纤维下锐性分离。因咬肌筋膜很薄,不能避免分离平面进入咬肌内,但应该在最表浅的层次进行分离,以免损伤跨过咬肌表面的面神经颊支和腮腺导管。

最后分离眉间区。在鼻背表面分离骨膜,向外侧游离皱眉肌、降眉肌在鼻骨的附着点,虽然上唇提肌和口角提肌没有骨膜附着,但也采用适当的操作方法进行游离。

虽然骨膜下剥离全部完成,然而组织仍未彻底移动,这是由于有纤维组织仍附着在耳软骨、颞下颌关节等部位。此时可以使用锐利骨膜剥离子,通过灵活的剥离方法来游离这些组织后端的附着部。处理这些附着处,做好瓣的深面操作,并从颞深筋膜浅层上的切口之后端开始,向下延伸到组织瓣被完全游离。

最后操作步骤是处理前额的肌肉,其方法及步骤同额部除皱术。

（4）缝合切口:将游离的组织瓣向上牵拉,此时的张力主要存在于组织瓣的外侧部,因为该手术的目的是提升中面部,并非前额。切除多余的皮肤,分层减张缝合。

（三）　除皱手术并发症的防治与处理

1. 血肿　除皱手术后最常见的并发症。一般在术后8~12小时内出现,颞部和颌颈部多发。临床表现为局部肿胀,疼痛加剧,感觉麻木,局部皮肤或黏膜出现淤血斑。一旦确诊,立即拆开数针缝线引流,或者穿刺抽吸,加压包扎。必要时应重新手术,清除血块,彻底止血。预防的措施包括:①术中严格止血,放置引流管并保持通畅,适当的加压包扎至关重要;②术前两周停用阿司匹林、双嘧达莫、保泰松及皮质激素等消炎药。

2. 神经损伤　除皱术中有可能损伤面神经分支、眶上神经、眶下神经、耳大神经。面神经的分支永久性损伤可造成所支配的肌肉瘫痪,主要以前额肌支的损伤最为常见,此分支损伤可引起患侧的额横纹消失、眉下垂。眶上神经、眶下神经、耳大神经属于感觉神经,损伤后可造成其相应支配区的感觉障碍,虽然最终可以代偿或恢复,但恢复时间较长,一般为1~2年。额部除皱术中掀起额状瓣至眶上缘1cm时应改在骨膜下分离可避免眶上神经的损伤;眶下孔在剥离时一般可在直视下操作,注意避免损伤从该孔发出的神经血管束;除皱术当分离到耳后区SMAS时可以辨认出耳大神经,在此神经表面保留薄层组织,可避免损伤该神经。处理方法是利用显微外科技术吻接切断的神经。

3. 皮肤坏死　除皱术并发大面积皮肤坏死并不多见,但小面积的皮肤坏死仍时有发生。其原因多与血肿、感染、皮瓣分离层次过浅以及缝合张力过大包扎压力不均等因素有关。因此,预防的根本措施在于消除上述因素,有效预防皮肤坏死。

4. 秃发　术后秃发的发生率约为 1%~3%。其主要原因包括:头皮瓣分离过薄,损伤了毛囊,或使用电刀损伤了毛囊;皮瓣张力过大,致毛囊变性,缝合时边距过宽或缝合过密均可引起秃发。预防措施包括:头皮瓣分离时要掌握正确的剥离平面,避免使用电刀,适当拉紧帽状腱膜以减少皮肤切口缝合的张力,缝合头皮时尽量减少对切口周围毛囊的损伤。

5. 增生性瘢痕　除皱术后的瘢痕增生经常出现在乳突区和耳垂周围。原因是张力过大或特殊部位的未明原因,如扎耳眼有少数人会出现瘢痕增生现象。预防措施为术中应提紧缝合皮下深层组织,减张后再缝合皮肤,此为预防瘢痕增生的重要方法。如已发生瘢痕增生,可于瘢痕内注射使用曲安奈德在瘢痕边缘进行注射同时加压包扎,也有一定效果。

6. 感觉异常　一般于耳大神经的分布区如颊部、耳垂附近、耳廓后下部等区域的皮肤有感觉麻木或迟钝,可持续数日至数周,个别顽固性麻木、奇痒可持续半年之久。额部冠状切口术后多有头皮感觉迟钝、麻木、瘙痒等感觉异常。一般经对症治疗、理疗、针灸治疗多可逐渐恢复。必要时才考虑做神经探查及吻合术。

7. 色素沉着　多发生于血肿瘀斑部位,是含铁血黄素积淀造成。多数 6~8 个月渐进消退,无需特殊治疗。

第三节　面部轮廓成形美容术

一、颞部充填术

颞部凹陷者,常给人感觉额头窄,颧骨高大,额部与面颊及五官与面部的比例极不协调。年满 18 岁头面部发育成熟后对颞部凹陷不满意者均可行颞部充填术,其充填采用的材料多为自体组织和生物材料等。

（一）手术方法

颞部充填术可分为手术充填和注射充填两类。手术充填是采用组织代用品如固体硅橡胶、膨体聚四氟乙烯等充填;注射充填是将自体脂肪颗粒或玻尿酸等注入软组织内。

1. 固体硅橡胶充填术

（1）将医用固体硅橡胶雕塑成内面弧度与凹陷紧贴,边缘部呈斜坡状。

（2）切口一般选在颞部发际内约 3~5cm 处,切开头皮、颞浅筋膜,显露颞深筋膜并沿该筋膜表面向前分离约 2~3cm,在颞深筋膜表面前约 1cm 处切开颞深筋膜,于颞肌膜表面、颞深筋膜深面、颧弓之上分离出一略大于填充物的腔隙。

（3）将雕刻好的假体置入腔隙,分层缝合切口。另一侧手术方法相同。

2. 膨体聚四氟乙烯充填术

（1）充填范围和手术设计与固体硅橡胶相同,埋置层次多在颞浅筋膜浅层或深层。

(2)此材料易形变,置入时有一定困难,因此要充分剥离腔隙。

(3)假体置入方法同固体硅橡胶。

3. 颗粒脂肪注射充填术

(1)脂肪来源于自体腰背、大腿、臀部、腹部等皮下脂肪丰富的部位。

(2)用钝性针头将脂肪颗粒均匀地注入颞部凹陷区的皮下,然后轻揉塑形。

4. 透明质酸(玻尿酸)注射

(1)通常注射中分子或大分子的透明质酸。

(2)注射层次:骨膜上层和皮下浅筋膜层较安全。

(3)采用钝针注射,注射时注意预防血管栓塞,一旦发生栓塞,应立即做如下处理:立即停止注射,必要时给予玻尿酸溶解酶,并进行对症处理。

（二）术后处理

术后酌情使用抗生素预防感染。切开充填者术区加压包扎,5~7天拆线。

（三）术后并发症及其防治

1. 血肿 术中仔细操作,爱惜组织,充分止血,术后加压包扎。

2. 切口感染或裂开 严格无菌操作,避免遗留死腔,酌情引流创腔,防止血肿形成,减张缝合,适当加压包扎。

3. 假体外露 避免植入假体过大,腔隙剥离要充分,避免较大的切口张力。

4. 其他 填充不足或过度,或是两侧不对称。预防:术前准确设计,充填材料体积恰当,置入的位置和固定得当。必要时可考虑重新手术矫正。

二、颧骨成形术

颧骨位于颜面中部的外上方,颧骨太高或太低都会影响面部轮廓。颧骨成形美容术可分为颧骨增高术和颧骨降低术两大类。

（一）颧骨增高术

1. 适应证 单纯颧骨颧弓发育不良、颧骨后缩或凹陷畸形者。

2. 禁忌证 近半年内患有上颌窦炎症、牙周炎或牙周病尚未彻底治愈者。

3. 手术方法

(1)选择适宜的体位,一般采用鼻腔内插管全身麻醉。

(2)自体肋骨或髂骨,骨移植的切取方法同常规,将切取的骨块按预定的标准塑形备用,人工材料则需要雕刻为所需形态。

(3)口内上颌前庭沟入路者,用亚甲蓝标记出颧骨增大的位置形态,在前庭沟顶部切开黏膜组织到骨膜,在骨膜下剥离出需移植腔隙。将植入体植入剥离的腔隙后观察效果满意后,在植入体上打孔,以微型钛钉固定。缝合切口,加压包扎3天。

(4)眶下缘入路者,下睑下缘2mm横向切口,切开皮肤,剥离眼轮匝肌及眶隔组织达眶下缘骨膜,在骨膜下剥离出需要移植的腔隙。将骨块或人工假体植入腔隙内,调整位置,打孔后螺丝固定。缝合切口,加压包扎,5天拆线。

（二）颧骨降低术

颧骨降低术为面部轮廓成形术中常见的手术,仅次于下颌角肥大矫正术。

1. 适应证 面上1/3凹陷,面中1/3突出,面上部与面中部面型宽度比值小于

0.75 者为手术的适应证。

2. 手术方法(图 14-13)

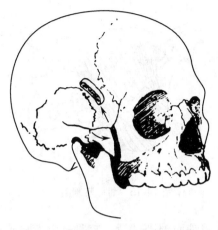

图 14-13　颧突根部截骨减低颧突突度

(1)切口设计:口内从上颌窦前庭沟入路,做 L 形切口。

(2)切开:自上颌窦前庭沟顶端切开黏膜、黏膜下组织及骨膜,切口长 4~5cm。

(3)骨膜下剥离:在骨膜下剥离腔隙深达颧骨颊面,直至颧骨需要除去的部位。注意避免损伤眶下孔内穿出的眶下神经血管束。颧骨体前下方剥离不宜过深,防止其下的颊脂垫疝出至伤口妨碍手术操作。颧骨中央的颧神经血管束可予以切断并电凝止血。

(4)磨削去骨:用钩牵开骨膜瓣与颊部组织,充分暴露所需磨削部位。根据术前设计,用电动骨锉均匀地磨除高出的部分颧骨。磨削颧骨时应注意颧骨颊面的自然弧度,眶下缘骨质必须充分保留,以防止损伤眶内的眼球。颧骨前下缘的骨质与上唇方肌和颧肌肌纤维的附着紧密,需用锐性剥离。在剥离该处时仍然要防止颊脂垫疝出。

(5)骨面锉平:清除碎骨粒和组织碎片,修整过高的骨质直到满意为止。冲洗创面,彻底止血。

(6)缝合切口:由于术中将骨面与其表面附着的肌纤维分离,因而术后可能发生面颊部下垂。为预防面颊部下垂的发生,可将颧骨附着的相应肌纤维牵拉上提,用5-0可吸收线缝合数针固定在颧骨骨膜上。用 5-0 可吸收线缝合黏膜组织,以 6-0 线缝合黏膜。颧面部适度加压包扎,注意颧骨远端勿加压,以免造成颧弓塌陷。

三、下颌角肥大成形术

下颌角肥大多伴有咬肌肥厚,其面型较宽大呈梯形。女性从侧面看则呈现男性化的下颌角,缺乏柔和、流畅的轮廓。矫正治疗以下颌角截骨或伴部分咬肌切除为主。手术方法分为口内入路和口外入路两种。口外入路易于显露,视野清楚,但常遗留切口瘢痕,故多进行口内入路行下颌角截骨美容术。

手术方法

1. 口内入路下颌角截骨术

(1)体位与麻醉:选择适宜体位,采用全身麻醉或强化局麻。

(2)切口及剥离:于口内下颌升支前缘至第一前磨牙远颊侧(图 14-14)切开骨膜,在骨膜下剥离,于下颌缘处部分剥离开咬肌附着处,显露下颌角区、下颌体部和颏孔,勿损伤下牙槽神经血管束(图 14-15)。

(3)截骨线设计:在下颌曲面断层片或在下颌骨侧位片上,标出下颌骨升支前缘的垂线与咬合平面的平行线,两线分别与下颌骨下缘及升支后缘交点处定点,两定点间的连线为安全截骨线。

(4)截骨:按术前设计标记的截骨线,先用裂钻或爪形磨头沿截骨线磨出一个骨

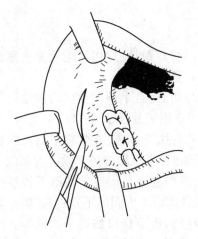

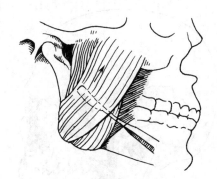

图 14-14 口内进路切口　　　　　　图 14-15 骨膜下剥离

槽,然后用摆锯将下颌角截除(图 14-16),并将截骨面锉磨圆滑。咬肌肥大者将咬肌中层用组织钳提起后,用 7 号丝线缝合 3~4 针牵引线,提起牵引线用电刀切除咬肌中层。

(5)彻底止血后缝合切口,加压包扎,必要时可放置负压引流 48 小时。

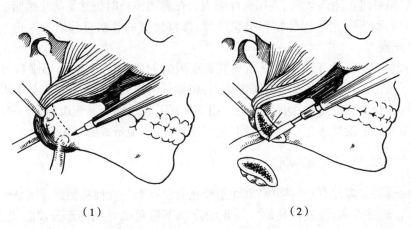

（1）　　　　　　　　　　　（2）

图 14-16 截除骨块

2. 耳后切口下颌角截骨术

(1)切口设计:自耳垂下皱襞处沿耳后基部上行至中上 1/3 处向后延伸至发际,沿发际向下达下颌角平面(图 14-17)。用亚甲蓝在皮肤表面标记下颌角位置,下颌缘以及颏孔的体表投影位置,并在截骨线表面的皮肤上标出截骨线的投影(图 14-18)。

(2)下颌角的显露:首先沿耳后切口线在耳后筋膜浅层平面掀起耳后皮瓣,到达胸锁乳突肌前缘后,在腮腺咬肌筋膜浅层向前分离至下颌角表面。左手示指触及下颌角的中心部位,右手顺下颌缘方向钝性分离咬肌筋膜达骨膜表面,切开骨膜后用骨膜剥离器沿下颌骨下缘在骨膜下分离咬肌附着点,用拉钩拉开腔隙,充分暴露下颌角前后缘。

(3)下颌角的截除:用来复锯或裂钻沿设计的截骨线截除肥大的下颌角。用小骨

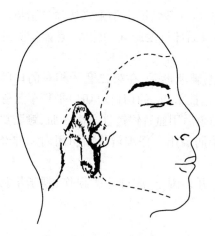

图 14-17　耳后切口线设计

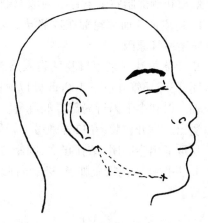

图 14-18　下颌角及截骨线体表投影

凿沿截骨线凿断部分骨连接处,取出截下的骨块。用爪形钻平整截面。

(4)咬肌的去除:伴有咬肌肥大者去除咬肌中层部分肌纤维。

(5)缝合切口后加压包扎。

四、隆颏术

(一)适应证

1. 小颏和短颏者,虽咬合关系基本正常,无错颌,但面部三庭比例不协调,与Ricketts 美容平面不符。

2. 有严重的下颌后缩、前牙深覆盖、错颌,少数呈鸟嘴状畸形的病例,隆颏术是相对适应证。

(二)手术方法

(1)双侧颏神经阻滞麻醉,辅以切口处和预分离区的骨膜表面浸润麻醉。

(2)在拟充填颏部用亚甲蓝标出颏正中线、颏前缘,并准确标出两侧充填范围。

(3)在下颌颏部正中联合处前庭沟底靠唇侧 5mm 处,于两侧下颌第一前磨牙间切开黏膜、肌肉组织至骨膜下,然后用骨膜剥离子紧贴骨面按预先设计范围分出骨膜下腔隙,显露下颌骨颏部。注意保护下牙槽神经血管束。

(4)将雕刻好的充填材料放入剥离好的腔隙内并认真调整位置,观察是否得当及对称。

(5)用 6-0 可吸收线将肌肉和黏膜分别缝合,用胶布外固定,防止假体移位。

第四节　局部脂肪切除术

一、颊脂垫切除术

颊脂垫位于咬肌、颊肌及颧骨之间的潜在间隙,具有充填作用;对相邻的肌肉运动具有缓冲及润滑作用;对穿行于其间的神经具有保护作用。如果颊脂垫过于肥大,在成年人面部会表现为双侧颊部过于肥胖和臃肿,影响面部美观。由于切除颊脂垫后会导致颞部和颊部脂肪垫下移致使颞部颊部凹陷,故一般情况下不主张切除颊脂垫。

1. 适应证 面部轮廓在颊部异常突起,导致面部过度肥胖和臃肿,且能排除外皮下脂肪增厚等原因。

2. 手术方法 采用口腔黏膜入路。聚维酮碘消毒后,在第二磨牙相对的口腔黏膜表面、腮腺导管开口下 1.0cm 处以亚甲蓝标记长 1.0m 的切口。切口平行于腮腺导管长轴。以利多卡因行局部浸润麻醉。切开黏膜后用血管钳钝性分离颊肌,颊脂垫经切口溢出。打开包膜,在口外颧弓下轻压,使脂肪溢出。仔细辨认脂肪团内无神经分支。切取溢出脂肪团,结扎止血,间断缝合切口。

3. 并发症 包括血肿、感染、面神经损伤、开口困难、腮腺导管损伤、颊脂垫膨出复发等。

二、颏下脂肪垫切除术

颏下脂肪垫是面颈部老化的外在表现之一。也有部分营养过剩的年轻人表现为颏下脂肪垫堆积。颏下脂肪垫松垂及脂肪堆积会导致下颌轮廓线及颏颈角的模糊或消失。

1. 适应证 颏下脂肪垫过度赘积,下颌轮廓线及颏颈角的模糊或消失。

2. 手术方法 受术者取坐位标记出颏下脂肪垫的范围。手术切口选择在近颏下缘的颏下皱襞处,切口长 2~3cm。局部以 0.5% 利多卡因浸润术区。切开皮肤及皮下脂肪达颈阔肌。在颈阔肌浅面仔细分离,至术区颏下脂肪垫与颈阔肌全部分离。自切口下术区边缘在皮下分离皮下脂肪,直至颏下脂肪垫被全部切除。术区置引流并缝合切口。术区以颏颈套及棉垫压迫包扎。

3. 并发症 包括血肿、术区皮肤瘀斑、凸凹不平、局部皮肤坏死、瘢痕增生等。

(李海珠)

 复习思考题

1. 治疗瘢痕性秃发的手术方法有哪些?
2. 简述面部除皱术的适应证和手术方法。
3. 试述下颌角肥大成形术的手术方法。

第十五章

PPT 课件
15章PPT

眉眼部美容手术

扫一扫
知重点

学习要点

> 眉成形术的适应证与禁忌证;眉成形术的手术种类及手术方法;重睑术原理,手术适应证与禁忌证,手术前后处理以及并发症的防治;眼袋美容术的适应证与禁忌证,手术前后处理以及并发症的防治;上睑下垂的术前检查和手术时机;上睑下垂的手术方法和并发症;内眦赘皮矫正术手术的方法、操作步骤及并发症的防治;睑外翻病因及分类,手术前后处理。

眉眼部美容手术是美容外科最常见的手术之一,其根本目的是通过医学审美和外科手术相结合为手段,对求美者眉眼部解剖生理正常范围内的缺陷加以修复和塑造,或对眉眼部的缺损、畸形进行修复和再造,从而达到形态的改进与美化以及功能的重建与恢复。

第一节　眉 成 形 术

眉是位于眼睛上缘呈弧形分布的毛发,两侧对称。眉不但能阻挡汗水、雨水进入眼内,而且还能衬托一个人的容貌,故有"七情之虹"的美誉。如果两眉下垂、文眉不理想或洗眉遗留瘢痕等,则严重影响容貌之美,故而眉的美容整形术日益受到重视。

一、眉的应用解剖及其美学基础

(一)眉区的组织结构

眉区的软组织由浅入深包括皮肤、浅筋膜、肌层、腱膜层、眉脂肪层、帽状腱膜下间隙和骨膜。

1. 皮肤　眉区皮肤沿眉的走行形成峭状隆起,较眼睑皮肤为厚,眉体处更为肥厚,其上有眉毛生长,移动性较大。

2. 浅筋膜　眉区浅筋膜是含有少量脂肪组织的结缔组织。

3. 肌层　主要由垂直、斜行和环形三种走向的五种表情肌组成。它们分别为:①额肌:起自额上、中部帽状腱膜,自上向下垂直走行,大部分止于眉区皮肤和皮下,小部分止于眼轮匝肌。收缩时眉上提,睑裂开大。②眼轮匝肌:环绕睑裂走行,收缩时使睑裂闭合,同时眉区的皮肤和眉毛下移。③皱眉肌:起自额骨鼻部下端,斜向外上,止于眉区的内侧半皮肤;收缩时牵引眉向内下,鼻根上方眉间皮肤出现纵形皱纹。④降眉肌:在皱眉肌内侧,起于鼻根,止于眉头部及相邻的眉区皮肤,收缩时下降眉头,鼻根部出现横向皱纹。⑤降眉间肌:位于鼻根两侧,收缩时鼻根出现横向皱纹。

4. 腱膜层　为额肌鞘的后层,经眉脂肪垫的前方降至眶上缘,向下构成眶隔的前层。

5. 眉脂肪垫　位于眉区中外 2/3,长度平均为 3.2cm,在眉中点的平均宽为 11mm,厚 1.8mm。

6. 帽状腱膜下间隙　是颅顶部帽状腱膜向前下的延续,由疏松结缔组织构成,直到眶上缘。

7. 骨膜　覆盖于额骨表面的骨膜,在眶上缘处向下延续为眶隔的后层。

（二）眉区的神经和血管分布

眉区的运动受面神经的颞支和颧支支配,眉区的感觉神经来自眶上神经及滑车神经。眉的动脉主要来自眼动脉和颞浅动脉的分支,静脉回流到眼静脉和颞浅静脉。

（三）眉的美学位置

眉位于眶上缘,包括眉头、眉峰和眉梢三部分。标准眉型(图 15-1)的眉头在鼻翼与内眦点的延长线上(A 线),略低于眶缘;眉峰在鼻翼与瞳孔外缘的延长线上,即眉毛的最高点(B 线);眉梢在鼻翼与外眦点的延长线上(C 线)。眉峰与眉梢略高于眶缘。

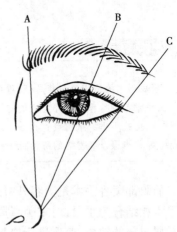

图 15-1　标准眉型

二、切提眉美容术

（一）切眉术

切眉术是指将不理想的文眉部分切除或提高下垂的眉外侧部。

1. 手术适应证

（1）不理想文眉伴眉下垂:过宽、过浓、颜色异常、眉型不理想。

（2）文眉后局部皮肤出现脱屑、增厚或发痒等过敏反应。

（3）洗眉后遗留瘢痕或色素沉着,或对原文眉颜色不满意。

（4）文眉后两侧眉的形态、粗细、长短、高低不对称。

（5）文眉与原眉不重叠,出现上下两条眉。

（6）眉睑距离过窄或双侧眉下垂、或呈八字眉者。

2. 手术禁忌证

（1）心理障碍或要求不切合实际者。

（2）眼部及面部器官有急、慢性感染病灶者。

（3）面神经麻痹所致的额肌瘫痪者。

（4）有瘢痕增生倾向及瘢痕体质者。

（5）要求自然眉全部切除者。

（6）上睑凹陷,眼球明显突出者。

3. 术前检查与准备

（1）专科检查:双眉区有无感染及破溃,原眉形态以及眉松垂程度,额肌的张力是否正常等。

（2）全身检查:重要脏器功能正常,血常规以及凝血功能试验要求正常。

（3）根据求术者文眉情况,征求其意见后,设计出新的眉型。

（4）手术前清洗面部皮肤。

（5）签订手术知情同意书,并行面部多角度照相。

4. **手术方法及操作步骤** 根据求术者不同的情况及要求而采取不同的手术方式,主要有以下几种情况,可根据以下几种具体情况选择相应的手术方式。

（1）全眉过宽的矫正术:原文眉形状尚满意,唯嫌整个文眉过宽。首先在眉上缘设计切除多余宽度的文眉,根据额部皮肤松弛情况可设计切除一条额部正常皮肤。面部皮肤消毒铺巾后行局部浸润麻醉。沿切口线切开皮肤、皮下组织,切除多余的文眉部分,仔细止血,逐层缝合切口皮缘,缝合后基本保留原文眉形状(图 15-2)。

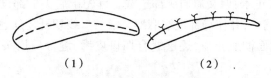

（1） （2）

图 15-2 全眉过宽的矫正术
（1）拟切除部分;（2）切除缝合

（2）全眉平直矫正术:原文眉形状平直僵硬,眉峰特征不明显,缺乏美感。此种情况应在眉上缘眉腰及眉尾处设计切除部分文眉及一条额部正常皮肤,提升眉峰高度。面部皮肤消毒铺巾后行局部浸润麻醉。沿切口线切开皮肤、皮下组织,切除多余的文眉部分,仔细止血,逐层缝合切口皮缘,缝合后眉呈拱形,眉峰特征显露(图 15-3)。

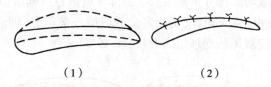

（1） （2）

图 15-3 全眉平直矫正术
（1）拟切除部分;（2）切除缝合

（3）眉下垂矫正术:原文眉下垂或原自然眉下垂,呈八字形。此种情况多见于中、老年人。先于眉外上方设计切除部分文眉及一条较宽大的额部正常皮肤,切口可向眉尾外延伸 0.5~1cm,以不超过鼻翼与外眦点的延长线为宜。面部皮肤消毒铺巾后行局部浸润麻醉。沿切口线切开皮肤、皮下组织,切除多余的文眉部分,彻底止血,逐层缝合切口皮缘,缝合后眉外侧部及眼外眦角上提(图 15-4)。

（4）眉腰过宽矫正术:原文眉眉腰部过宽,缺乏艺术美感。首先在眉腰上部设计切除一条文眉的皮肤。面部皮肤消毒铺巾后行局部浸润麻醉。沿切口线切开皮肤、皮

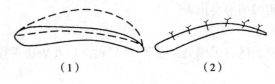

图 15-4　眉下垂矫正术
(1)拟切除部分;(2)切除缝合

下组织,切除多余的眉腰部文眉部分,彻底止血,逐层缝合切口皮缘,缝合后可使眉形流畅自然(图 15-5)。

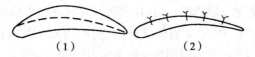

图 15-5　眉腰过宽矫正术
(1)拟切除部分;(2)切除缝合

(5)眉头过宽矫正术:原文眉眉头部过宽。首先于眉头上部设计切除一条文眉皮肤。面部皮肤消毒铺巾,并作局部浸润麻醉。沿切口线切开皮肤、皮下组织,切除多余的眉头文眉部分,创面彻底止血,逐层缝合切口皮缘,缝合后眉头呈自然而圆钝状态(图 15-6)。

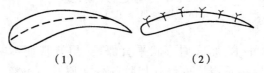

图 15-6　眉头过宽矫正术
(1)拟切除部分;(2)切除缝合

(6)眉尾分叉矫正术:此指原文眉眉尾部呈分叉状。首先于眉尾部设计切除其中一条分叉,并适当延续切除部分正常皮肤。面部皮肤消毒后铺巾,并行局部浸润麻醉。沿切口设计线切开皮肤、皮下组织,切除多余的眉尾分叉部分,创面彻底止血,逐层缝合切口皮缘,缝合后使眉尾呈现理想的形状(图 15-7)。

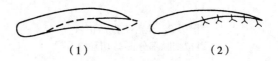

图 15-7　眉尾分叉矫正术
(1)拟切除部分;(2)切除缝合

5. 手术要点及其注意事项

(1)切口痕迹一定要留在眉内或眉上下边缘,才能被遮盖或不明显。

(2)切眉及去皮不能过多,术前一定要设计好切口线,避免发生不对称畸形。

(3)切除眉头时,切口尽量不要向内侧延长,以免眉头文饰不能遮盖;切口不宜过深,仅达皮下即可,以防损伤眶上神经及其血管束。

（4）切除眉上皮肤时,注意不要损伤面神经颞支,该神经在眉外侧端上方 1.5cm 处进入额肌的深面,故而眉外侧切口应在眉上 1.0cm 以内,深度应仅限额肌表面为止。

（5）缝合时应无张力,如有张力应行皮下减张缝合,并且要求皮肤对位良好。

6. 术后处理

（1）切口适当加压包扎,术后 5~7 天拆线。

（2）酌情使用抗生素预防感染。

（二）提眉术

眉部皮肤松弛,致使眉毛低于正常位置即为眉下垂。往往发生在中老年人,因皮肤、额肌、眼轮匝肌向下松弛而造成眉毛下移,多以眉外侧下移明显,双侧眉呈八字型。求术者往往合并有严重的上睑皮肤松弛,睑裂呈三角形(三角眼),而且鱼尾纹也很明显。多为双侧同时下垂,少数为单侧下垂或两侧下垂程度不一,影响美观,严重的甚至影响视力,可用提眉手术来矫正。

1. 手术适应证

（1）眉整体下垂,鱼尾纹明显者。

（2）老年性上睑皮肤松弛者。

（3）眉头或眉尾下垂者。

（4）眉下垂或眉型欠佳者。

（5）近期接受过前额部提升术而效果不佳者。

2. 手术禁忌证

（1）有心理障碍或要求不切合实际者。

（2）面部神经麻痹致额肌瘫痪者。

（3）上睑皮肤张力过大,眼睑闭合困难者。

（4）有瘢痕增生倾向以及瘢痕体质者。

（5）有出血倾向、感染病灶、糖尿病或其他严重疾病者。

3. 术前检查与准备

（1）专科检查:双眉区有无感染及破溃;眉松垂程度;额肌的张力是否正常等。

（2）全身检查:重要脏器功能是否正常,血常规以及凝血功能化验是否正常等。

（3）根据求术者具体情况,充分征求意见,医患共同选择适当的术式。

（4）手术前清洗面部皮肤。

（5）签订手术知情同意书,并行面部照相。

4. 手术方法及操作步骤

（1）眉上皮肤弧形切除术:该法适用于全眉下垂或眉头、眉梢下垂者。

1）根据眉下垂的程度,先设计好拟切除眉上皮肤的范围及宽度。受术者取坐位,将下垂的眉用手向上提升至正常的位置,松手后眉毛下降的距离即手术所需切除皮肤的宽度,然后用直尺分别在眉头、眉峰和眉尾三点标出下垂的眉毛应提升的高度,即拟切除眉上皮肤的宽度,再画线和进行固定(图 15-8)。

2）面部皮肤消毒后铺巾,并行局部浸润麻醉。

3）按切口设计线切除眉上缘新月形皮肤,创面彻底止血,拉拢切口皮缘,然后间断缝合皮下及皮肤。皮下缝合时必须与额骨骨膜缝合固定几针,防止复发。

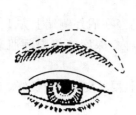 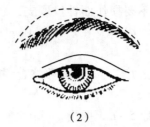 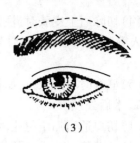

（1）　　　　　　　（2）　　　　　　　（3）

图 15-8　眉上皮肤弧形切除术
（1）眉梢下垂明显;（2）眉头下垂明显;（3）眉毛距睑缘过近

（2）眉部 Z 成形术:该法适用于全眉头过高、眉梢过低以及眉中部离断者。

1）根据眉头过高、眉梢下垂以及眉中部离断的程度,设计不同的 Z 形切口线,然后进行标记和固定。

2）面部皮肤消毒后铺巾,并行局部浸润麻醉。

3）沿切口设计线切开皮肤,达皮下脂肪深层,剥离皮瓣(切勿损伤眉毛毛囊根部),创面彻底止血,并将两个对偶的三角形皮瓣交换位置,然后间断缝合皮下及皮肤（图 15-9）。术毕嘱受术者睁眼平视,观察其双眉的位置是否对称。

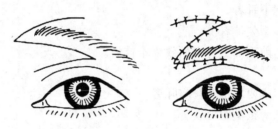

图 15-9　眉部 Z 成形术

5. 手术要点及其注意事项　提眉手术的要点及其注意事项除与切眉手术相同之外,该手术的切开、止血、缝合等均应严格的遵循微创原则,切口务必靠近眉缘,三角形皮瓣的设计务求合理,并保证其血供良好。

6. 术后处理
（1）切口适当加压包扎,术后 5~7 天拆线。
（2）眉部 Z 成形术者还应观察皮瓣的成活情况。
（3）酌情使用抗生素预防感染。

第二节　重睑成形术

重睑成形术又称之为双眼皮手术,此为东方人最常进行的美容手术。具有重睑的眼睑外形常常给人以活泼有神、明媚、清秀及美丽动人的感觉,而单睑者由于睑裂短小,上睑皮肤下垂臃肿,多给人以疲惫、无神的感觉,故而重睑成形术在增加容貌美方面具有重要的功能和意义。正因如此,重睑成形术是目前国内开展最为广泛和极为普遍的美容手术之一。

一、眼睑应用解剖及其美学基础

（一）眼睑的外形标志

眼睑是覆盖在眼球前部而能灵活运动的帘状保护组织,具有保护眼球,防止外伤和干燥的功能(图 15-10)。

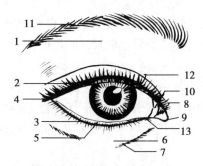

图 15-10　眼睑的外形标志

1. 上睑;2. 上睑缘;3. 睫毛;4. 外眦;5. 下睑缘;6. 下睑;7. 下睑沟;8. 泪阜;9. 内眦;10. 半月状皱襞;11. 眉;12. 上睑沟;13. 泪小点

1. **眼睑、睑缘、睑裂**　眼睑分为上下两部,分别称为上睑和下睑。上睑较下睑大而宽。上睑的上缘以眉为界,下界为上睑缘。下睑上界为下睑缘,下界与颊部皮肤相延续,无明显分界,通常以眶下缘的相应部位作为下睑下界。上、下眼睑的游离缘称睑缘,宽约 2mm,有一灰白色分界线即睑缘灰线将睑缘分为前唇和后唇。沿睑缘灰线切开,将眼睑分为前后两叶,前叶包括皮肤、皮下组织、肌肉;后叶包括睑板及睑结膜。因此,此线常作为睑缘手术切开的标志线。上、下睑缘之间的裂隙称为睑裂,睑裂的高度是指静眼向前方注视时上下睑缘中点之间的距离。东方民族成人的睑裂长 27~30mm,平视时其高度为 8~10mm,尽力睁眼时可达 12~14mm;上睑缘最高处在中内 1/3 交界处,下睑缘最低处为中内 1/3 交界处;向前平视时,上睑缘遮盖角膜约 2mm,下睑缘则与角膜下缘接触。上睑表面有两条横沟,一条位于眉下即眶上缘下方,即额睑沟,而另一条则位于上睑缘上方 4~8mm 处,称上睑沟(重睑皱襞),有此沟者称重睑(俗称双眼皮)。据有关资料统计国人重睑发生率约 52.4%。在下睑眶下缘水平有一隐约可见的浅沟则称为下睑沟。

2. **内外眦、睫毛**　上、下睑在内侧和外侧的交汇处分别称为内眦和外眦。通常内眦圆钝而外眦呈锐角,静眼时外眦比内眦高 1.5~2mm。在内眦角前方有一条斜行或垂直的皮肤皱裂,称为内眦赘皮。内眦与眼球间隔的空间成为泪湖,泪湖鼻侧有一个粉红色椭圆形小隆起,称泪阜。内眦赘皮可遮盖泪阜,临床上根据泪阜被遮盖的程度对内眦赘皮进行分级。外眦呈锐角,平视时约 30°~40°,内外眦角间的连线成为睑裂线,一般外眦略高于内眦(汉族),睑裂线和水平线的夹角以 10°左右居多。上、下睑缘近内侧处各有一稍突起的小孔,称为泪小点,为泪小管的开口。上睑缘生长有 2~3 行睫毛,100~150 根,长 8~12mm,平视时其倾斜度为 110°~130°,闭眼时为 140°~160°;下睑有 50~75 根睫毛,长 6~8mm。睫毛寿命为 3~5 个月。睫毛具有遮光、防止异物进入眼内的功能。

（二）眼睑的组织结构

眼睑由外向内依次分为皮肤、皮下组织、肌层、肌下疏松组织层、纤维层及睑结膜层。

1. **皮肤**　眼睑皮肤为全身皮肤中最薄者,为 0.3~0.6mm。眼睑皮肤松弛易产生皱纹,在外眦部形成爪样皱纹称"鱼尾纹"。老年人上睑皮肤松弛严重可部分遮盖瞳孔,遮挡视线。眼睑皮肤受三叉神经第一、二支支配。

2. 皮下组织　为疏松结缔组织,西方人种此层几乎不含脂肪,而东方人种含较多脂肪。皮下组织较松弛,故易于积存血液或渗液而形成血肿或水肿。

3. 肌层

(1)眼轮匝肌:该肌可分为睑部和眶部两部分,位于皮下组织和睑板、眶隔之间,形似一扁环,是以睑裂为中心环形走行的扁平肌,此肌由面神经支配,肌肉收缩时眼睑闭合。

(2)提上睑肌:该肌属于横纹肌,起自眶尖部总腱环,沿眶上壁向前呈扇形展开,最后附着在上睑板上缘,部分纤维通过眼轮匝肌与上睑皮下发生联系。睁眼时产生上睑皱襞。该肌由动眼神经支配,收缩时上提上睑。

(3)Müller肌:该肌是两块很薄的平滑肌,上下睑各一,受交感神经支配,使睑裂开大。上睑者较大,宽约10mm,起于提上睑肌深面的横纹肌纤维中,向下伴随提上睑肌止于睑板上缘。下睑Müller肌很细小,起自下直肌鞘及该肌向下斜行扩展的部分,向前上方走行至球结膜及下睑板。

4. 肌下疏松组织层　位于睑板前一层薄薄的疏松结缔组织,眼皮的厚薄与该层组织量有关。东方人的"肿泡眼"往往是因为此层组织较厚,并伴有上睑眶隔脂肪较多的缘故。

5. 纤维层　包括睑板和眶隔。睑板由致密的纤维组织构成,其硬度犹如软骨,上、下眼睑各一块,是眼睑的支架组织。上睑板较大,呈半月形,长约29mm,中央部较宽,男性为7~9mm,女性为6~8mm,厚约1mm。下睑板较窄小,呈长方形,中央部宽约5mm。眶隔是睑板向四周延伸的一薄层有弹性的结缔组织膜,在眶缘四周与增厚的骨膜相延续,将眼睑与眼眶分开,眶隔内有眶脂肪充盈。老年人以及肿泡眼者眶脂肪多从隔膜的薄弱处突出。一般认为重睑形成与眶隔和提上睑肌腱膜融合部位有关,若是融合部位过低,则眶隔及其脂肪的位置也低,阻挡了提上睑肌纤维穿过,不能附着于眼睑皮肤,因而不能形成重睑。东方人因融合部位偏低,故单睑者较多。

6. 睑结膜　位于眼睑内侧面,与睑板内侧面紧密相连。

(三)　眼睑的血管、淋巴和神经

1. 眼睑的血管　上、下眼睑的血运由面动脉和眼动脉的各分支供给,这些分支互相吻合,在睑板前后都有交通丛,并在上下睑距离睑缘3mm处形成睑缘动脉弓。此外,有时也在上睑或下睑沿着上睑板上缘和下睑板下缘形成周围动脉弓。眼睑的静脉呈不规则的弓形,内侧与内眦静脉相吻合,外侧与泪腺静脉和颞浅静脉相吻合。眼睑的静脉位置较表浅,每个眼睑都有与动脉弓相当的静脉弓。眼睑的静脉血流既可通过眼静脉、海绵窦汇入颅内,也可由面静脉汇入颈内静脉至颅外。

2. 眼睑的淋巴系统　眼睑的淋巴系统可分为深、浅两组。上睑大部分、下睑外1/3和外眦部淋巴回流入耳前和腮腺深部淋巴结,汇入颈深淋巴结;上睑内侧、内眦、下睑内2/3和结膜的淋巴经内眦静脉和面静脉汇入下颌下淋巴结,最终汇入颈内静脉。

3. 眼睑的神经系统　眼睑受运动、感觉和交感神经支配。其主要包括:①面神经:为运动神经,支配眼轮匝肌;②动眼神经:为运动神经,其上支经眶上裂入眶,穿过上直肌,支配提上睑肌;③三叉神经:是感觉神经,来自三叉神经的眼支和上颌支,上睑由眶上神经支配,下睑由眶下神经支配,内眦部由滑车上下神经支配,外眦部由泪腺神经支配;④交感神经:支配眼睑Müller肌、血管和皮肤的腺体。

（四）眶脂肪

眶脂肪填充于眶内各结构之间，起保护和固定眶内各结构的作用。上睑分布2团，下睑分布3团。

（五）眼睑的形态美学

眼型的形态美是由眉、眼睑、内眦、外眦、睑裂和眼球的形态美所构成。我国古代就有"三庭五眼"的形态美学之说。"三庭"是指人脸的长度可分为三等份；"五眼"是指人脸的宽度在眼的水平可等分为5个眼的距离。

上眼睑的形态为半月形，位于眼球前、睑裂上方，上界为眉毛下缘，下界形成上睑缘。上睑缘生长有一排向前方弯曲的睫毛，内侧与下睑汇合形成内眦角，外侧与下睑汇合成外眦角，内眦圆钝，外眦呈锐角。在内眦角前方常有一条斜行或垂直的皮肤皱襞，称为内眦赘皮，其掩盖了内眦正常外形的一部分。据有关资料显示国人内眦赘皮发生率约为47.8%。内眦赘皮的存在不仅会影响眼型的优美，而且在重睑成形术时若处理不当，常使重睑难以达到理想效果。上睑缘与眉弓的距离一般为15~20mm左右（眉睑距离）。眼睑的厚度为2~3mm，长度为26~30mm，上睑的活动度为10~15mm。上睑在距离上睑缘4~8mm处在睁眼时形成一皮肤皱褶沟，称为重睑沟，有此沟者为重睑形态（双眼皮），无此沟为单睑形态（单眼皮）。

从美学角度考虑，重睑者的睑部形态及其长度与单睑者相比更符合黄金分割定律，从而让人产生美的愉悦。重睑的睑形在人们的视觉和心理感应上常能产生妩媚、灵巧、清澈、靓丽和富有灵气等感觉。尤其在眼部动态的情况下，优美的重睑线犹如一帘清水流淌于旷野，使丰富立体的睑形更富有活力之美。而单睑者常给人以眼睛较小，上睑臃肿，疲惫、眼神犀利的感觉，则两眼没有重睑那样妩媚柔和。

二、重睑成形术

重睑成形术又称双眼皮成形术，是指通过手术的方法，在上睑适当位置将皮肤的真皮层与睑板前筋膜或睑板之间形成粘连，使之在睁眼时形成人为的上睑皱襞（即双眼皮）。

（一）重睑形成的解剖因素

一般认为双眼皮和单眼皮的解剖区别在于，前者提上睑肌腱膜除了附着于睑板上缘外，还有一部分肌纤维穿过眶隔和眼轮匝肌附着于上睑皮下，因而在睁眼时牵拉上睑皮肤及其睑板而出现重睑（双眼皮）；而后者提上睑肌腱膜仅附着于睑板，无肌纤维附着于上睑皮肤，当睁眼时提上睑肌纤维仅能牵拉睑板，而不能牵拉上睑皮肤，故在外观上呈单睑（单眼皮）。眶隔与提上睑肌腱膜融合的部位亦决定重睑的形成，若是融合部位过低，则眶脂肪下垂至睑板前，从而阻碍了提上睑肌腱膜与上睑皮肤的联系，故而形成单睑。

（二）重睑成形术的原理

即通过手术使提上睑肌腱膜或睑板与上睑重睑线处的皮肤粘连固定，当睁眼时提上睑肌收缩将睑板与粘连线以下的皮肤提起，而粘连线以上皮肤则松弛下垂并折叠形成皱襞，即呈现重睑。在重睑美容术时切除部分眼轮匝肌以及处理眶脂肪都是基于这个原理而设计的。

（三）重睑成形术的适应证和禁忌证

1. 适应证 身体健康，精神正常，年满 18 岁主动要求手术而又无禁忌证者，皆可施行重睑美容术。符合下列情况之一者即可考虑手术。

（1）双侧或单侧单眼皮，要求手术对称者。

（2）原有重睑线不显著或时有时无者。

（3）重睑皱襞较窄、成形不良或多重皱襞者，或睁眼时不显（内双）者。

（4）轻度上睑皮肤松弛，或轻度内翻倒睫者。

（5）老年性上睑皮肤松垂者。

知识链接

上睑整形术

中老年者由于年龄增长，皮肤发生组织学变化，进而导致形态学改变，如眼睑皮肤松弛下垂，遮盖部分睑裂，影响视野。严重者睑缘内翻，倒睫，溢泪。过多的松弛皮肤堆积，呈"三角眼"外观，眼睑皮肤变薄、皱褶出现，眼轮匝肌变薄、眶隔松弛、上睑臃肿，常伴泪腺脱垂，严重影响眼睛美观。中老年上睑皮肤松弛和外眦下垂的矫正也称上睑整形，它不仅能改善眼部外形，还有拓宽视野、矫正倒睫等治疗意义。近年来，随着人们生活水平提高，中老年人美容整形的数量呈现逐年上升趋势，上睑整形术常占中老年眼部美容手术之首。

2. 禁忌证

（1）心理障碍精神异常或要求不切合实际者。

（2）各种原因所致的眼球过突或眼睑退缩者。

（3）长期患有眼睑神经性水肿者。

（4）眼部及面部器官存在急、慢性感染病灶者。

（5）先天性上睑下垂或面神经麻痹致睑裂闭合不全者。

（6）有出血倾向、感染性疾病、糖尿病或其他严重疾病尚未控制者。

（7）有瘢痕增生倾向或过敏体质者。

（8）亲属不同意者。

3. 术前检查与准备

（1）专科检查：仔细检查脸型、眉型、眼型、睑裂大小与形态，以及眉睑距离；检查睑部皮肤弹性、松弛程度以及眶脂肪情况；检查双眼视力，眼睑、眼球的运动情况，同时应注意有无内眦赘皮以及眼部疾病存在。

（2）全身检查均正常，血常规、凝血功能试验以及相关检查也应正常。

（3）对求术者面部情况观察分析，根据局部条件，结合年龄、职业以及本人的要求，与求术者商定重睑的类型、宽度及其手术方式。

（4）签订手术知情同意书，面部照相。

（5）术前清洗面部皮肤。

（四）重睑分型

眼睑形态因人而异，故上睑皱襞的走行、宽窄、深浅等各不相同，在临床上根据重睑形态分为三型，重睑美容术也多以此来进行设计的（图 15-11）。

1. 平行型 指重睑皱襞与上睑缘平行一致。此型重睑尤其适用于睑裂长、鼻梁

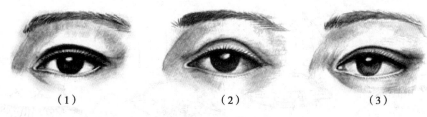

（1）　　　　　　　　　（2）　　　　　　　　　（3）

图 15-11　重睑分型

（1）平行型重睑；（2）新月型重睑；（3）开扇型重睑

高及眉骨较为突出者。

2. 新月型　指重睑皱襞在内外眦部较窄，而在中间部较宽，如同弯月形。此种类型临床少用。

3. 开扇型　指重睑皱襞内窄外宽，故而又称之为广尾型。此型适合于绝大多数单睑受术者。

（五）术前设计

重睑美容术的术前设计应根据求术者的年龄、性格、职业、个人要求以及本人的脸型、眉型、眼型、眉睑距离等多因素综合考虑。

重睑的宽度是指重睑线与上睑缘之间的距离，可归纳为较宽、较窄、适中等三种情况。①较宽的重睑：重睑宽度为 8～10mm 及以上，此型重睑适合于睑裂较长、脸型长方、眉睑距离较宽以及演艺人员；②较窄的重睑：重睑线多在 5mm 或以下，适合于睑裂较小，不愿意让别人察觉的重睑受术者；③适中的重睑：指重睑宽度在 6～8mm，这种设计适合于大多数受术者。

重睑线的设计方法很多，但常用而有效的方法是直接挑试法，即在上睑中、内 1/3 处（重睑优势点）的拟重睑线上用一牙签挑起眼皮，平视时观察其重睑线是否流畅，是否与眼型及脸型相协调，然后画线标记并固定。

（六）手术方法

重睑成形术的方法有许多种，但概括起来可分为三类：缝线法、埋线法和切开法。

1. 缝线法　该法是利用缝线将提上睑肌腱膜或睑板与重睑线处的皮肤结扎、固定，造成粘连以形成重睑。

（1）适应证：此法适用于上睑较薄，皮肤无松弛和脂肪不多的单睑受术者。

（2）禁忌证：上睑呈"肿泡眼"外观或上睑皮肤明显松弛下垂者。

（3）手术操作步骤（图 15-12）

1）在重睑预定线上先定出 a、b、c、d、e、f 六个点，每两个点距离应相等。

2）用护眼板保护眼球，翻转上睑，用双针 4-0 尼龙线，从结膜面相当于 a 点进针，穿过提上睑肌腱膜、眼轮匝肌，从皮肤面 a 点出针；另一针仍从结膜面 a 点进入，结膜下走行至结膜面 b 点处，从皮肤面 b 点出针，完成一组 U 形褥式缝线；同样的方法完成另两组褥式缝线，每组褥式缝线均结扎于细硅胶管上，以利形成粘连。

（4）术后处理：使用抗生素眼药水滴眼，7～10 天拆除缝线。

（5）优点与缺点

1）优点：操作简便易行，如术后效果不佳时可改用切开法修正。

2）缺点：术后组织水肿明显，部分受术者形成的重睑随时间推移可逐渐消失或

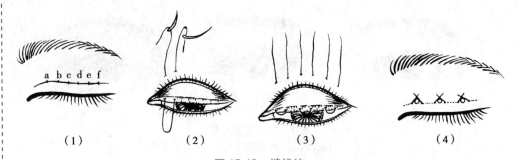

（1） （2） （3） （4）

图 15-12 缝线法

（1）设计重睑线；（2）结膜面进针，皮肤面出针；（3）缝线后；（4）放置胶管结扎

变浅。

目前缝线压管法基本不用了。

2. 埋线法 埋线法的手术原理与缝线法一样，不同之处在于本法的缝线埋于皮下，术后无需拆线。适应证及优、缺点也与缝线法相同。埋线法大体上分为两大类，即连续埋线法和间断埋线法，而间断埋线法的术式又有多种，但临床应用较多的是宋氏埋线法，现将其介绍如下（图 15-13）。

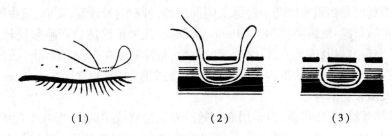

（1） （2） （3）

图 15-13 宋氏埋线法

（1）重睑线上做 3 对埋线；（2）缝线一端穿过睑板，另一端穿过皮下；（3）结扎线埋于皮下

（1）重睑设计：嘱受术者轻闭眼，在重睑预定线上的内、中、外侧分别定出 a、b、c、d、e、f 六个点；a-b、c-d、e-f 之间的距离约为 3mm。

（2）切开：用 11 号尖刀在 a-b、c-d、e-f 之间做 3 个短而浅的皮肤切口，使其形成一个小深窝。

（3）缝合结扎：用 6-0 尼龙线双针的一针从皮肤 a 点进针，穿过睑板上缘的浅层或提上睑肌的睑板上缘附着处，在 b 点出针；缝线的另一针再由 b 点进针，穿过皮下组织由 a 点穿出，然后在 a 点将缝线的两端结扎并埋于小窝内。如此做 3 对埋藏缝线，皮肤切口不需缝合。

（4）术毕用金霉素或红霉素眼膏外涂，或者纱布加压包扎，次日打开，清洁消毒。

3. 切开法 切开法几乎适用于所有要求行重睑美容术的受术者，所形成的重睑确切、可靠、稳定、持久，故为临床最常用的重睑术式。

（1）适应证：该方法适用于各种类型的单睑者，尤其适用于上睑皮肤臃肿、肿眼泡以及年龄较大有上睑皮肤松垂的受术者，也适用于缝扎法、埋线法手术失败者。

（2）禁忌证：同重睑成形术禁忌证。

（3）手术操作步骤（图 15-14）。

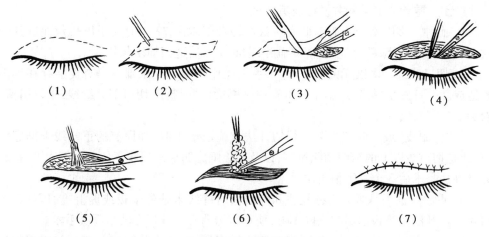

图 15-14　切开法

(1)重睑线设计;(2)需切除皮肤的范围;(3)切除皮肤;(4)分离切口下皮肤;(5)去除部分眼轮匝肌;(6)切除多余眶隔脂肪;(7)缝合皮肤

1)重睑线设计:受术者轻闭双眼,按设计的重睑高度画出重睑线(一般为开扇型或平行型),如上睑皮肤松弛者还应标出所需切除的皮肤。具体方法是:将上睑皮肤轻轻绷紧,按拟形成的重睑高度画出第一条切口线,第一条切口线在外眦部以 120° 斜向上延伸约 3mm,再于第一条重睑线用镊子夹起松弛的皮肤,以睫毛微翘、无睑裂闭合不全为度,画出第二条切口线与第一条切口线相连,两线之间的范围即为拟切除的皮肤。

2)手术操作:沿标记线切开皮肤,需切除一条皮肤者,梭形切开皮肤后应连同切口下方相应的眼轮匝肌一并剪除,直至显露睑板前筋膜或睑板。如上睑臃肿有眶脂肪过多或膨出者,可横向剪开眶隔,轻压眼球使脂肪脱出,并适当剪除,眶隔切口不必缝合。严密止血后,用 5-0 尼龙线将切口上、下缘皮肤与睑板前筋膜或睑板缝合固定三针,观察重睑宽度是否得当,弧度是否自然;基本定型后再于前三针之间,用 8-0 尼龙线加缝 5~6 针即可;现在也有先将提上睑肌腱膜与切口下缘真皮间断缝合固定几针后,再缝合上、下缘皮肤的做法;无论采用哪种方法其目的都是让皮肤和提上睑肌腱膜形成粘连,从而形成优美的重睑外观。以上步骤可双眼交替进行,以便两侧对称。

3)手术要点及注意事项:①切除皮肤不宜过多,以眉睑距离不小于 15mm 为宜,否则会加重眉下垂;②在剪除眼轮匝肌时要保留近睑缘处 3~5mm 的眼轮匝肌,以免损伤睫毛毛囊和睑缘动脉弓;③切除眶脂肪不宜过多,否则可造成上眶区的凹陷或畸形,同时应严密止血,以防球后出血发生;④外眦部无睑板组织,故在缝合时应将缝线穿过外侧眶骨骨膜缝扎固定;⑤皮肤经切开分离后有一定的收缩性,故在缝合时应将下缘皮肤轻轻绷紧,缝合睑板的位置应在切口下缘皮缘上 0.5mm 为宜,这样形成的重睑高度方能达到理想水平,而且睫毛的角度较佳。

4)术后处理:切口处涂抗生素眼膏,加压包扎 24 小时,术后 5~6 天拆线。

5)优点和缺点:该法具有手术视野内的解剖结构清晰可见,故而操作准确,止血彻底,可一并切除松弛的上睑皮肤或过多的眶隔脂肪;手术形成的重睑可以长久保持等优点。手术创伤大,操作较复杂,术后局部肿胀较重,恢复时间长以及切口留有线状瘢痕是该法的主要缺点。

（七）重睑成形术的并发症及其处理

1. 血肿 多因术中止血不彻底所致。轻者于术后 72 小时后予以热敷促进其吸收，重者须及时拆除部分缝线，清除血肿，彻底止血后适当加压包扎。

2. 切口感染 多因无菌操作不严、手术操作粗暴或是眼部本身有炎症存在等因素造成。一旦发生感染，应给予抗生素控制感染，同时拆除切口部分缝线，予以引流、换药。

3. "三眼皮"或上睑多皱襞 行切开法重睑成形术时，如原有的重睑线未彻底分离，或是切口线以上的组织切除过多，以及切除眶脂肪后眶隔膜复位不当等皆可造成。处理办法是术后 3 个月酌情再次手术。

4. 重睑线消失 多见于缝扎法和埋线法时缝线未挂住睑板或提上睑肌腱膜，也可见于切开法时睑板前组织去除不够，使重睑沟消失。处理办法是再次手术。

5. 上睑凹陷 主要原因是眶脂肪切除过多所致，其次眶隔膜与前面的组织粘连也是引起或加重上睑凹陷的因素之一。此种并发症关键在于预防，一旦发生，轻者可不必处理，重者可采用自体真皮或脂肪移植来矫正。

6. 角膜损伤 缝扎法自结膜面进针时，针尾伤及角膜或角膜保护板粗糙所致。一旦发生，应预防感染，促进修复，防止瘢痕形成。

7. 眼睑闭合不全 主要由于上睑皮肤切除过多，切除眼轮匝肌过多或损伤严重以及上睑瘢痕增生等造成。轻者可不必处理，重者于术后 3 个月酌情手术矫正。

8. 提上睑肌粘连（外伤性睑下垂） 术后受术者睁眼平视正常，但是睁眼上抬费力。这往往是损伤了提上睑肌，或提上睑肌与眶隔或眶壁瘢痕粘连，影响了肌力；或者术中眶隔脂肪去除过多，眶隔粘连，眼睑向上运动不灵活。处理方法是手术松解提上睑肌腱膜上瘢痕粘连。

第三节 下睑成形术

一、下睑成形术临床概要

下睑袋，简称眼袋，是指下睑部的组织衰老退变，眶隔脂肪疝出，使下睑皮肤下垂、臃肿膨隆所形成的袋状结构。眼袋多发生于 40 岁以上的中老年人，男女均可发生，常伴有外眦部鱼尾纹增多等面部老化征象，它是面部组织衰老的重要标志之一，但也有一部分可以出现在 20 岁左右的年轻人，通常为遗传性真性眶脂肪过多所致，因此，下睑成形术已成为眼部美容的常见手术之一。

（一）应用解剖

眼球位于眼眶内，四周均有脂肪组织衬垫，起保护和缓冲作用。眼球周围的脂肪量与个体的胖瘦无关。与眼袋形成有密切关系的是位于下睑眶内的三个脂肪团。这三个脂肪团分别被下斜肌和下直肌所隔开，并且下斜肌与下直肌共腱膜。内侧及中央脂肪团之间为下斜肌，下直肌外侧的脂肪团位置深，位于眼球前方底部。每个脂肪团均有被膜，三个脂肪团在球后是相通的。内侧脂肪团与中、外侧脂肪团在组织学上有所区别：内侧脂肪团颗粒极小，质地紧密，呈蜜黄色或白色，其内有丰富的网状血管；中、外侧脂肪团颗粒较大，结构松散，鲜黄发亮。

（二）眼袋发生机制与分型

根据眼袋的发生机制不同,一般可分为四种类型。

1. 下睑皮肤松弛型　该型以下睑皮肤松弛下垂、皮肤变薄和皱纹增多为主要表现,同时伴有眼轮匝肌松弛,但无眶隔脂肪移位。严重者可致下睑外翻或眼球分离。

2. 眶隔脂肪脱垂型　由于下睑皮肤、眼轮匝肌、眶隔膜松弛无力,使眶隔脂肪移位、脱垂,导致下睑臃肿膨隆。此型多见于有家族遗传史的年轻人,主要是眶隔膜松弛,眶隔脂肪过多或脱垂所致。

3. 混合型　兼有上述两型的特点,也是临床上最为常见的类型。

4. 眼轮匝肌肥厚型　该型多见于某些青年人,因下睑局部眼轮匝肌肥厚所致,并无皮肤松弛和眶隔脂肪脱垂,故有肌性眼袋或假眼袋之称,也有将此现象称为"眼台",通俗称"卧蚕",是眼外观呈年轻态表现之一。

（三）诊断检查

下睑成形术前应对眼袋进行诊断、检查,认真分析,针对主要矛盾设计手术方案以及相应的处理方法,这样才能取得事半功倍的效果。诊断检查应明确三个问题。

1. 下睑的位置　首先明确下睑的位置,即原位注视时下睑相对下方的角膜缘位于何处。如若术前下睑已有退缩,则术中应采取相应的措施,如下睑板条悬吊等方法来矫正,否则术后下睑退缩将会加重。

2. 下睑松弛程度　明确下睑有无松弛,其程度如何。如果下睑已有松弛,则术后有可能出现下睑退缩,故术中应做相应的处理。

3. 眶隔脂肪脱垂的情况　明确眶隔脂肪有无脱垂。检查时嘱受术者向额部注视,判断眶脂肪脱垂的部位及其程度。

二、下睑成形术

下睑成形术即眼袋美容术,是指通过修复和加强下睑各层组织结构,处理好相应的眶脂肪,以消除或减轻下睑的臃肿、膨隆、松弛而达到美容效果。根据切口的入路不同,可分为经皮肤切口入路和经结膜切口入路等两种手术方法。

（一）手术适应证

1. 受术者心理正常,要求做眼袋美容术者。

2. 适用于各型眼袋的修复,尤其是下睑松弛、眶脂肪脱垂以及伴有较多皱纹或鱼尾纹者。

（二）手术禁忌证

1. 心理障碍或要求不切合实际者。

2. 有出血倾向的疾病,或凝血功能不良者,以及患有严重器质性疾病者。

3. 患有眼部疾病,尤其是有急慢性感染者。

4. 面神经瘫痪合并眼裂闭合不全者。

5. 各种原因所致的眼球过突或眼睑退缩者。

6. 老年性下睑外翻。

（三）术前准备

1. 一般准备　了解重要脏器功能,做血常规和凝血功能检查。常规面部照相,并签手术同意书。

2. 特殊交代 ①明确眼袋不可能完全去除;②告知术后可能有暂时性的眼外翻,一般要2~3个月才能恢复;③让受术者选择切口入路,并说明各类切口的优缺点。

（四）手术方法及步骤

1. 经结膜切口入路法 此法适用于单纯眶脂肪膨出移位,无皮肤松弛或仅有轻度皮肤松弛的年轻人(图15-15)。

(1)结膜囊表面麻醉后,再以0.5%~1%利多卡因1~2ml加适量肾上腺素,行下睑穹隆结膜下及眼轮匝肌下浸润麻醉。

(2)于下睑板下缘中部横行切开睑结膜,切口长约1~1.5cm。

(3)用眼科剪沿结膜下层向眶下缘方向分离,暴露眶隔膜及疝出的脂肪团。

(4)剪开眶隔膜,轻压眼球,脂肪团即自动膨出,视情况去除疝出的内、中、外侧眶隔脂肪,严密止血。外侧脂肪团位置较深,如无膨出,则不必掏切。

(5)结膜切口缝合或不缝合均可,结膜囊内涂眼膏,加压包扎24小时。

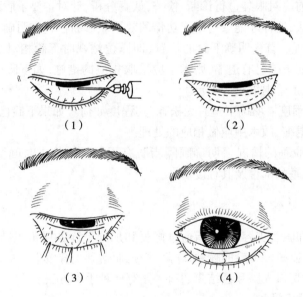

图 15-15 经结膜切口入路法下睑成形术
(1)浸润麻醉;(2)切口;(3)去除3组脂肪;(4)缝合

2. 经皮肤切口入路法

(1)切口设计:受术者平卧,下颏放平,两眼向额区注视;在下睑缘最下排睫毛下0.5~1mm处,从泪小点开始由内向外平行于睑缘至外眦角画线,然后在外眦角外下方顺鱼尾纹方向向外延长5~8mm,其长度视皮肤松弛程度而定。

(2)消毒铺巾:常规面部消毒,戴无菌手套,铺无菌巾。

(3)麻醉:用0.5%~1%利多卡因加适量的肾上腺素做局部浸润麻醉,也可加眶下神经阻滞麻醉。

(4)切开:沿设计线切开皮肤。

(5)分离:于皮肤切口下缘眼轮匝肌浅面向下剥离至眶下缘附近,在切口下方约0.5cm处切开眼轮匝肌,沿眼轮匝肌深面、眶隔膜表面向下钝性分离,直达眶下缘或眶下缘下1cm处。

（6）切除：充分显露眶隔,剪开眶隔,适当切除疝出的脂肪,严密止血。对于泪沟较深、眶下缘显现的受术者,可沿眶下缘剪开眶隔,释放眶脂肪,将脂肪填充固定于眶下缘下方的骨膜上。对于眼轮匝肌松弛者,可去除一条眼轮匝肌,将肌肉向外上方提拉固定于眶外侧缘韧带或骨膜上。

（7）去除皮肤：将下睑皮瓣展平,嘱受术者睁眼并向额部注视,必要时张口,将皮瓣的外侧角向外上方牵拉,使游离的下睑皮瓣与切口线重叠,超出切口缘以上多余的皮肤即为需要切除的皮肤。切除的量应"宁少勿多"。

（8）缝合：切口缝合时先在外眦角固定一针,并注意外眦角处的皮肤是否平整,然后用间断缝合其余切口。其手术过程见图 15-16。

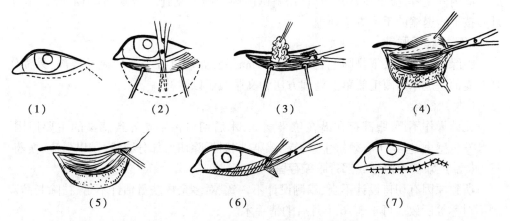

（1）　　　　　（2）　　　　　（3）　　　　　（4）

（5）　　　　　　（6）　　　　　　（7）

图 15-16　经皮肤切口入路法下睑成形术

（1）切口设计;（2）剥离范围;（3）去除多余脂肪;（4）分离、切除松弛的眼轮匝肌;（5）上提、缝合眼轮匝肌;（6）去除多余皮肤;（7）缝合皮肤

（五）术后处理

1. 术后切口缘涂抗生素眼膏,并加压包扎。

2. 术后 24~48 小时内间断冷敷或加压 24~48 小时,可用抗生素眼药水滴眼。

3. 术后 24 小时换药,24~48 小时解除包扎,术后 5~7 天拆线。

4. 常规使用抗生素预防感染,术后可有轻度疼痛,如疼痛剧烈应及时就医,避免球后出血。

三、下睑成形术的并发症及其处理

（一）皮下淤血及血肿

此为术后常见的并发症。根据其发生部位及其形态大致有四种：①皮下淤血;②下睑血肿形成;③结膜下出血;④球后血肿。术中彻底止血是防止血肿、淤血的最佳方法。小的淤血或血肿不必特殊处理,术后 72 小时内可行冷敷和（或）口服七叶皂苷钠片,72 小时后如若不再出血可行热敷,同时口服抗生素,让其自行吸收。如有眶隔内出血或血肿大而显著,应及早手术,重新止血,以免血肿压迫视神经而导致严重后果。

（二）下睑外翻

此为经皮切口入路法的常见并发症。其原因是下睑皮肤切除过多,以及松弛的眼轮匝肌未做可靠固定所致。轻者可行局部理疗按摩,一般可望自行恢复;中度者可在术后3~6个月后经原切口切开,充分剥离皮肤,将眼轮匝肌向外上方提紧并固定于眶外骨膜上;重度者通过短缩下睑板、眼轮匝肌悬吊、上睑眼轮匝肌肌皮瓣或游离皮肤移植等方法修复。

（三）下睑凹陷

多由眶脂肪切除过多所致。轻者不必矫正;重者于术后3~6个月行游离脂肪移植填充术。

（四）下睑退缩

其原因是下睑皮肤及眼轮匝肌切除过多,眶隔膜缝合过紧,眶隔或眶脂肪瘢痕挛缩等。主要表现为下睑缘下方的巩膜暴露(露白)过多,重者伴有眼裂闭合不全。术后1周内发现者,应重新打开切口,松解眶隔膜缝线与粘连。否则,应于术后3~6个月后按下睑退缩的手术方法处理。

（五）睫毛脱落

睑缘切口应在最下排睫毛之下0.5~1mm处,如切口过于靠近睫毛根部,易损伤其毛囊而造成术后睫毛脱落。处理方法为文眼线予以弥补。

（六）感染

无菌操作不严,眼部存在潜在感染病灶,术后切口污染是导致感染的主要原因。一旦发生感染,应给予有效抗生素控制感染,同时拆除切口部分缝线,予以引流、换药。

（七）双侧不对称或部分眼袋存留

所致原因有切口设计不当、双侧设计不一致、对多余皮肤量估计不足、祛除脂肪双侧不对称等所致。可于3~6个月后酌情手术。

（八）干眼症

由于切口瘢痕收缩,下眼睑轻度退缩致暂时性眼裂闭合不全。处理方法:白天滴人工泪液,晚上涂眼药膏。

第四节 上睑下垂矫正术

上睑下垂是指由于各种原因所致平视时上睑缘覆盖角膜上方超过2mm,甚至遮盖部分或全部瞳孔。上睑下垂不但影响视力,还有损容貌。

一、病因与分类

上睑下垂可分为先天性和后天性两大类。两类都可以是双侧性或单侧性的。先天性上睑下垂多由提上睑肌发育不全或支配提上睑肌的动眼神经功能不全所致。后天性上睑下垂大多数是外伤造成提上睑肌或动眼神经损伤所致,也有神经性疾病、肿瘤、炎症、瘢痕挛缩或内分泌及代谢性疾病所致。

二、术前检查

术前正确判断上睑下垂的性质、类型和程度,是选择手术方法和预测手术效果的重要依据。

（一）上睑下垂程度的测定

正常人两眼平视前方时,上睑缘位于角膜上缘与瞳孔上缘之间,或上睑覆盖角膜上缘约2mm。如上睑缘位于瞳孔上缘,下垂小于3mm,为轻度下垂;上睑缘遮盖瞳孔1/3,下垂3~4mm为中度下垂;上睑缘位于瞳孔中央,下垂超过4mm以上为重度下垂。单侧上睑下垂的测定,可以正常侧为参照标准,两眼平视前方时,双侧睑裂高度之差即为下垂量。

（二）提上睑肌肌力测定

用拇指压住双侧眉弓,阻断额肌的代偿作用。令受术者向下看,再往上看,测定上睑缘向上移动的程度,正常为13~16mm,小于4mm肌力为弱,5~7mm为中等,8mm以上肌力良好。

（三）额肌肌力测定

令受术者先向下看,再睁眼向上看,测量眉上缘移动的距离即为额肌的肌力,正常为10~15mm。

（四）上直肌功能测定

提起上睑,令受术者眼球向各个方向转动,检查眼外肌的功能。如上直肌无功能或提起上睑有不能忍受的复视者,不宜行上睑下垂矫正手术。

（五）其他

下述几种情况所致的上睑下垂,不宜施行上睑下垂矫正手术,分别为重症肌无力、霍纳综合征、下颌-瞬目综合征以及伴有复视或斜视的上睑下垂。

三、手术时机

不同原因所致的上睑下垂进行手术矫正的时间是不同的。先天性上睑下垂原则上应及早矫治。但由于受术者年龄过小,眼睑及眼周组织发育尚不完善,或由于眼轮匝肌收缩力过强,易致手术失败。故一般认为5岁以后手术为宜。但如果双上睑下垂严重,最好在1岁左右手术,以防弱视和颈部畸形。后天性上睑下垂应首先针对病因治疗,无效时再考虑手术治疗。外伤所致上睑下垂应在处理外伤的同时寻找提上睑肌断端予以缝合,否则应在创伤愈合半年后再行手术。

四、手术方法

上睑下垂的手术方法很多,但归纳起来主要有两类:一是缩短提上睑肌,二是利用额肌的各种悬吊术。

（一）提上睑肌缩短术

提上睑肌缩短术的术式主要有两种:经皮肤切口的外路法和经结膜切口的内路法,由于后者缺点较多,现已少用,在此主要介绍经皮肤切口的提上睑肌缩短术（图15-17）。

1. 适应证 上睑缘遮盖瞳孔不足1/3,提上睑肌肌力在5mm以上者,即轻中度上睑下垂。

2. 手术方法及步骤

（1）局部浸润麻醉后,于上睑距睑缘5~6mm处切开皮肤和眼轮匝肌,去除一条眼轮匝肌,暴露睑板组织和附着于其上缘的提上睑肌腱膜。

（2）将眶隔、眶脂肪从提上睑肌腱膜前上方推开,沿睑板上缘提上睑肌腱膜向上剥离至节制韧带。

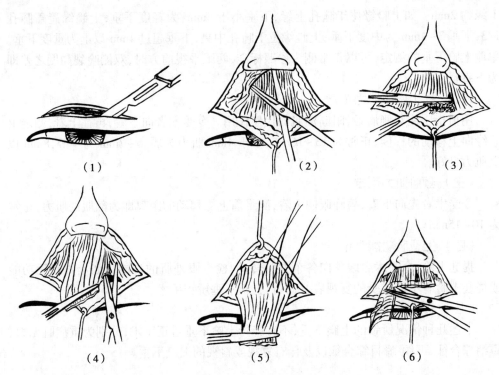

图 15-17　经皮肤切口提上睑肌缩短术

(1)切口;(2)剥离提上睑肌;(3)切开腱膜;(4)切开腱膜两侧;(5)缝合固定腱膜;(6)剪除多余腱膜

(3)在睑板上缘提上睑肌腱膜的内、外侧各做一竖形切口,于提上睑肌与穹隆结膜间做潜行分离,向下分离至睑板上缘,向上分离至穹隆顶部。

(4)于睑板上缘夹住提上睑肌、切断,并去除多余的提上睑肌。

(5)将提上睑肌向下牵拉,剪断两侧内外角,按照矫正 1mm 下垂量缩短 4~6mm 提上睑肌的比例,在内、中、外与睑板上缘之间做褥式缝合,将提上睑肌固定于睑板前方。

(6)按切开法重睑术式缝合皮肤。

(7)术毕切口和眼内涂抗生素眼膏,用凡士林纱布遮盖,加压包扎 1 天,术后 5~7 天拆线。

3. 手术要点及注意事项

(1)剪断腱膜的内角时,须避免伤及上斜肌腱和滑车,故应距离眶内侧壁 8mm;在剪断腱膜的外角时,为避免损伤泪腺,故应距离眶外侧壁 5mm。

(2)分离穹隆部结膜时易穿破睑结膜,预防的有效方法是在结膜下注入生理盐水,使之易于分离。

(3)为防止矫正不足或过度,在缝合腱膜与睑板时,应先打活结,观察上睑的高度,调整穿过睑板的高度至满意为止。

(二) 额肌瓣悬吊术

该法是以额肌取代提上睑肌的功能,作为提起上睑的动力。额肌和睑板的连接可利用阔筋膜、丝线、真皮、眼轮匝肌等,也可通过额肌瓣转移,或额肌腱膜瓣直接与睑板联结。

1. 适应证　中重度上睑下垂,尤其提上睑肌肌力在 4mm 以下者可采用本方法矫正。只要额肌功能良好,手术效果比较肯定。

2. 手术方法及步骤

(1)眶周神经阻滞麻醉后,在重睑线处切开皮肤、皮下组织,去除一条眼轮匝肌,暴露睑板。

(2)在眉毛下缘中 1/3 做 1.5~2cm 长的皮肤切口,暴露额肌与眶部眼轮匝肌交界处,在交界处将额肌横行切断 2~2.5cm 宽,注意勿损伤眶上神经和血管。

(3)将额肌与其浅面的皮肤和深面的骨膜分离,在已分离的额肌内、外侧自下向上切开,形成一宽度为 2cm 左右的额肌瓣。

(4)在上睑皱襞切口与眉下切口之间,眼轮匝肌深面形成隧道。将额肌瓣通过隧道经眶隔后牵拉至睑板,用 5-0 尼龙线按内、中、外三点固定于睑板。嘱患者睁眼平视,调整睑缘高度,一般按高出正常上睑缘位置 1~2mm 为宜。

(5)按重睑成形术缝合重睑切口,6-0 尼龙线间断缝合眉下切口。

(6)术毕额部加压包扎 24 小时;术后使用抗生素预防感染,7 天拆线。

3. 手术要点及注意事项

(1)分离额肌瓣时应注意鼻侧勿损伤眶上神经和血管,颞侧勿损伤面神经的额支。

(2)额肌瓣须经眶隔后与睑板缝合,避免其与眼轮匝肌粘连影响缩短量而致上睑下垂矫正不足。

(3)术中一般需过度矫正上睑缘位置 1~2mm,因此术后 1~3 个月有睑裂闭合不全现象。

五、手术并发症及其处理

(一)矫正不足

由术式选择不当,提上睑肌缩短的量不够,额肌悬吊的高度不够或缝线结扎松脱所致。术中发现者应即刻纠正,或在术后 3~6 个月再行矫正手术。

(二)矫枉过度

由提上睑肌切除过多或额肌悬吊过高、额肌瓣分离不充分所致。轻度一般不必处理,2 周后一般可逐渐减轻;重者须及早拆除固定缝线,用力向下按摩上睑或再次手术。

(三)暴露性角膜炎

多因矫正过度致使睑裂闭合不全,术后局部反应严重致结膜高度水肿,术中或术后损伤角膜,眼部原有感染灶存在等造成。为预防并发症的发生,除避免上述因素发生外,应于术后 2 个月内常规白天滴人工泪液,并于睡前涂眼药膏。对已形成的角膜炎应使用抗生素控制感染,包盖双眼,保护角膜。

(四)睑内翻、倒睫

由提上睑肌腱膜或额肌瓣在睑板上的新附着点不当,或皮肤切口下缘的皮肤过宽所致。轻者做睑缘灰线切开或切除 1~2mm 切口下缘的皮肤;重者应及早拆除缝线,重新调整睑板上附着点的位置。

(五)睑缘弧度不理想

多由睑板各附着点不在同一弧度上或缝线松紧不一,力量不均衡所致。应在术中及时发现,重新调整。

（六）眶上神经痛

由术中损伤眶上神经所致。一般无需特殊处理,关键在于预防,其次是对症治疗。

（七）睑停滞现象

表现为向下视物时,上睑不能随同下移。是额肌悬吊术以及大多数提上睑肌缩短术后不可避免的并发症,因此在术前应与受术者充分沟通达成共识。

（八）感染

多因无菌操作不严所致。一旦发生感染应使用有效抗生素,必要时拆除缝线以及对症治疗。

第五节　内眦赘皮美容术

内眦赘皮也称为蒙古皱襞,是指发生于内眦角前方的纵向或斜向分布的皮肤皱襞,可将内眦角和泪阜部分或全部遮盖,不但妨碍视觉,也明显妨碍眼部美观。内眦赘皮多由先天性因素造成,有时与上睑下垂同时存在。内眦赘皮在婴幼儿及儿童期较多,随着年龄的增长以及面部结构的发育有逐步减轻或消失的可能,故手术矫治一般在 10 岁以后进行。但若合并有先天性小睑裂、上睑下垂则应尽早手术。后天性内眦赘皮多因外伤、感染等形成的瘢痕挛缩造成,常伴有邻近组织的损伤,如泪小管撕裂,睑缘损伤等。后天性内眦赘皮,应待瘢痕软化后再行手术为宜。

一、内眦赘皮分类

（一）根据赘皮的走行分类

根据内眦赘皮的走行可将其分为上睑型、内眦型和倒向型三类（图 15-18）。

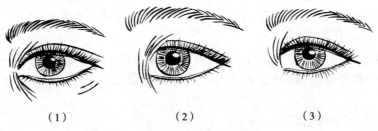

（1）　　　　　　　　（2）　　　　　　　　（3）

图 15-18　内眦赘皮的分类
（1）上睑型；（2）内眦型；（3）倒向型

（二）根据赘皮程度分类

根据赘皮程度可分为轻、中、重三度。①轻度:赘皮遮盖泪阜小于 1/2；②中度:赘皮遮盖泪阜 1/2~2/3；③重度:赘皮遮盖泪阜超过 2/3。

二、手术方法

（一）Z 成形术

1. 适应证　轻中度内眦赘皮,可与重睑术同期进行。

2. 手术操作（图 15-19）。

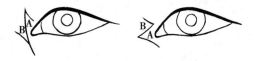

图 15-19 Z 成形术

（1）用亚甲蓝沿赘皮缘画一中轴线，在线两端与中轴线呈 60°角各做方向相反的标志线。

（2）局部麻醉后，沿标志线切开皮肤，做皮下剥离形成两个三角瓣。

（3）剪断内眦赘皮处部分眼轮匝肌，视情况可同时缩短内眦韧带。

（4）交换两个三角瓣位置，用 7-0 尼龙线间断缝合。切口加压包扎，术后 5 天拆线。

（二）Y-V 成形术

1. 适应证 较严重的内眦赘皮。

2. 手术操作（图 15-20）。

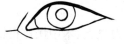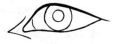

图 15-20 Y-V 成形术

（1）在内眦部做 Y 形皮肤切开标志线。"Y"长轴的长度为内眦赘皮需向鼻侧牵拉的长度，上下两臂与睑缘平行。

（2）沿标志线切开皮肤，分离皮下组织，剪断部分肌肉和处理内眦韧带。

（3）将赘皮向鼻侧牵拉做 V 形缝合。切口加压包扎，术后 5 天拆线。

（三）Mustarde 法

1. 适应证 严重的内眦赘皮，倒向型内眦赘皮，内眦赘皮合并内眦间增宽及小睑裂等。

2. 手术操作（图 15-21）。

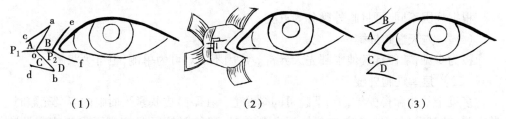

（1） （2） （3）

图 15-21 Mustarde 法

（1）P_1、P_2 为正常内眦和现内眦位置，o 为其中点；（2）分离皮下组织使呈 A、B、C、D 四瓣；（3）分别交换两组皮瓣缝合

（1）在鼻中线与瞳孔中央水平线之交点与瞳孔中心点连线的中点标出 P_1 点，为新设计的内眦点所在位置。

（2）将内眦赘皮向鼻侧牵拉至赘皮消失，原内眦点为 P_2 点，连接 P_1、P_2 点。

（3）自 P_1、P_2 连线的中点 o 向上、下睑方向 60°角做切口线 oa、ob，其长度为 oa = ob = （P_1P_2-2）mm，于 a、b 处向鼻侧做 45°切口线 ac、bd，使 ac = bd = （P_1P_2-2）mm。

（4）自 P_2 点做平行于上、下睑缘的切口线 P_2e、P_2f，使 P_2e = P_2f = （P_1P_2-2）mm。

（5）局部麻醉后沿切口线切开皮肤，分离皮下组织，游离皮瓣 A、B、C、D，显露内眦韧带，将内眦韧带折叠缝合，向鼻侧拉紧固定于鼻泪嵴骨膜上。

（6）缝合 P_1、P_2 点，切除多余皮肤，分别将皮瓣 A 与 B、C 与 D 交换位置间断缝合。

（7）术毕切口适当加压包扎，术后 5~7 天拆线。

三、手术并发症及其处理

（一）内眦瘢痕增生

内眦赘皮矫正术后均有不同程度的瘢痕增生,故而术前应向受术者解释清楚。增生的瘢痕一般在术后 3~6 个月后会自行变软、变平。如瘢痕增生明显可外用抗瘢痕增生的药膏,激素局部注射等治疗,一般无需手术矫正。

（二）赘皮矫正不满意

多由手术设计不当,或术式选择欠佳所致,可于术后 3~6 个月再行手术。

（三）皮瓣坏死

皮瓣太薄、缝合张力过大、术中操作粗暴、肾上腺素用量过大以及血肿或感染是造成皮瓣坏死的主要原因,故应避免上述情况的发生。如发现皮瓣血供不良时应立即拆除缝线,在采用热敷、理疗的同时应用药物改善皮瓣血运。

第六节 睑外翻美容术

睑外翻是指睑结膜向外翻转,睑缘离开眼球的异常状态。上、下睑均可发生,但以下睑较为多见。由于睑裂闭合不全、泪溢以及角膜长期暴露而致角膜炎症、溃疡,形成白斑,甚至失明。

一、病因及分类

根据病因不同,可将睑外翻分为五类。

（一）先天性睑外翻

极为少见,常伴有其他眼部先天异常。病因不明。可为单侧,也可为双侧。

（二）痉挛性睑外翻

多见于幼儿和青少年,上、下睑可同时发生。在眼睑皮肤紧张而眶内容又充盈时,若角膜、结膜受到急性炎症或其他不良刺激时,致使眼轮匝肌痉挛而发生痉挛性睑外翻。

（三）老年性睑外翻

老年人因眼睑皮肤、眼轮匝肌和内外眦韧带松弛致使睑缘不能紧贴眼球,以及下睑的重力作用使之下垂而造成下睑外翻。睑外翻所致的泪溢、皮肤湿疹及慢性结膜炎,使其频频擦泪,则加剧了睑外翻程度。

（四）麻痹性睑外翻

见于下睑。多由面神经麻痹或损伤所致。由于眼轮匝肌失去收缩功能,在重力作用下致使下睑外翻。

（五）瘢痕性睑外翻

最为多见。主要由热力烧伤、化学伤、眼睑炎症、眶骨骨髓炎、手术切除过多的眼睑皮肤及不良的清创缝合等形成瘢痕挛缩所致。

二、手术治疗

上述类型的睑外翻除痉挛性睑外翻可采用药物治疗外,其他均需手术治疗。

术前准备:

1. 全身检查及相关化验检查基本正常。

2. 术前一天用抗生素眼药水滴眼,每天 4~5 次。

3. 酌情使用眼膏预防暴露性角膜炎。

4. 术前清洗面部皮肤。

5. 签订手术知情同意书,并行面部照相。

（一）眼睑紧缩术（Kuhnt-Szymanowski 术）

1. **适应证** 适用于老年性睑外翻和麻痹性睑外翻。

2. **手术方法及步骤**(图 15-22)。

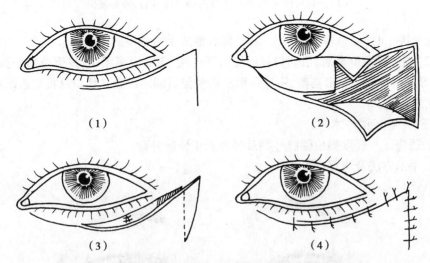

（1） （2）

（3） （4）

图 15-22 眼睑紧缩术

(1)自睑缘中内 1/3 至外眦部沿灰线切开;(2)做一个基底向睑缘的睑板睑结膜三角形切除;(3)将皮瓣向外上方拉紧做基底向上的三角形皮肤轮匝肌切除;(4)间断缝合创缘

（1）自下睑缘中内 1/3 至外眦部沿灰线切开,并向上方皮肤做延长切口。如内侧外翻明显,也可在近泪小点处切开灰线至外眦部。

（2）在睑板与眼轮匝肌之间进行分离,将眼睑组织分为前、后两叶,并分离至延伸切口处。

（3）根据外翻的程度,于下睑中央或中外 1/3 处将后叶做三角形切除,切除的长度以睑缘能贴附眼球为度,用 6-0 可吸收线将创缘间断缝合。

（4）将皮瓣向外上方拉紧,做一基底向上的三角形皮肤及轮匝肌切除,并剪除外眦部睑缘多余的皮肤及皮下组织。

（5）用 5-0 尼龙线间断缝合皮肤。术后加压包扎 48 小时,7 天拆线。

（二）Z 成形术

1. **适应证** 适于睑缘垂直的条索状瘢痕挛缩所致的睑外翻。

2. **手术方法及步骤**(图 15-23)。

（1）切口设计:用亚甲蓝沿瘢痕的垂直走行线上标出主轴线,在主轴线的两端各做一与主轴线夹角为 60°方向相反的等长斜线。如瘢痕牵拉严重,仅做一个 Z 成形还

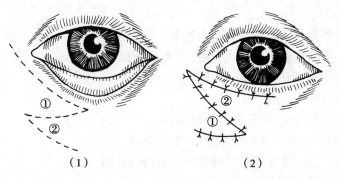

图 15-23　Z 成形术矫正下睑外翻
(1)按切口线 Z 形切开;(2)两瓣易位缝合,外翻复位

不能完全矫正时,可做多个 Z 成形切口,但有增加手术瘢痕的弊端。

(2)局部浸润麻醉后,沿切口标记线切开皮肤,切除瘢痕组织,皮下分离松解瘢痕粘连,形成两对偶三角形皮瓣,将三角形皮瓣易位后间断缝合。切口涂抗生素眼膏,并适当加压包扎。

（三）V-Y 成形术

1. 适应证　轻度瘢痕性睑外翻及轻度老年性睑外翻。

2. 手术方法及步骤(图 15-24)。

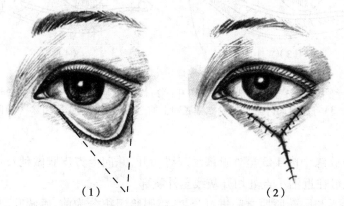

图 15-24　V-Y 成形术矫正下睑外翻
(1)下睑下方瘢痕两侧 V 形标记;(2)切除创面内瘢痕组织后将切口缝合成 Y 形

(1)切口设计:于外翻的下睑下方做 V 形标记,V 角的角度依外翻范围而定,一般以 60°为宜。

(2)局麻后沿切口设计线切开皮肤,充分游离皮瓣和邻近组织,去除瘢痕组织,V 形皮瓣向睑缘推进,使睑缘复位,切口做 Y 形缝合。术毕切口涂抗生素眼膏,适当加压包扎。

（四）游离植皮术

1. 适应证　重度的瘢痕性睑外翻,邻近皮肤组织破坏严重,无法做局部皮瓣转移者。

2. 手术方法及步骤(图 15-25)。

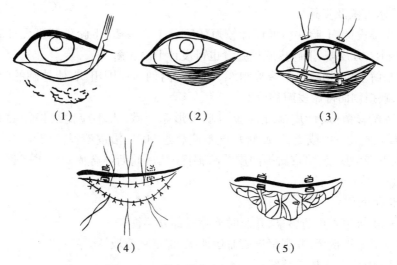

图 15-25　游离植皮术矫正下睑外翻
（1）距睑缘 3mm 切开皮肤；（2）切除瘢痕、松解组织、眼睑复位；（3）睑缘粘连缝合；（4）游离皮片缝合；（5）打包结扎

（1）供皮区的选择与备皮：供皮区的选择与备皮非常重要，一旦皮片选择不当，或皮片感染势必导致手术失败，即使瘢痕愈合也会进一步加重睑外翻。一般选择色泽、质地与眼周近似的供皮区，可于耳后、发际前乳突区、锁骨上区或上臂内侧等部位选择与切取皮片，以全厚皮片为宜，供皮区必须严格地准备。

（2）切除瘢痕组织：距下睑缘 3mm 做与睑缘平行的皮肤切口，切口的内端超过内眦，外端超过外眦，以对抗下睑下垂的力量，加强矫正外翻的效果。彻底松解和切除瘢痕组织，创缘周围充分游离，使眼睑恢复正常位置。松解创面基底部瘢痕组织所致的牵拉力量，切口应比瘢痕长一些，将皮下瘢痕组织一并切除。如眼睑长期外翻而伸展变长，可于上睑内中 1/3 交界处，下睑于外中 1/3 交界处做睑缘全层组织楔形切除，然后用 8-0 尼龙线间断缝合。

（3）切取皮片：根据眼睑皮肤缺损面积，在上述供皮区切取皮片，其大小应比缺损面积大 20%～30%，以防皮片收缩。供皮区创缘潜行分离后拉拢缝合。

（4）皮片移植缝合：切取皮片后剪除皮下脂肪组织，将皮片覆盖于创面上缝合，打包结扎后适当加压包扎。

（5）睑缘粘连性缝合：为对抗皮片移植后的收缩，特别是下睑游离植皮术时，须做睑缘粘连术。具体方法：在上下睑外中 1/3 和内中 1/3 处，各形成一长约 3～4mm，深约 1～1.5mm 的组织瓣，在灰线处分为前后两层，上下睑缘组织瓣创面对合，以 6-0 可吸收线行褥式缝合。

3. 术后处理

（1）术后及时清除眼部分泌物，继续使用抗生素预防感染。

（2）5～7 天除去敷料，观察移植皮片成活情况。

（3）10 天拆除皮片缝线，14 天拆除睑缘粘连缝线。

（4）3～6 月后再行睑缘粘连切开术。

（五）皮瓣移植术

1. 适应证　适于较严重的睑外翻以及伴有组织缺损的睑外翻。

2. 手术方法及步骤

（1）皮瓣设计：上睑缺损可设计较短的眶外上方皮瓣，下睑外翻可设计眶外下方皮瓣或眶外上方皮瓣，下睑皮肤松弛者也可设计上睑皮瓣。

（2）松解复位：切除松解瘢痕组织，充分游离创缘周围组织，使外翻的睑缘复位，遗留皮肤缺损创面待做皮瓣移植术。

（3）皮瓣移植：设计皮瓣外形应与缺损形态一致，大小应比缺损创面大 20%～30%，皮瓣长宽比 3∶1 或更长，旋转角度不应超过 90°。沿皮瓣设计切开皮肤，解剖游离形成皮下带蒂皮瓣，将皮瓣推向皮肤缺损区，然后间断缝合固定。供区创缘充分游离后直接拉拢缝合。

3. 术后处理

（1）应用抗生素预防感染，并及时清除眼部分泌物。

（2）术后 3 天换药，并观察皮瓣血运情况，保证皮瓣成活。

（3）7～10 天分次拆除缝线。

（高　亮）

扫一扫
测一测

复习思考题

1. 简述眉成形术的适应证与禁忌证、手术种类、手术要点和注意事项。

2. 阐述重睑术的原理、适应证与禁忌证、手术前后处理及并发症防治措施。

3. 论述眼袋美容术的适应证与禁忌证、手术前后处理及并发症的防治原则。

4. 指出上睑下垂的术前检查、手术方法和并发症。

5. 论述内眦赘皮美容术的手术方法、步骤，以及并发症的防治措施。

6. 请列举睑外翻的病因及种类、手术适应证、手术方法及手术前后处理。

鼻部美容手术

学习要点

　　鼻的形态美学知识;鼻的相关解剖学基础;隆鼻术适应证和禁忌证、各种充填材料的优缺点及手术方法;驼峰鼻手术原则,手术前后处理,术后并发症的防治及处理;鞍鼻、鹰钩鼻的特征及手术方法;阔鼻及短鼻美容术、鼻翼及鼻尖美容术、鼻小柱及鼻孔美容术的方法;鼻缺损修复和再造术的手术方法。

第一节　鼻的相关解剖及美学概要

　　鼻位于面部中央,呈三角形锥形隆起,有很强的立体感,对容貌的影响较大。鼻分为外鼻、鼻腔和鼻旁窦三部分,与美容手术密切相关的是外鼻。外鼻上端狭窄,向下逐渐宽大丰满,是面部最突出的器官,故鼻的形态完整及其与面部比例协调对容貌的美观起至关重要。因此,绝大多数鼻部美容手术都在外鼻上进行塑造。

　　外鼻由鼻根、鼻梁、鼻尖、鼻翼和鼻孔组成(图 16-1)。外鼻上端与额部的自然联结处为鼻根,鼻根向下延续的嵴状隆起称为鼻梁,两侧是鼻侧壁;鼻梁末端突向前方形成鼻尖,鼻尖两侧形成半球状隆起称为鼻翼,鼻翼的游离缘与内侧的鼻小柱形成鼻孔。鼻小柱两侧鼻翼上缘与鼻梁相交形成鼻翼沟,鼻两侧与眶相邻处为鼻面沟,与唇面沟

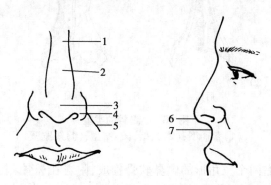

图 16-1　外鼻的结构
1. 鼻根;2. 鼻梁;3. 鼻尖;4. 鼻翼;5. 鼻唇沟;6. 鼻小柱;7. 鼻唇角

相连成鼻唇沟。

一、外鼻的软组织

外鼻软组织由浅至深依次为皮肤、浅筋膜、肌肉和鼻背筋膜4层。

皮肤覆盖在外鼻表面，其厚薄随着部位的不同而变化。上部和中部较薄，皮下组织少，与鼻背筋膜相连疏松，易于剥离。鼻下部皮肤较厚，皮下组织发达，有少量脂肪并有大量汗腺及皮脂腺，与鼻尖、鼻翼紧密连接，移动性差，同时也是疖肿的好发部位，成为影响美容的主要因素。

鼻部的肌肉可以分为提鼻肌群、降鼻肌群、张肌和压鼻肌群，都是不发达的表情肌，很少活动，因此临床意义不大。

鼻背筋膜由致密结缔组织构成，分布在肌纤维的下层，含有大量的胶原纤维，具有较强的韧性和抗拉能力，鼻背筋膜一直延伸到鼻尖部，上端与骨膜，下端与软骨膜相连，与骨膜、软骨膜之间形成一个间隙，称为鼻背筋膜后间隙。隆鼻美容手术时将假体置于鼻背筋膜后间隙，具有可靠的稳固性和较强的立体感。

二、鼻的支持结构

其支持结构由鼻骨和鼻软骨组成。鼻上 1/3 是由鼻骨和上颌骨鼻突构成鼻子的骨性部分；鼻骨分左右两块，在面部中线相接，上缘与额骨鼻棘相连，两侧与上颌骨额突相连，下缘与鼻外侧软骨相连。鼻骨可以分为普通型、长型、窄型和短宽型等4型（图 16-2）。鼻骨上部窄厚，下部宽薄，易受外伤而发生骨折。

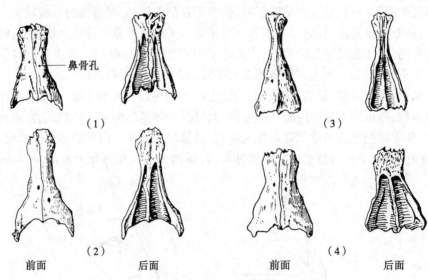

图 16-2　鼻骨的类型
(1)普通型；(2)长型；(3)窄型；(4)短宽型

鼻中 1/3 由左右两个三角形的侧鼻软骨构成，附着在鼻骨、上颌骨的额突和中隔软骨上，通过纤维组织和鼻翼软骨相连。

鼻下 1/3 由两侧鼻翼软骨构成，分为内侧脚与外侧脚，内侧脚成为鼻小柱的支架，外侧脚形成鼻前庭，内外脚间结合为穹隆。鼻中隔软骨呈四方形，位于鼻部中间，成为鼻的主要支柱,上后与筛骨垂直板相连接,下后与犁骨相连,构成鼻梁和鼻尖的主要部分(图 16-3)。

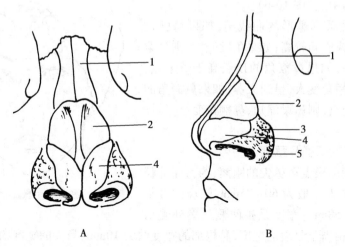

图 16-3　鼻的支持结构
1. 鼻骨;2. 侧鼻软骨;3. 小翼软骨;4. 大翼软骨;5. 皮下组织

三、鼻的形态美学

鼻的形态对容貌有着重要影响,其外形因种族差异而有所不同。一般来说,白种人的鼻梁较高,鼻子也较大,而黄种人的鼻子较扁平,黑种人的鼻翼较大。同一种族也因人而异。美的鼻子必须与整个脸型及其他器官的形态相协调。

(一) 鼻的角度

1. 鼻面角　前额至切牙的垂直线与前额至鼻背线间的夹角(鼻梁与面部平面的夹角)。白种人鼻梁高,一般为 30°~40°,中国人一般为 25°~30°(图 16-4)。

2. 鼻唇角　鼻小柱与上唇间的夹角,正常人大多为 90°,鞍鼻大多数为朝天鼻,鼻唇角大于 90°;鹰钩鼻鼻尖朝下,鼻唇角小于 90°。

3. 鼻额角　鼻背与眉间形成的角,在欧美人该角为 120°,中国人因为鼻梁较低,稍大于 120°,一般为 120°~130°(图 16-5)。

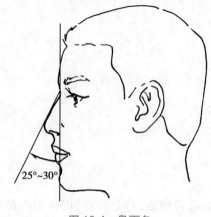

图 16-4　鼻面角

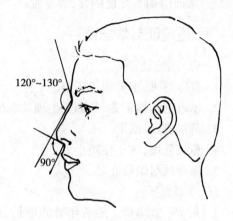

图 16-5　鼻唇角、鼻额角

173

鼻额角相当于上睫毛与内眦水平,该角的顶点在黄金点,黄金点位于两眉间连线与两内眦连线之间距离的中点(图16-6)。

这个角关系到鼻形的曲线美,如果角度过小,鼻梁低平或眉间较高;如果角度变大,则鼻梁高或眉间低平;如果鼻额角的顶点高于黄金点,则鼻梁长,鼻额角变大,呈通天鼻;如果鼻额角的顶点低于黄金点,则鼻梁缩短,鼻额角变小,呈鞍鼻外形。

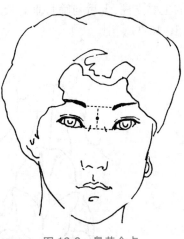

图16-6 鼻黄金点

（二）鼻的长度及宽度

长度是指鼻根点至鼻尖的距离,约为面部长度的1/3,东方人一般为60~75mm,鞍鼻的鼻长度短,常小于58mm;宽度是指两侧鼻翼外侧缘之间的距离,相当于眼裂的宽度,鼻根部的宽度约为10mm,鼻尖的宽度约为12mm。

（三）鼻根高度

鼻根在两眼内眦角连线以上的垂直高度为鼻根高度,一般不低于9mm,东方人男性约为12mm,女性约为11mm。鞍鼻鼻根一般低于7mm。

（四）鼻尖的高度及形态

鼻尖的高度是指鼻尖至鼻小柱基底的距离,约为鼻长度的1/3。东方人鼻尖高度男性约为26~30mm,女性约为23~27mm。根据鼻尖的方向可以分为上翘型(鼻尖向上,随着年龄增长上翘程度逐渐减轻,女性多见)、水平型(鼻尖呈水平位向前)和下垂型(鼻尖向下略呈钩状,鼻基底部略向下垂)。根据鼻尖的形状可以分为三种类型:尖小型(鼻尖小而尖)、中间型(鼻尖大小中等,圆尖适度)和钝圆型(鼻尖肥硕圆钝)。

第二节 隆鼻美容术

隆鼻美容术是矫正鼻根部低平,鼻梁低矮或凹陷,鼻尖不够上翘,增加鼻部立体感而施行的手术,为临床上常见的美容手术之一。该手术是通过植入填充材料,调整鼻的形态,从而协调五官比例,改善容貌。

一、适应证与禁忌证

（一）适应证

1. 身体健康,求美动机正确。

2. 鼻解剖结构正常,鼻部无生理功能障碍。

3. 鼻根、鼻梁低平。

4. 鼻尖低塌,鼻小柱短小者。

5. 鼻背软组织量充足。

（二）禁忌证

1. 儿童不宜隆鼻。随着年龄的增长,鼻梁会有所增高,过早隆鼻,反而影响鼻骨发育。

2. 全身或鼻部有感染病灶存在(有疖肿或毛囊炎)及反复鼻出血者不适合隆鼻。患有慢性鼻炎、鼻窦炎、鼻息肉等鼻腔内疾病者,应先治好鼻部疾病再行隆鼻术。鼻部皮脂腺丰富或有酒渣鼻者做隆鼻术也容易发生感染。

3. 精神状态不稳定,或对填充材料有疑虑者。

4. 有特殊而怪异要求者不适合隆鼻。隆鼻术要参照我国民族的鼻美学参数设计手术方案,有的求美者要求抬高鼻梁而不顾鼻尖、鼻翼形状以及面部整体结构,如完全按其意愿施行手术,显然达不到美容目的,反而造成面部怪异。

5. 复杂性鞍鼻。

二、充填材料

选择原则:取材方便、硬度适中、不易变形或吸收、生物相容性和组织相容性好、无毒性及刺激性、无致癌性的组织或医用生物材料为佳品。目前尚无尽善尽美的填充材料。隆鼻的填充材料有自体骨、自体软骨、象牙骨、人工骨、固体硅橡胶、膨体聚四氟乙烯(ePTFE),高密度聚乙烯等。

1. 骨组织　自体骨较异体骨为佳。自体骨常用的取材部位有肋骨、髂骨、腓骨等。骨组织移植时不易变形,可与鼻根粘连,位置稳定,但是塑形困难,创伤较大,必须取得受术者的充分理解和同意后才能手术。复杂鼻整形术仍以使用自体骨或肋软骨为宜。

2. 软骨组织　塑形简便,不易全部吸收,但是移植后有可能发生弯曲变形,常用的取材部位有肋软骨、鼻中隔软骨和耳甲软骨等。

3. 固体硅橡胶　简称硅胶假体,是目前较为理想的填充材料,其理化性质稳定,生物相容性好,植入人体后对组织无毒性和刺激性,无致癌性,不会导致畸形。硅胶假体不被组织吸收,柔韧有弹性,硬度与鼻背部基本一致,不易弯曲变形,容易雕塑成形,价格低廉,因而被临床医生广泛采用。

4. 羟基磷灰石微粒人工骨　是一种不吸收的生物陶瓷,化学成分与脊椎动物的牙齿和骨骼所含的矿物质极其相似。人工骨具有高度的生物相容性,与机体组织具有良好的亲和力,无毒性、无刺激性、无排斥反应、无老化现象,不致敏、不致癌,既可以单独使用,也可以与其他材料混合植入。但是人工骨不能在术前根据需要塑形,只能在植入过程中用手指挤压、揉按成所需的形状,故操作需要有一定的经验,如果植入不恰当,反而会影响美容效果。另外人工骨无支持性,不易加高鼻尖,对鼻尖低者隆鼻效果差,且万一需要取除时甚为困难,故目前较少使用。

5. 聚四氟乙烯　简称膨体,性能稳定、组织相容性好、刺激性小、质地更加柔韧、不会变形。手术操作方便、痛苦少,术后鼻外形自然美观。

知识链接

聚四氟乙烯(膨体)隆鼻的优缺点

优点:①手术前比硅胶假体软,手术后膨体变硬,效果更趋自然;②组织可长入该材料内,远期固定较好。

缺点:①因固化好,材料与人体成为一体,一旦需要拆除时比硅胶假体困难;②比硅胶假体价格高;③雕塑需要丰富的经验。

三、术前设计与准备

隆鼻术只能在原有的基础上对鼻的外形加以调整和改善,不能随心所欲地塑造出任何形状的鼻,因此,要根据受术者的面型确定鼻部形态改善后的外形。设计鼻型时要有整体协调性,力求自然真实。详细了解受术者对鼻部美容手术的具体要求,根据受术者的要求仔细观察鼻部形态、面型和眼型,应将鼻部型和整个脸型结合起来,整体规划、合理设计,才能使术者在雕刻假体及手术时有明确的目标。理论上理想的鼻形是:从鼻根部到鼻尖,男性可做成直线形,而女性则应做成鼻梁微凹鼻尖微翘的流畅曲线。

其术前准备主要包括:①记录术前体格检查以及相关辅助检查结果;②术前照相,取鼻部正位、侧位、斜位及仰头位,签订手术同意书;③术前一天剪除鼻毛,清洗鼻腔,男性剃须;④备好隆鼻手术器械以及适宜的假体;⑤术前用纱布填塞鼻孔,防止血液进入鼻腔和口腔。

四、手术方法

(一) 假体种类

选用肤色的硅胶假体,可以避免使用白色硅胶假体后的透光现象。硅胶假体模型有 L 型和柳叶型两种,手术时应根据受术者要求及鼻的具体情况选择不同种类和不同型号的鼻假体,并且需要在术中进一步雕刻成型。单纯鼻梁低者选用柳叶型假体,鼻梁和鼻尖都低者选用"L"型假体,但目前临床大多使用"L"型假体。鼻尖低者可将假体短臂适当留长以支撑鼻尖,鼻尖不低者可将短臂剪短。"L"型假体植入鼻部不易向下滑动,但短臂过高会导致局部皮肤菲薄,假体外露等。

(二) 假体定位

为了防止假体植入后出现偏斜,在术前应画出鼻部标准正中线。鼻根点确定:受术者取平卧位,两眉间连线与两眼内眦连线之间距离的中点,称之为鼻根点,是隆鼻根的起点。在正对唇珠的鼻尖上确定一个中点(鼻尖偏斜者以唇珠为准),连接鼻尖中点和鼻根点画一条线,即鼻梁的正中线。假体植入后有无偏斜以此线为准。

(三) 切口选择

1. 鼻小柱蝶形(飞鸟形)切口　沿双侧鼻孔内侧缘切开,然后会合于鼻小柱中下部。优点是暴露充分,操作方便,还可以通过 V-Y 形式将鼻小柱皮肤向上推以抬高鼻尖。缺点是短期内瘢痕较明显。

2. 鼻前庭切口　沿一侧鼻前庭缘的切口。优点是切口隐蔽,操作方便,是硅胶假体隆鼻术的最佳切口。缺点是初学者对切口对侧分离往往不到位,假体鼻根部容易向对侧偏斜,假体置入稍困难。

3. 鼻小柱切口　有多种横形、纵形切口。优点是暴露充分,操作方便。缺点是切口瘢痕短期内较明显。

4. 鼻孔内切口　在鼻翼软骨与侧鼻软骨之间做该切口。优点是切口隐蔽,缺点是暴露差,操作不方便。

(四) 麻醉

0.5%利多卡因加 1:200 000 浓度肾上腺素,行局部浸润麻醉。鼻根及鼻梁鼻背筋膜下缺少感觉神经分布,局麻药注射不宜过多,否则会造成组织肿胀,影响隆鼻手术效果的判断。

（五）切开分离

沿鼻前庭切口线切开后用隆鼻剥离器沿鼻软骨表面向鼻根部剥离,不能用锐利的器械剥离,否则有刺破鼻背皮肤或误入鼻腔的危险。剥离方向以鼻梁中线为标准,边推进边分离,至鼻软骨与鼻骨交界处时,该处有韧带相连,需剪断,然后紧贴鼻骨表面剥离,直到鼻根部鼻根点或其上 1~2mm。分离时用力要均匀,隧道剥离宽度要适中。L 型假体隆鼻,在鼻尖部,用直圆头小剪刀分离器转向鼻小柱,在鼻翼软骨内侧角后方垂直分离直至鼻前棘,作为短臂的隧道。如果分离范围不够,用蚊式钳向两边扩大,稍大于植入假体的宽度,植入后软组织无过大张力。

（六）假体置入

挤出鼻背部隧道内的积血,观察有无活动性出血。压迫止血后,把雕刻好的假体用止血钳夹住,植入分离好的腔隙内,假体短臂插入鼻小柱隧道(图 16-7)。

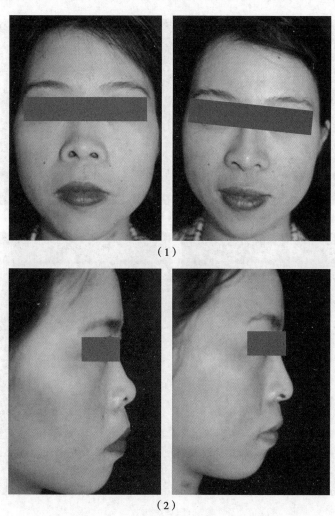

（1）

（2）

图 16-7　L 型假体隆鼻美容术
（1）正位手术前后对比;（2）侧位手术前后对比

（七）闭合切口

使用 L 型假体要注意两臂转折部不折曲,鼻头要端正,鼻尖不能过高,以防止鼻尖皮肤张力过大。假体植入后,仔细观察高低、宽窄是否合适,鼻梁有无偏斜、长短是否适宜。如果不合适,此时应取出假体,重新雕刻修正,直到效果满意为止。切口用 5-0 或 6-0 尼龙线间断缝合 1~2 针。植入假体时要注意避免把滑石粉、纱布纤维等异物带入,否则会增加异物反应的几率。用盐水棉球清除鼻腔内血液后观察有无鼻腔内的穿通伤,然后用抗生素眼膏涂于切口。

五、其他材料隆鼻手术

1. 羟基磷灰石注射隆鼻术　该法适用于鼻根和鼻梁低平而鼻尖部不需要抬高者。手术通常采用鼻前庭切口,在鼻背筋膜下与鼻软骨、鼻骨表面沿鼻正中线分离,隧道宽度约为 7~10mm。以直径为 6mm 塑料注射器将人工骨注入隧道内,边推人工骨边向后退边塑形,鼻尖切口附近不宜注入过多人工骨,否则会影响切口愈合。术后适量应用抗生素,1 周后拆线。每位受术者用人工骨 3~5g(图 16-8)。由于这种材料隆

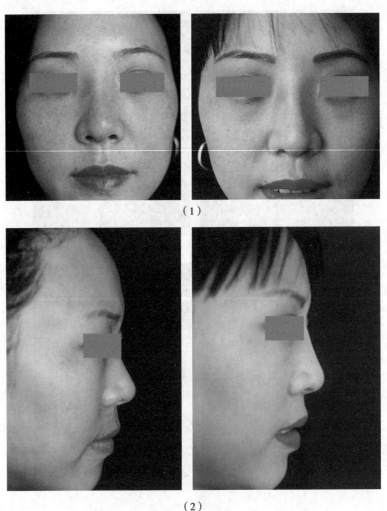

（1）

（2）

图 16-8　人工骨隆鼻矫正单纯性鼻梁低平
(1)正位手术前后对比;(2)侧位手术前后对比

鼻有较多的弊端,故而目前放弃趋势。

2. 自体骨移植隆鼻术　供体骨常取自髂骨和颅骨外板,以 L 型常用。骨组织需要雕刻成形,鼻根部和鼻梁边缘要修薄,防止出现阶梯样畸形。手术时多采用蝶形切口或两侧鼻翼缘切口。用小剪刀从切口插入,向鼻梁、鼻根部做紧贴鼻骨骨膜的广泛分离。用骨锉在鼻骨骨面锉出骨创面,有利于移植体成活和与鼻骨的愈合。把雕刻好的骨块从切口处植入,骨质粗糙不易植入可以用塑料片包裹。术后用胶布和石膏外固定。移植后鼻梁、鼻尖较硬,随着骨质吸收,逐渐好转,趋于自然。

3. 自体软骨移植隆鼻术　自体软骨不发生排斥反应,但容易扭曲、变形。一般供区选择肋软骨,取自右侧第 6、7、8 肋软骨,避免选择左侧,防止损伤心包等重要组织。切取肋软骨雕刻塑形,手术植入方法与假体隆鼻相同。

六、手术要点及注意事项

1. 由于需要植入填充材料,所以需要特别注意无菌操作,着重预防感染。

2. 为保证手术效果,要重视术前设计,植入的假体要精心雕刻,要避免植入假体过大以及边缘过于锐利,以防止假体外露,尤其是鼻尖部假体张力不能过大。手术操作的关键是剥离,如果剥离的层次、范围和方向不适当均会严重影响手术效果。

3. 植入的肋软骨组织移植后容易变形,取材时要注意软骨的自然弯曲方向,并应采取相应措施避免软骨的弯曲。

4. 人工骨注射量及部位要精确,一般要植入在鼻骨表面,组织固化过程一般要3~7 天,固化过程中可以在体外挤压对鼻型进行小的调整。

七、术后常规处理

1. 术后 2 天内头部或额部采用冰敷,第 3 天起改热敷。

2. 尽量保持头高位,酌情应用抗生素预防感染。

3. 术后 24~48 小时换药,术后 5~7 天拆线。

4. 术后 2 周内不要推碰鼻梁,防止假体移位。术后几周内有鼻塞的症状不要擤鼻子。

5. 术后 2~3 周内不要做剧烈的运动,如跑步,游泳等能升高血压的运动。

6. 术后最好戴隐形眼镜,一般要在术后 3~4 周才可以戴框架眼镜。

7. 两个月内避免鼻外伤或擦伤,不要过分暴露在阳光下。洗脸,梳头和用化妆品时,动作要轻柔。

八、手术并发症的防治与处理

1. 血肿和感染　隆鼻术后一般在第 4 天开始消肿,如果局部肿胀不退或继续加重,应考虑血肿或感染的可能。在血肿未完全机化时如果能把积血抽出,可避免感染的发生率;如果不能抽出积血,则应取出假体后清除血块。如出现红、肿、热、痛等感染征象者,应及时应用有效的抗生素控制感染并取出假体,对症治疗。待 3~6 个月以后根据具体情况考虑再次手术。

2. 皮肤破溃或假体外露　多发生在鼻尖,有时也可出现在鼻根或鼻孔内。假体过长、过厚或假体向下滑动,使皮肤张力过大,处理不当易导致继发性皮肤软组织感染破溃,假体外露。处理方法为及时取出假体。待 3~6 个月后再行手术矫正。

3. 植入假体移动、偏斜　术中剥离过浅,腔隙过宽容易发生假体移动,剥离腔隙未居中导致假体偏斜。术中发现者可以取出假体,重新剥离腔隙,再植入假体,术后加强外固定。术后发现者可于3~6个月后再行隆鼻手术。

4. 排异反应　表现为局部无痛性肿胀,抗生素治疗无效,切口不愈合,甚至有皮肤破溃或过多的分泌物溢出。遇到此情况应立即取出假体,以免病情加重。3~6个月后可行自体组织移植隆鼻。

5. 假体两侧凹陷或阴影　多数由于剥离范围不充足,术后纤维挛缩引起;鼻梁部假体两侧缘移行不自然,出现假体两侧阴影。应取出假体,重新雕刻,适当剥离后重新植入。

6. 鼻梁肤色异常　鼻梁部皮肤张力过大,出现皮肤发红或苍白;硅胶假体放置过浅,光照下会有透亮感。应取出假体重新修整后植入。

7. 软骨吸收　手术时应该注意到吸收的问题,一般软骨的填充量要比正常稍大,以避免软骨吸收矫正不足。

8. 大鼻头畸形　人工骨植入术中将材料植入到鼻尖中可形成此种畸形,应该避免术中或术后的挤压使人工骨材料植入到鼻尖区。

第三节　鞍鼻成形术

鞍鼻是最常见的鼻部畸形,表现为鼻梁向下凹陷,形如马鞍,外鼻过短,鼻唇角过大,鼻孔外露。病因可以是先天性的,如遗传或种族群体表现,也可以是后天获得,如梅毒感染、外伤或医源性,我国先天性鞍鼻多见。鞍鼻可以分为单纯性和复杂性。单纯性鞍鼻表现为鼻梁平坦或凹陷,鼻尖支撑较好或鼻尖圆钝低平,鼻腔无功能障碍。复杂性鞍鼻多数是由外伤、鼻部组织切除或感染引起的,表现为鼻梁塌陷明显,鼻梁短缩,鼻尖上翘成靴形,常伴有鼻骨、鼻中隔软骨的畸形,面中1/3发育不良而成"蝶形脸"畸形,鼻腔功能障碍等。

一、单纯性鞍鼻的手术方法

单纯性轻中度鞍鼻是隆鼻手术的适应证,可以采用假体、自体骨或软骨移植,人工骨注射等隆鼻手术矫正。手术方法同隆鼻美容术。

二、复杂性鞍鼻的手术方法

复杂性鞍鼻是指面中部1/3发育不良同时伴有鞍鼻,也称为"蝶形面孔"。复杂性鞍鼻修复术应包括以下几方面的内容:松解鼻梁及其周围的皮肤,整复衬里增加鼻的长度矫正鼻的短缩,修复软组织的缺损,矫正面中部凹陷畸形,通常需采用额部或远位皮瓣修复;鼻梁垫高矫正鞍状畸形;伴有短鼻畸形者需同时行鼻中隔延长、大翼软骨松解前移、鼻小柱前移等。

(一) 延长鼻部皮肤

鼻尖和鼻翼部设计蝶形切口(图16-9),贴紧鼻软骨、鼻骨骨膜表面分离,上至眉间,下至上唇,两侧分离至上颌骨额突,松解皮肤,增加鼻长度。如皮肤缺损较多,松解后不足以覆盖,可考虑用邻

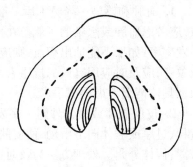

图16-9　蝶形切口

近皮瓣移植来修复皮肤缺损。

（二）制作鼻部衬里

牵开切口，显露鼻骨和软骨，在梨状孔上缘将鼻骨骨膜和鼻中隔黏膜分开，形成鼻骨骨膜瓣（图 16-10）。

然后横行切开鼻中隔黏膜，沿梨状孔两侧向下剥离，骨膜瓣连同鼻下部一起向下转移，骨膜瓣覆盖在缺损上，创缘与梨状孔上缘缝合（图 16-11）。

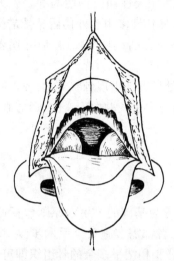

图 16-10　形成鼻骨骨膜瓣

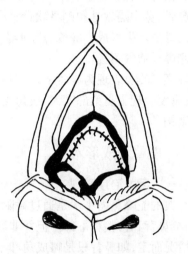

图 16-11　缝合

（三）矫正鞍状畸形

切取自体髂骨或肋软骨，雕刻成 L 形支架，置于鼻梁处，深面与鼻骨紧密贴合，短臂抵于鼻前棘，如支架为软骨可在鼻两侧用丝线做褥式缝合固定，如为髂骨可再用钢丝固定于鼻额角处（图 16-12）。支架不宜过大，防止张力过大，影响愈合。

（四）矫正碟面畸形

颊龈沟处做切口，骨膜下沿梨状孔两侧向上剥离，形成骨膜下隙，切取骨块修成与梨状孔弧度相同的形态，植于梨状孔两侧和上牙槽凹面，钢丝固定（图 16-13）。

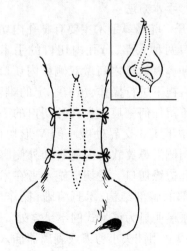

图 16-12　固定

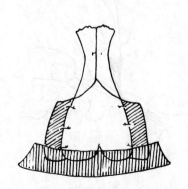

图 16-13　钢丝固定

（五）处理鼻部切口

用 5-0 线缝合切口,外部用纱布卷、印模胶、棉垫加压包扎。鼻腔内用聚维酮碘纱布包裹的橡胶管支撑,也可用碘仿纱条填塞。

第四节　驼峰鼻成形术

鼻梁部呈棘状突起者统称为驼峰鼻。一般分为先天性和外伤性两种。先天性一般是鼻骨、鼻中隔软骨和侧鼻软骨过度发育所致。外伤性多由于外伤后鼻骨错位愈合或后期骨质增生形成。驼峰鼻除形态异常外,一般不会引起功能障碍,但外伤者可引起一侧鼻道通气不畅。

轻度驼峰鼻表现为鼻骨下端与鼻侧软骨交界处鼻梁部出现棘状突起,或伴有鼻尖过长;重度表现为鼻梁部宽大,成角突起,多数伴有鼻尖过长并向下弯曲,形似鹰钩状,称为鹰钩鼻。

一、驼峰鼻成形术

（一）手术治疗原则

经典的驼峰鼻缩小术是通过截除鼻骨和鼻软骨为基础的。手术原则包括截取骨峰、缩窄鼻背和修整鼻下部。但并非所有驼峰鼻患者都需实施 3 个手术步骤,具体步骤视情况而定,如鼻背只是略成角和不挺直,用骨凿稍稍凿平多余的骨组织即可,若伴有严重的鼻中隔偏曲,应先行鼻中隔矫正术。

（二）术前准备

除必要的常规检查外,应对鼻部进行仔细的观察和测量。观察鼻中隔有无偏曲或偏斜,鼻腔和鼻旁窦有无感染,如有异常需经治愈后再进行手术。术前 3 天用适宜的消毒液清洁鼻孔并修剪鼻毛。然后测量鼻梁隆起的高度和鼻尖异常的长度。在鼻根至鼻尖顶部的下方 2mm 做一连线,线的上部就是手术时应该切除的鼻骨和鼻中隔软骨(图 16-14),再推动鼻尖使鼻唇角度达到 90°～100°左右,然后标明与静止状态鼻尖位置的差距,就是要切除鼻中隔软骨的量,用亚甲蓝标记在鼻背部相应的部位。

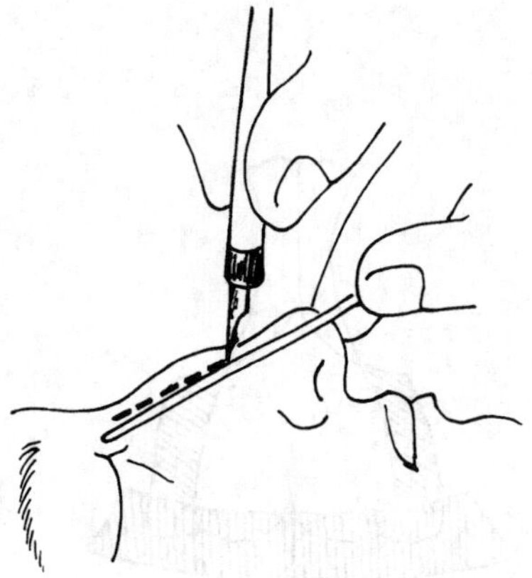

图 16-14　画出截骨标志线

（三）手术方法

1. 切开　驼峰鼻手术主要有鼻孔内切口和鼻孔外切口两种入路,鼻孔内切口的手术是在侧鼻软骨和鼻翼软骨之间做双侧鼻内切口。此切口是在盲视下进行操作,虽有一定的难度,但术后鼻部不留任何瘢痕。鼻孔外切口的手术是在鼻小柱中下 1/3 交界处做一倒 V 形切口,再在鼻小柱两侧沿鼻翼软骨内侧脚和外侧脚前缘各做一鼻孔边缘切口。此切口施术者在术中可以直视鼻部的解剖结构,术野清晰,操作方便,但切口处瘢痕明显为该术式的不足之处。

2. 剥离　用钝头小剪刀或剥离器插入切口在鼻翼软骨和鼻骨表面做广泛的全鼻梁皮下分

离,在预截除的骨峰部位应行骨膜下分离(图16-15)。

3. 截除驼峰 如鼻梁部的鼻骨、鼻中隔软骨和两侧鼻软骨隆起,用骨凿或刀锯插入切口,按术前标记线截除多余骨组织(图16-16),清除凿掉的骨片(图16-17),再用骨锉将骨面锉平(图16-18)。如驼峰鼻较轻,可直接用骨锉锉平隆起的骨组织即可。

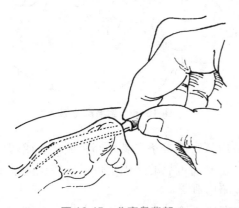

图 16-15 分离鼻背部

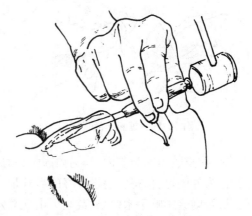

图 16-16 截除多余骨组织

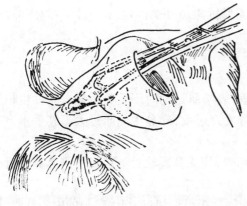

图 16-17 清除凿掉骨片

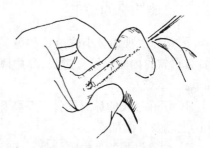

图 16-18 锉平骨面

4. 缩窄鼻背 用小骨膜剥离器将上颌骨额突与其表面的骨膜、肌肉和皮肤分离,用骨凿在相当于外鼻与面部交界处将上颌骨额突锯断(图16-19),对侧相同。术者用两拇指自外向内挤压,造成鼻侧部骨折,使两侧鼻骨和侧鼻软骨重新靠拢排列(图16-20),鼻骨架得以修整。

5. 鼻尖修整 鼻下部美容手术应根据受术者的具体情况酌情处理。①鼻尖过长,可切除鼻翼软骨向前突出的部分;②鼻尖宽大,可将鼻翼软骨中间脚内侧缘部分切除,然后缝合;③鼻尖下垂者,应在鼻翼软骨内侧脚的后面将鼻中隔软骨的前端做适当切除,将鼻小柱和鼻中隔缝合在一起;④鼻尖过高,可将两侧鼻翼软骨内侧脚切除一对称部分,然后缝合;⑤鼻尖过低,使用切除的鼻骨或软骨做适当的填充;⑥鼻过长,切除部分鼻中隔软骨、鼻背软骨和鼻翼软骨,然后将两鼻翼软骨内侧脚穹隆部缝合1~2针,鼻翼软骨及鼻背软骨之间行交叉缝合。

6. 缝合固定 挤出隧道内积血,检查创口内无碎骨片残留后,缝合切口。碘仿纱

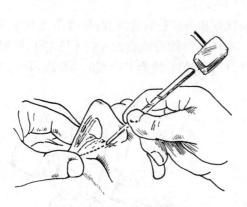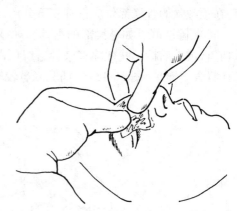

图 16-19　锯断上颌骨额突　　　　　　　　　　图 16-20　缩窄鼻背部

布裹住橡皮管填塞鼻腔内,作为内固定,然后用石膏绷带条在鼻外部制成夹板或印模胶,作为外固定,保持术前设计好的鼻外形。正确而可靠的外固定可以保持预期手术效果,否则会影响手术效果,甚至可出现继发畸形愈合。

7. 术后处理　术后取半坐位,进流质和半流质饮食,冷敷鼻部,应用抗生素预防感染。一般于术后 7 天取出鼻腔内填塞纱布或支撑胶管,拆除缝线,截骨范围小的受术者可以在术后 48 小时取出填塞物,2 周后拆除鼻外部固定,1 个月左右鼻部可以消肿。

二、鹰钩鼻的矫正

鹰钩鼻表现为鼻小柱过长和鼻尖下垂,表情肌运动时下垂更明显。其发生机制为:鼻翼软骨内侧脚发育过长,鼻中隔软骨发育过度,降鼻中隔肌过大。其手术方法如下:

1. 切除过长的鼻翼软骨　经鼻孔缘切口,切除鼻翼软骨下端或两侧鼻翼软骨外侧脚上端及外侧部。

2. 切除过长的鼻中隔软骨　通过鼻中隔前缘纵形切口,切除过长的中隔软骨,缝合切缘两侧的鼻小柱和鼻中隔。

3. 切断肥大增生的鼻中隔降肌　在口轮匝肌深层紧贴上颌骨切牙窝的上方切断鼻中隔降肌。

4. 修整过多的鼻尖部皮肤　切除软骨组织后,轻者鼻尖部皮肤无明显变化;重者鼻尖部皮肤多余,一般不需特殊处理,可自行回缩。如有明显多余的皮肤,可将其修剪以塑造矫正后的鼻尖。

三、非截骨法

轻度驼峰鼻可以采用非截骨法,通过植入填充材料增加驼峰部两端鼻梁高度,可以获得较好外形。手术操作简单、安全、并发症少,术后鼻部外形自然,符合审美要求。填充材料可以选择医用硅胶或聚四氟乙烯。测量出需要增加的鼻尖长度和高度,制作出大小和厚度适度的假体,假体在驼峰部要薄,而驼峰上下两端较厚,按隆鼻术操作植入假体,植入后鼻部曲线流畅,驼峰鼻得到矫正。

四、术后并发症的防治及处理

1. 出血　多因手术操作粗暴或凝止血不完善所致。术中操作轻柔,彻底止血至关重要;术中应用止血药物,术后适当加压包扎,多可有效地防止其发生。

2. 血肿　多发生在鼻部周围,内眦部少见。多数是由于局部加压不够,少数由于截骨时损伤鼻背动脉或内眦动脉引起。量少者可逐渐吸收,较大血肿需要抽出后妥善加压固定,防止感染。

3. 感染　术前鼻部有感染灶未被发现或是手术中无菌操作不严格,以及出现血肿未及时清除等均可导致感染。处理方法为及时清除血肿与保持鼻腔通畅,及时合理的应用抗生素控制感染。

4. 继发畸形　如驼峰部骨或软骨组织去除过多导致的矫枉过正畸形,可酌情考虑二期隆鼻术;骨组织截除不够矫正不足者,可以于术后 3 个月重新截除矫正;鼻梁基底部呈阶梯状畸形应在 3 个月后重新用骨锉锉平矫正;鼻梁两侧不对称,应在 2 周内鼻骨尚未纤维愈合前手术矫正。

第五节　特殊鼻成形术

一、阔鼻及短鼻美容术

阔鼻畸形多由先天性畸形如眶距增宽等导致,表现为鼻梁宽阔低平。短鼻畸形表现为鼻长度过短,重度者伴有鞍鼻畸形。

（一）阔鼻畸形美容术

表现为上颌骨额突较大,两侧鼻外侧壁的位置相距较大,中线结合的是宽而平的骨板、骨痂及纤维组织,鼻梁宽阔低平,形似蛙鼻。该类畸形的手术方法如下:

1. 鼻旁正中截骨　鼻梁中线两侧定点,两点间距为阔鼻鼻梁修整为理想鼻梁后的宽度,两点向鼻底垂直画线。沿两垂直线做鼻旁正中截骨,去除中部的骨组织或纤维组织,如鼻背皮肤软组织过多也可适量去除。

2. 鼻侧截骨　与矫正驼峰鼻相同,在两侧鼻面交界处将上颌骨额突截断,要注意两侧对称。

3. 横向截骨　鼻骨上方基底部横向截骨后,才会使过宽的鼻骨完全游离,将鼻推向中线。鼻梁高度不够,可用截除的骨块,或其他部位自体骨及假体填充,矫正鞍鼻畸形。

4. 术后固定　可采用贯通缝合固定,应适当的过度矫枉,固定最少 10 天。

（二）短鼻畸形美容术

病因有先天性、外伤或感染等。短鼻畸形的矫正方法如下:

1. 鼻中隔软骨前移　适用于轻度短鼻。做鼻外切口或在鼻前庭中隔软骨下缘做纵向皮肤切口,贯穿至对侧鼻前庭,分离鼻中隔软骨膜,切取中隔上缘一条宽约 3～4mm 的软骨。切开鼻两侧软骨与中隔软骨的相连处,使其下移,把切取的中隔软骨植入中隔软骨下端,缝合固定。

2. 鼻中隔复合瓣移植适用于鼻尖上翘的短鼻,设计一个蒂在鼻前庭上方的复合瓣,向上转移,增加鼻尖的长度。

3. 唇颊沟黏膜瓣移植 适用于鼻内软组织张力大的短鼻。设计两个蒂在中部的唇颊沟黏膜瓣,向上经过软组织隧道,增加鼻中隔软组织量。

4. L 型自体骨移植和骨膜松解 适用于重度短鼻,取自体肋软骨或髂骨雕刻成 L 型,广泛分离鼻背的活动部分,上至鼻根,下至唇龈沟,两侧到眶下。在两侧鼻骨背侧骨膜做与鼻纵轴垂直的切口,松解鼻骨骨膜,在鼻骨深面骨膜上做切口松解鼻内软组织。贯穿缝合固定 L 型植入体,固定 10 天。

二、鼻翼及鼻尖美容术

(一)鼻翼肥大美容术

鼻翼肥大为先天性鼻翼发育过度所致,多见于男性,青春期后表现明显,鼻部皮脂腺分泌旺盛时鼻翼宽大和肥厚更加明显。表现为鼻翼的宽度与鼻全长的比例超出正常范围,与面部整体不协调。其手术方法主要有:

1. 在两侧鼻孔基底部菱形切除部分皮肤和皮下组织,横行缝合切口,缩窄鼻基底。

2. 两侧鼻翼沟切开鼻翼,然后平行鼻翼沟切除部分鼻翼,直接缝合切口。

3. 埋线法 缝线从一侧鼻翼沟进针,经皮下过鼻小柱基底部,至对侧鼻翼沟穿出,调节缝线张力,打结固定。

(二)鼻尖肥大美容术

在青春期以后表现明显,男性多于女性。鼻尖软组织肥厚、大翼软骨宽大肥厚或大翼软骨鼻尖端间距过宽,导致鼻尖宽度与鼻翼宽度超出正常比例,称为鼻尖肥大。表现为鼻尖部圆钝、宽大,有肥厚感。其手术方法如下:

1. 适量去除鼻尖组织 包括鼻尖皮下软组织、部分大翼软骨和侧鼻软骨。皮下组织去除过多,易导致鼻尖组织术后增生,鼻尖更加肥大。

2. 鼻尖塑形 内固定和外固定缩窄鼻尖软组织,将两侧大翼软骨向中线缝合固定。

(三)鼻尖圆钝、低平美容术

1. 延长鼻小柱法 做鼻尖蝶形切口,分离鼻翼软骨,切断鼻翼软骨外侧脚中内 1/3 交界处,使其延长,将两侧内侧脚褥式缝合,形成鼻尖支架,皮肤做 V-Y 成形术,延长鼻小柱(图 16-21)。

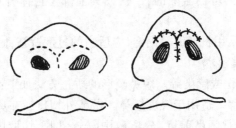

图 16-21 鼻小柱 V-Y 推进缝合

2. 鼻尖植骨 自体软骨移植可以矫正鼻尖圆钝(图 16-22);对于鼻尖圆钝低平合并鞍鼻者,可以植入 L 型填充材料矫正。

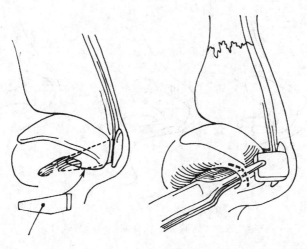

图 16-22　自体软骨移植支撑鼻尖

（四）鼻尖过高美容术

鼻尖的高度超过鼻长的 1/2，可认为鼻尖过高，一般为鼻翼软骨增长过长，治疗原则为降低鼻尖高度，缩短鼻小柱。具体方法如下：

1. 切除鼻翼软骨外侧脚 2/3 部分和内外侧脚穹隆部软骨，缝合两端软骨，在软骨表面做多处软骨部分切断，降低鼻尖高度（图 16-23）。鼻尖部多余的皮肤用 Y-V 推进或部分切除缩短鼻小柱。鼻尖过高严重者可以在鼻翼外侧基底部全层切除一部分。

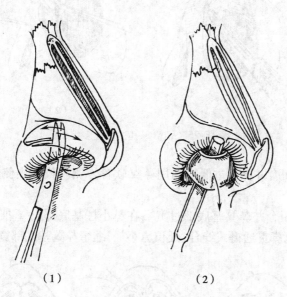

（1）　　　　　　　　　（2）

图 16-23　分离鼻翼软骨，软骨部分切断

2. 经鼻翼切口将鼻翼软骨内外脚穹隆部软骨切除一部分，去除部分前庭皮肤，降低穹隆的同时降低鼻尖高度（图 16-24）。

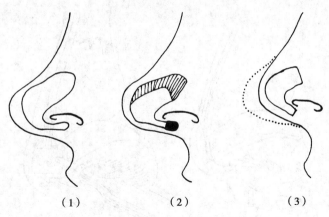

（1）　　　　　　　　（2）　　　　　　　　（3）

图 16-24　切除鼻翼软骨内外脚部分软骨

三、鼻小柱及鼻孔美容术

（一）鼻小柱过短美容术

1. 鼻小柱过短、鼻尖高度较好　切除两侧鼻翼与鼻小柱交界边缘部分组织，延长鼻小柱（图 16-25）。

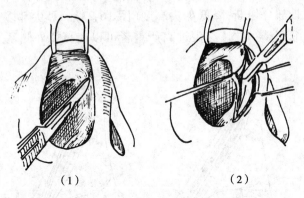

（1）　　　　　　　　　　　　　　（2）

图 16-25　切除鼻孔内缘过多组织

2. 鼻小柱过短合并鼻尖过低　利用鼻翼软骨外侧脚代替内侧脚，缝线贯通褥式缝合塑形。

3. 鼻小柱过短合并鼻翼基底部过宽　在鼻小柱基底部 V-Y 推进，做鼻小柱基底部和鼻翼软骨内侧脚贯通褥式缝合，延长鼻小柱，缩窄鼻翼基底部宽度（图 16-26）。

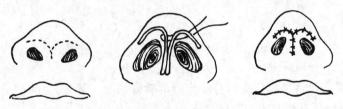

图 16-26　鼻翼软骨内侧脚拉拢缝合，增加鼻小柱高度

（二）鼻小柱下垂美容术

发生原因是鼻中隔组织量过多,可以部分去除鼻中隔前脚,并梭形切除膜性鼻中隔,缝合,上提鼻小柱,也可切除鼻小柱边缘部分皮肤软组织。如合并鼻小柱过宽,可设计鼻小柱前外侧切口,切除部分软组织矫正。

（三）鼻孔狭窄闭锁美容术

多由外伤或烧伤后局部组织缺损、瘢痕挛缩所致。

手术原则是切除鼻孔内的瘢痕,修复创面,重新塑造鼻孔外形。轻度鼻孔狭窄可将瘢痕切除后,设计合适的鼻唇沟皮瓣转移至鼻底缺损区,通常进行的是鼻唇沟皮瓣Z成形术,予以缝合（图16-27）。

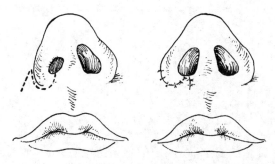

图16-27　鼻唇沟皮瓣修复鼻孔狭窄

中度鼻孔狭窄,以中央小孔为轴心,在鼻尖和鼻翼基底部的黏膜外层设计S形切口,切开剥离后,在膜内层设计与外层方向相反的S形切口。把内侧两瓣翻转缝在外侧,外侧两瓣缝在内侧,鼻孔开大（图16-28）。瘢痕广而创面大者,需要植皮,选择中厚或全厚皮片移植。

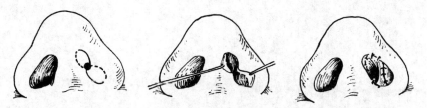

图16-28　鼻孔膜状狭窄修复法

（四）鼻孔过大美容术

1. 缝线法　通过在皮下缝线的收紧来缩小鼻孔,适应于鼻翼轻度过宽者。

2. 鼻底梭形切除　适用于鼻孔过大较重者,以正常侧的鼻孔大小为准,在鼻孔底部行菱形切除术,切除多余的鼻基底皮肤,使鼻孔缩小,术后鼻孔内用适当大小的硅橡胶管支撑2~3周。

3. Columella flap法　在鼻小柱鼻缘做切口,剥离,掀起鼻小柱尖部皮瓣,将两鼻翼软骨内侧脚缝合,以抬高塌陷侧鼻翼;若两侧鼻孔大小不一,可做小皮瓣转移,术毕包扎固定。

（陈　倩）

复习思考题

1. 试述外鼻软组织分层及鼻背筋膜的概念。

2. 简述鼻的角度、鼻的长度及宽度、鼻根高度、鼻尖的高度及形态、鼻型等鼻部美学特征。

3. 简述隆鼻术的适应证、禁忌证,以及各种充填材料的优缺点和手术方法。

4. 简述隆鼻术的手术前后处理、手术要点,以及并发症的防治与处理原则。

5. 列举驼峰鼻、鞍鼻、鹰钩鼻的特征与手术方法,以及并发症的防治与处理原则。

6. 归纳特殊鼻成形术的种类及其各自的方法。

第十七章

PPT 课件
17章PPT

唇颊部美容手术

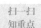
扫一扫
知重点

 学习要点

　　掌握重唇、厚唇手术的适应证、禁忌证、术式特点及手术前后处理。熟悉酒窝部位定点及适应证的选择，术后处理及注意事项；熟悉唇颊部美容手术的操作过程。

　　口唇是面部最大的动态器官，参与面部的多种表情活动及语言、咀嚼等重要生理功能活动。而且唇颊部位于颜面"三停"的下停，是人体容貌审美的重要组成部位，其中口唇是此区域的中心，在面部的美学地位与眉眼比肩。口唇部有任何微小的畸形都会引人注意，并影响面部整体的协调匀称。

　　唇颊部解剖标志：唇部的界限上为鼻底，下至颏唇沟，两侧为唇面沟，中为口裂。唇部由白唇及红唇两大部分组成，白唇是皮肤部分，红唇是皮肤和黏膜的移行。红唇与白唇交界处为唇红嵴，此嵴在上唇呈弓形，称唇弓，唇弓两侧的最高点处称唇峰，两峰之间的低谷称人中切迹，上唇唇红正中前凸呈珠状部即为唇珠。下唇下方以横行的颏唇沟与颏部为界（图 17-1）。

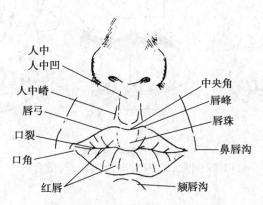

图 17-1　唇的外部形态及其名称

　　唇颊部的解剖结构：唇部主要由皮肤、黏膜与肌肉所构成。唇部肌肉主要是绕口周呈环形结构并具括约作用的口轮匝肌，其参与口唇部多样的运动及面部复杂的表情功能（图 17-2）。唇颊部的血液供应和淋巴管均较丰富。唇颊部的运动神经由面神经支配，感觉神经均来自上、下颌神经的分支。

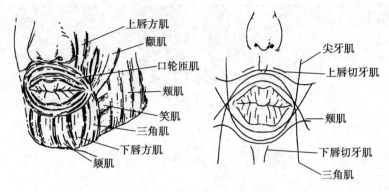

图 17-2 唇颊部肌肉

第一节 重唇及厚唇美容术

一、重唇美容术

重唇是一类少见的先天性畸形，重唇多发生在上唇，一般于青春期最为明显，主要表现为张口时上唇游离缘出现内外并列互相平行的两层红唇，两层间有深浅不一横沟分界，内层红唇呈现松弛而肥厚的皱襞，重唇多发生在唇部两侧，唇正中部多无畸形。这种畸形在闭口时并不明显，当开口或微笑时则形成明显的重唇，有损容貌。重唇修复手术的原则是切除重唇多余的黏膜和增生的黏液腺组织，恢复正常的外形。

手术方法（图 17-3）：①按畸形范围在两侧唇黏膜上设计梭形切口或连续 Z 形切口，切口两端向外延伸到颊部；②楔形切除多余的黏膜及增生的黏液腺组织，可同时切除适量的口轮匝肌；③创面彻底止血，将肌肉和黏膜分别间断缝合；④唇外适当加压包扎。

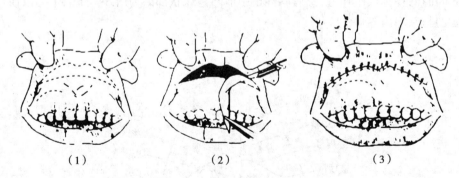

图 17-3 重唇美容术
(1)切口设计线；(2)切除多余组织；(3)缝合切口

二、厚唇美容术

厚唇是指唇组织增厚、红唇部突出、外翻。厚唇的原因不明，多与种族或遗传有关，唇黏膜与唇腺体慢性炎症增生也可以表现为厚唇。单纯性厚唇对健康无妨害，仅外观不雅，但慢性唇炎、黏液腺高度增生、细菌感染等也可引起厚唇，还需鉴别脉管瘤所引起的病理性组织增生。

（一）手术方法

测量出增生过多的部分,并标出。在唇红内侧唇黏膜与口腔黏膜交界处,设计切口线,切口线设计为弧形,与上唇唇弓缘平行,宽度一般为 4~6mm,深度不超过 6m。两条切口的纵切面应成 70°~90° 角,切口两端可适当延长到颊侧,并保持形态自然。立体去除切下的一条黏膜,并尽量将增生的黏液腺切除,予以整形缝合,即可完成厚唇修复。应注意闭口时缝合线应位于口内,并避免黏膜切除过多及缝合过紧(图 17-4)。术毕在切口处涂以抗生素软膏并予以暴露。

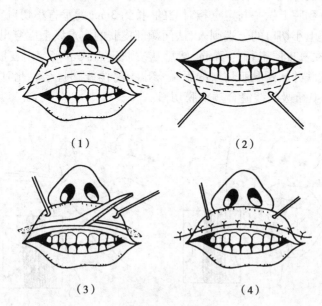

（1）　　　　　　　　　　（2）

（3）　　　　　　　　　　（4）

图 17-4 厚唇成形美容术
（1）上唇切除设计;（2）下唇切除设计;（3）组织切除;（4）切口缝合

（二）术后处理

使用抗生素预防感染。保持口腔清洁,饭后用漱口液漱口,局部伤口可用 3% 过氧化氢溶液涂擦。

第二节　酒窝成形术

酒窝是位于口角外侧面颊皮肤上的凹窝,有愉悦表情时出现或更加明显。形成机制为表情肌纤维在面部的某些部位直接与真皮深层相连,当表情肌运动时,通过这些纤维束的牵拉而出现皮肤凹陷。酒窝成形术的原理是在拟形成酒窝的位置,利用手术方式人为造成真皮与表情肌的粘连,从而形成凹陷(人造酒窝)。

一、酒窝部位定点及设计

酒窝的标准美学位置应位于外眼角垂直线与口角水平延长线的交点,或稍偏向内上方(图17-5)。

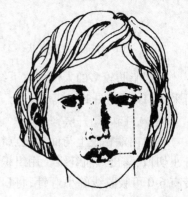

图 17-5 酒窝部位定点

二、适应证

面颊部皮肤光滑、平坦、色泽正常以及局部皮肤无瘢痕者均可施行酒窝成形术。

三、手术方法的选择

（一）皮下结扎法（图 17-6）

按酒窝定点设计，于面部定点处画 3~5mm 长的短线，用尖刀在短线的两端各刺一孔。在口内颊黏膜上做一与定点相对应的，长约 3mm 的垂直小切口。用圆针穿 4-0 号线自口内黏膜上小切口的上端刺入，从面颊部皮肤的定点线上端穿出。再从皮肤穿出点再刺入，并在真皮层走行约 3mm，然后从皮肤定点线下端穿出皮肤；此后从第二穿出点再刺入皮肤并从颊黏膜切口的下端穿出。将两线端打结。此时可见到酒窝形成的外观。用 6-0 可吸收线缝合颊黏膜切口。

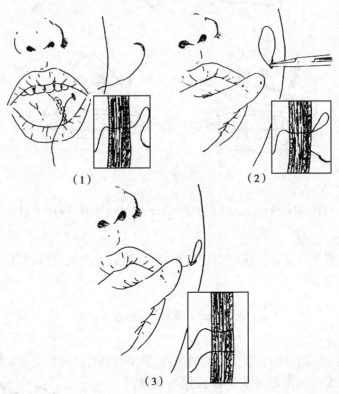

图 17-6　皮下结扎法
（1）由口内穿出皮肤；（2）于皮内潜行 2~3mm；（3）再次于口内穿出结扎

颊部脂肪较多的人使用皮下结扎法效果不明显。因此，对于颊部脂肪较多的人群可采用口内法（图 17-7）。

（二）口内切开法

在口内颊黏膜上与面部定点相对应处做一直径约 5mm 的横行切口。用小弯剪分开小切口，露出颊肌纤维。用组织钳夹住切口内的颊肌纤维，剪除夹住的肌纤维。用带有 6-0 可吸收线的小弯针，将口内颊黏膜与面颊部定点处的皮下及真皮层缝合一针。最后将口内伤口缝合。

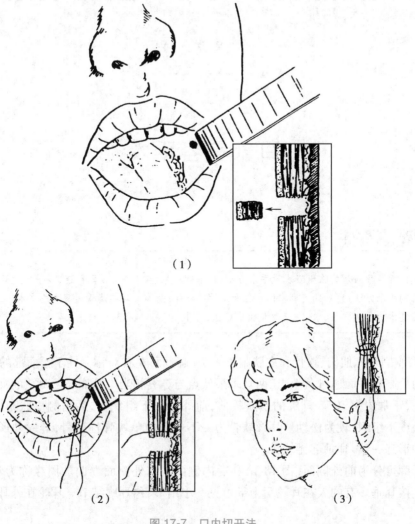

图 17-7　口内切开法
（1）切除颊部组织;（2）全层缝合;（3）结扎,酒窝形成

口内切开法有损伤面神经或腮腺导管的可能,手术时须防范。

四、术后处理及注意事项

应用抗生素预防感染。保持面部及口腔清洁,每天用复方硼酸液漱口 4~5 次。术后 10 天内避免进食坚硬食物及刺激性饮食。一旦有感染征兆,应尽早地拆除缝线或做相应处理。术后在缝合处可能出现硬结,一般经 3~6 个月后可逐渐消失。

（邱　添）

复习思考题

1. 指出重唇、厚唇的不同之处及其相应的处理方式。
2. 简述酒窝成形术的定点依据,两种术式的手术方法及适应证。

扫一扫
测一测

第十八章

耳部美容手术

学习要点

先天性耳廓畸形的临床表现及手术方法;耳垂缩小术、尖耳垂、耳垂粘连、耳垂裂及耳垂缺损美容术的手术方法;穿耳孔美容术的定位及术后并发症;副耳及耳前瘘管美容术的手术方法;耳廓缺损修复术的手术方法、术后处理、术后并发症及其防治。

耳廓借韧带、肌肉、软骨和皮肤附着于头颅侧面,左右对称。处于颜面部的中 1/3,耳廓的最高点平面通过黄金点,两耳垂最低点与鼻翼相当。耳廓与颅侧壁的夹角称为颅耳角,正常约为 30°。耳廓的皮肤较薄,前外侧皮下组织少,后内侧皮肤稍厚,有少量疏松皮下组织,较为松动。耳廓软骨为一不规则的单块弹性软骨,耳廓外形与耳廓软骨的形态一致,耳垂部无软骨。

耳廓可分为前外侧面(图 18-1)和后内侧面。前外侧面卷曲的周缘称为耳轮,其下端连接耳垂。有的人在耳轮后上部可见一小结节,称耳廓结节。耳轮在外耳门上缘

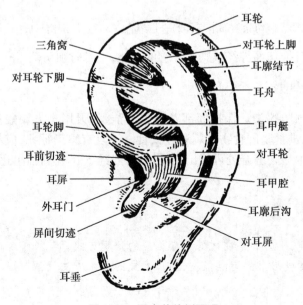

图 18-1　耳廓前外侧面观

处的一段称为耳轮脚。耳轮前方有与其平行的隆起称对耳轮。对耳轮向前上分叉,为对耳轮上脚和下脚,脚之间的凹陷为三角窝。在耳轮与对耳轮之间隔一长沟,称耳舟。对耳轮前方有一深凹称为耳甲,耳甲又被耳轮脚分为上方的耳甲艇和下方的耳甲腔,腔底有外耳门。外耳门的前方有一突起称为耳屏。耳屏对侧的突起,称对耳屏。耳屏与对耳屏之间有屏间切迹。耳廓后内侧面的形态与前外侧面的凹凸位置相对应。耳廓的肌肉分为耳内肌和耳外肌,维持耳廓的位置和预防耳廓下垂。耳廓的血液供应主要来自颞浅动脉、耳后动脉和枕动脉。

第一节　先天性耳廓畸形美容术

一、招风耳

招风耳是一种比较常见的先天性耳廓畸形,胚胎时期耳甲发育过度和(或)耳轮形成不全引起。双侧多见,有遗传倾向。

（一）临床表现

主要表现为对耳轮平坦或消失,耳舟过大,耳舟和耳甲的夹角大于90°,对耳轮上脚平坦或消失,颅耳角过大,有的人伴有耳甲、耳甲腔过大。

（二）手术适应证与禁忌证

1. 适应证　要求改善耳部外形者均可手术,儿童可在学龄前手术,一次完成双侧耳廓手术。

2. 禁忌证

（1）瘢痕体质者,容易形成严重的增生性瘢痕,不适宜手术。

（2）耳部皮肤炎症、急慢性中耳炎者,积极治疗后再手术。

（三）手术方法

1. 手术原则　恢复对耳轮及其上脚的形态,缩小耳甲腔。

2. 设计与定位　用拇指将耳廓向头侧轻压折叠,使之出现耳舟、对耳轮及其上脚。画线标记,用针头在皮肤和软骨面上定点蓝染。

3. 形成对耳轮及其上脚

（1）褥式缝合法(图18-2):耳廓后内面纵向褥式缝合耳软骨,形成对耳轮,切除宽约1cm的皮肤,缝合切口。该法适用于耳廓软骨较薄的儿童,易于弯曲成形。耳廓软骨未被切开,易于复发,术后效果不理想可再次手术。

（2）软骨前外侧面划痕法(图18-3):在耳廓后内侧面耳轮尾部做一小切口,插入小鼻锉或带齿的血管钳,穿透至耳廓前外侧面,相当于对耳轮的部位进行划痕使其自然弯曲形成对耳轮。该法的不足之处是容易复发。

（3）软骨管法(图18-4):在耳后标记点中央做一切口,显露软骨上的标记,做两排软骨切口,呈弧形向下逐渐靠拢,从下向上将切口两侧的软骨缝合成管状,形成对耳轮及其上脚。如耳甲软骨过大,切除一小块。

4. 术后　凡士林纱条填塞耳廓凹陷部分,棉垫和绷带加压包扎。

（四）术后并发症及其防治

1. 感染　术中应严格无菌操作,术后常规应用抗生素预防感染。

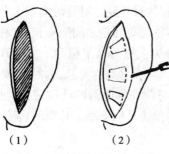

图18-2　褥式缝合法
(1)切除部分皮肤;(2)褥式缝合

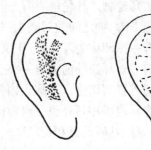

图18-3　软骨前外侧面划痕法

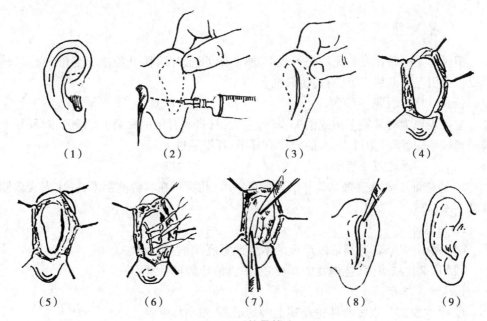

图18-4　软骨管法
(1)设计对耳轮;(2)固定着色;(3)切开皮肤;(4)软骨浅层剥离;(5)切开软骨;(6)缝制软骨管;
(7)必要时可切除一条耳甲软骨;(8)切除多余皮肤;(9)缝合

2. 血肿　术中严格止血,要当加压包扎,避免松动。

3. 皮肤坏死　术中皮瓣设计要保守,避免局部血供不足。轻微的皮肤坏死,对症处理可瘢痕愈合;较严重的皮肤坏死可行清创术,待血液供应恢复后创面植皮修复。

4. 两侧不对称　术后3个月再次手术矫正。

5. 矫正不足或矫正过度　与术前设计不当、术后软骨的回缩程度不确定有一定关系,可于术后3个月再次手术。

6. 复发　术前设计过于保守,应于3个月后再次手术。

二、杯状耳

(一) 临床表现

杯状耳也称为垂耳、环缩耳等,严重者耳廓卷曲成管状,称为管状耳。表现为耳廓上部耳轮和耳舟向前下方卷曲,耳廓高度降低,对耳轮和对耳轮脚较平,耳舟相对变短。根据畸形程度可以分为3型(图18-5):Ⅰ型较轻,仅耳轮上部较宽并向前下方呈锐角弯曲;Ⅱ型,耳轮缘弯向耳甲艇,对耳轮和对耳轮下脚发育不良或消失;Ⅲ型最严重,整个耳廓卷缩呈小管状,耳舟和对耳轮形态均消失。

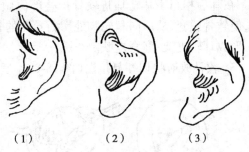

图 18-5　不同程度的杯状耳畸形
(1)Ⅰ型;(2)Ⅱ型;(3)Ⅲ型

（二）手术适应证与禁忌证

1. 适应证

（1）对杯状耳畸形不满意,主动要求手术者。

（2）耳廓下垂遮盖外耳道口,避免影响听力,应尽早手术。

（3）一般6岁后即可手术,可一次手术完成双侧畸形的修复。

（4）伴有严重颌面部畸形应从整体考虑制定合适的手术方案。

2. 禁忌证　同招风耳美容术。

（三）手术方法

手术应增加耳轮和耳舟的长度,使卷曲的耳廓复位。

1. 耳轮脚 V-Y 推进法(图18-6)　适用于耳廓上部轻度下垂者。其手术步骤如下:

（1）耳轮脚前下方设计 V 形切口。

（2）按设计线切开皮肤和软骨,形成耳轮脚三角形皮肤软骨复合组织瓣。

（3）松解卷曲的耳轮软骨,向上滑动推进耳轮脚。

（4）矫正对耳轮和耳廓与颅侧壁的异常角度。

（5）沿 V 形切口推进做 Y 形缝合。

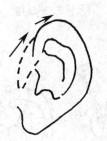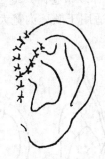

图 18-6　V-Y 推进法

2. 软骨瓣移位法(图18-7)　适用于耳廓上部向前下轻度卷曲,耳轮上部有一定长度者。

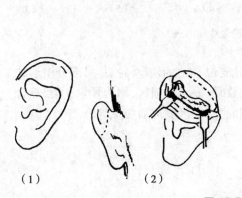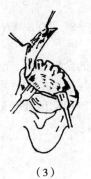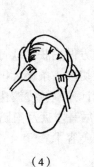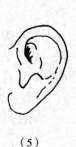

（1）　　　（2）　　　　（3）　　　　（4）　　　（5）

图 18-7　软骨瓣移位法

在耳后相当于耳轮耳舟软骨折叠部位做切口,切开皮肤,剥离皮下组织,显露软骨,使软骨脱套,从后向耳轮脚处切断卷曲的软骨,形成软骨瓣,将其固定在耳舟软骨上,形成耳轮支架,缝合皮肤。

3. 软骨放射状切开复位法(图 18-8) 适用于较严重的杯状耳畸形。

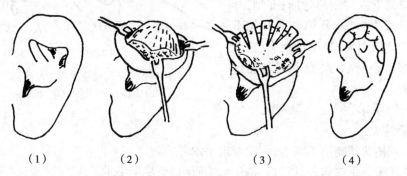

（1）　　　　　（2）　　　　　（3）　　　　　（4）

图 18-8　软骨放射状切开复位法

（1）牵拉耳廓上部确定软骨的折叠位置,设计切口线。
（2）切开皮肤,剥离,使变形的耳轮、耳舟软骨与皮肤分离脱套。
（3）卷缩的耳轮耳舟软骨边缘做多个放射状切口,使卷曲的软骨直立。
（4）耳甲处切取一条弧形软骨,连接缝合于展开的耳轮边缘,稳定耳轮支架。
（5）皮瓣复位,缝合皮肤切口,耳舟用凡士林纱布卷褥式缝合固定。

4. 耳后皮瓣加软骨片移植法(图 18-9) 适用于颅耳沟宽大,耳轮上 1/3 短缩,耳甲和耳下半部接近或基本正常。

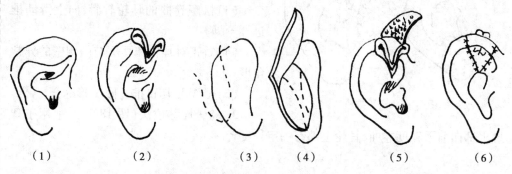

（1）　　　（2）　　　（3）　　　（4）　　　（5）　　　（6）

图 18-9　耳后皮瓣加软骨片移植法

耳轮脚上方做皮肤和软骨的全层切开,充分复位耳轮,形成耳轮、耳舟部分楔形缺损。从耳甲腔切取一条略大于缺损宽度的耳甲软骨,嵌入缺损区,作为耳轮支架,缝合固定。耳后设计一旋转皮瓣覆盖在移植软骨创面上,供区剥离后拉拢缝合。

（四）术后并发症及其防治
同招风耳美容术。

三、隐耳

隐耳又称为袋状耳、埋没耳,发病原因与耳内肌的耳斜肌和耳横肌发育异常有关。

（一）临床表现

临床表现为耳廓前面皮肤与颞部皮肤连成一片,位于同一平面,颅耳沟消失,耳廓上部软骨不能正常突出而埋没于颞部头皮下,埋入部分的耳廓用手轻压或提起时可以呈现,放松后又恢复到原来的畸形状态。严重者对耳轮及其上脚过度折叠,耳舟与耳甲之间夹角小于90°,三角窝发育较差,耳廓上部变窄,呈上下窄中间宽的三角形,耳垂正常。

（二）手术方法

1. 皮片移植法　在距耳廓上部软骨边缘0.5～1cm处设计切口,预计分离后能使皮瓣覆盖软骨。充分松解耳廓上部,掀起软骨,形成颅耳沟,创面用全厚或中厚皮片移植覆盖。

2. 皮瓣旋转移植法　适用于轻、中度的隐耳畸形且发际线较高者。设计三角形皮瓣,蒂部可位于耳廓上部、乳突区或耳轮脚上方,掀起三角形皮瓣,剥离粘连的耳廓,形成颅耳沟及创面,旋转推进三角瓣覆盖耳廓创面,供皮区创面皮片移植。

3. V-Y推进法（图18-10）　耳轮上方和后方各设计一个倒V形切口,耳轮脚处设计一Z形皮瓣,两V形切口均做Y形缝合,并将上方的皮瓣向后下转移至颅耳沟处,Z形皮瓣交叉换位缝合。

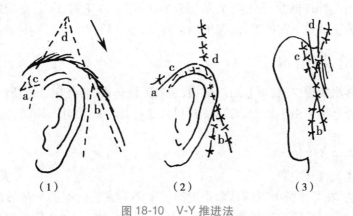

（1）　　　　　　（2）　　　　　　（3）

图18-10　V-Y推进法

4. 三叶瓣法（图18-11）　利用V-Y成形的原理,在耳轮的后上缘做三个相邻的倒V形皮瓣,游离后分别缝合覆盖耳廓创面,皮片移植修复耳后乳突区创面。

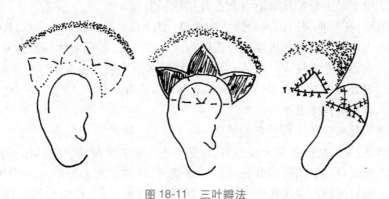

图18-11　三叶瓣法

第二节 耳垂美容术

一、耳垂缩小术

（一）耳垂内侧双三角形切除术
在耳垂内侧设计两个三角形组织瓣,切除并缝合。

（二）耳垂内侧单三角形切除术
在耳垂内侧设计一个三角形皮瓣,角度决定切除范围,术后形成圆耳垂。

（三）耳垂外侧星状切除术
在耳垂外侧设计星状的组织瓣,切除后缝合。

二、尖耳垂及耳垂粘连美容术

（一）直接切除缝合矫正术
在耳垂下方把多余的粘连部分做三角形全层组织切除,耳垂下缘圆形缝合。

（二）V-Y 推进法
沿耳垂与颊部皮肤交界处做 V 形切开皮肤,形成耳垂瓣,向上方推进,然后做 Y 形缝合。能矫正耳垂下部的粘连,又能增大耳垂,效果较理想。

三、耳垂裂美容术

先天性耳垂裂较少见,可有组织缺损,裂口无规律性,有些在靠近裂口缘处组织薄弱。后天性耳垂裂多由于暴力牵拉耳饰引起,这种耳垂裂无组织缺损,裂口的顶端在耳孔处。

（一）Z 成形修复法
适用于先天性耳垂裂。

手术方法:在耳垂裂上方的耳廓处设计一个尖端靠近内侧的三角形皮瓣,耳垂裂下方的耳廓处设计尖端靠近外侧的三角形皮瓣,甲紫画线,耳垂周围阻滞麻醉,按画线全层切开耳垂,交错嵌插两皮瓣,分别缝合耳垂前后。

（二）保留耳孔的耳垂裂缝合法
适用于由于暴力牵拉耳饰所引起的外伤性耳垂裂。

手术方法:在耳垂裂口的两侧做纵向切口,切口的上端接近裂口定点,在裂口两侧形成两个小皮瓣。在两瓣靠近顶端处留适当距离作耳孔,耳垂前后面各缝一针。顶端形成的耳孔内用 4 号线打成一线环。切除远端的多余皮瓣。用 5-0 线在耳垂前后用 Z 成形术分别缝合切口。术后 6~7 天拆线,1 个月后可以戴耳饰。

（三）分层缝合修复法
对于先天性和后天性耳垂裂均适用。

手术方法:裂口两缘前后分层劈开,在裂口的一侧去掉前面一半,另一侧去掉后面一半。对靠近裂口缘组织薄弱的先天形耳垂裂,劈开时注意去掉的一半要薄,留下的一半要厚。裂口两侧形成蒂在两侧的两个瓣,如想保留耳孔,在做皮瓣时需在裂口顶端留出一段区域,形成耳孔。将两瓣重叠缝合,形成新耳垂。

四、穿耳孔美容术

耳饰已经是现代女性必备的美容装饰品,因此穿耳孔为常见的美容手术,耳孔的位置在美学上有一定要求。

(一) 确定穿孔点

耳垂穿孔的位置有多种定位方法可供选择(图 18-12),不可太靠近耳垂的下缘和后缘,防止意外牵拉耳饰造成耳垂裂。

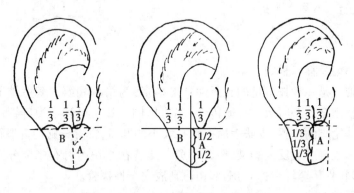

图 18-12 穿耳孔美容术定点方法

1. 自耳屏切迹在耳垂画一水平线,在此线的内中 1/3 交界处,向下做一垂直线,将垂线分为三等份,取上 1/3 的交点为穿孔点。

2. 水平线和垂线与上述相同,取垂线的中点为穿孔点。

3. 如需穿两个耳孔时,屏间切迹水平线的中外 1/3 交界处可作为第二个穿孔点。

(二) 手术方法

凡耳垂完整、局部皮肤无炎症或溃疡等疾病,非瘢痕体质并主动要求穿耳孔者均可手术。

1. 穿孔枪法 将穿孔枪对准穿孔点,启动扳机即形成耳孔,一次完成穿耳孔、戴耳饰过程。

2. 激光穿孔法 将激光枪对准穿孔点启动开关后即形成耳孔,术后可立即佩戴耳饰。

(三) 术后并发症及其防治

1. 耳垂感染 最常见,一旦发生应立即取下耳饰,局部换药。如有脓肿形成,应及时切开引流并应用抗生素控制感染。

2. 耳垂瘢痕增生 术后预防感染可避免或减轻瘢痕形成。

3. 耳垂裂开 注意穿孔点距耳垂边缘不宜过近,选择光滑圆钝的耳饰,防止耳饰过重或外力牵拉导致耳垂裂开。

第三节 副耳及耳前瘘管美容术

一、副耳

副耳又称耳赘,俗称小耳朵,是较常见的先天性耳部畸形。临床表现为耳廓前部长有一个小的耳廓样结构或小的半月形片状或一小丘样肉赘,内含有不规则的软骨或软组织。其发生是由于第一鳃沟或第一、第二鳃弓发育异常所致。副耳多数发生在从耳屏到口角的连线上,有的也可在颈部。副耳的大小和数目不等,有单侧发生,也有双侧发生。可合并有颌骨异常、腭裂或牙齿发育不全等。副耳一般在 7~8 岁时停止生长,及早切除可消除心理负担。

副耳的美容手术较简单,一般可在门诊进行。局部麻醉,沿副耳两侧缘按皮纹走行方向做梭形切口,切除副耳,根据创缘情况行皮下剥离,用 5-0 尼龙线间断缝合皮肤或皮内连续缝合,术后 5 天拆线。

二、耳前瘘管

(一)病因及临床表现

耳前瘘管也是一种较常见的先天性耳部畸形,为第一和第二鳃弓结节融合不全,或其间的鳃裂闭合不全所致。有遗传性,多为单侧。耳前瘘管常为盲管,多位于耳屏前方或接近耳轮脚的位置,皮肤表面有针孔大小的开口,常有分泌物自瘘管口流出,引流不畅时可形成囊肿或反复感染,经久不愈。瘘管在组织内可有多个分支,常深达外耳道、耳轮脚软骨甚至乳突,如与咽部相通则成完全性瘘管。

(二)手术方法

反复发生感染的瘘管,或由于感染引起皮肤溃烂者,彻底控制炎症后手术切除。瘘口周围做皮下浸润麻醉,生理盐水反复冲洗瘘管,清除瘘管内的分泌物及残存上皮,然后向瘘管内注入少许甲紫溶液,使瘘管壁着色确定切除范围。瘘管口周围皮肤做梭形切口,分离瘘管,一直到达盲端,注意不要将瘘管分破或撕断,对可疑上皮或组织均应彻底切除,力求完整切除瘘管。术中避免损伤邻近的神经、血管和腮腺。术后用抗生素溶液反复冲洗创面,间断缝合,加压包扎。

(李 伟)

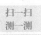
扫一扫
测一测

复习思考题

1. 试述招风耳的临床表现、手术适应证、术后并发症及其防治。
2. 简述穿耳孔美容术的定位及术后并发症。
3. 简述副耳及耳前瘘管的手术方法。

第十九章

PPT 课件
19章PPT

乳房美容手术

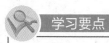

扫一扫
知重点

　　隆乳术、乳房缩小成形术的适应证与禁忌证,手术前准备,术后并发症的防治及处理;隆乳手术假体植入间隙的分类及各自的优缺点;隆乳手术切口入路的选择和各自的优缺点;乳房下垂的定义、分类、诊断,手术原则;乳头内陷的分类、术式选择及手术方法;乳头及乳晕成形美容术的操作方法;男性乳腺增生症成形术的适应证和手术方法。

第一节　乳房扩大美容术

　　女性乳房不仅是哺乳器官,也是女性的第二性征之一,更是女性体型美的标志之一,一对丰满而挺拔的乳房是女性妩媚的象征。现今对于胸部外形不满意,要求手术改善的人越来越多。乳房扩大美容术也即隆乳术,目前常用的有:硅凝胶假体隆乳术、自体颗粒脂肪注射隆乳术。

一、硅凝胶假体隆乳术

　　假体隆乳术是目前最常见的美容手术之一,硅凝胶乳房假体,为一完整的硅胶囊。它具有以下性质:①不受软组织干扰;②无化学活性;③不产生炎症反应及异物反应;④无致癌性;⑤无变态反应以及过敏反应;⑥能形成理想的形状。硅凝胶乳房假体按照囊内容物可分为硅凝胶充填型和盐水充填型,目前国内通常使用的是硅凝胶充填型;按照硅凝胶囊表面特性可分为光面型、磨砂面型、绒毛面型等;按照硅胶假体外形可分为圆盘形和解剖型,解剖型又通常称为水滴形。

　　(一)假体植入间隙的分类

　　在进行隆乳术时常采用的植入假体的间隙包括:乳腺后间隙、胸大肌后间隙及部分胸大肌后间隙(双平面植入间隙)。

　　1. 乳腺后植入间隙　就是将假体植入乳房腺体组织的后方,即胸大肌及其筋膜前方(图19-1)。

　　该间隙植入的优缺点:

　　(1)优点:与乳房实质在同一组织层面,避免了肌肉组织层对假体的压力。假体可以形成更符合预期的充盈度和外形。

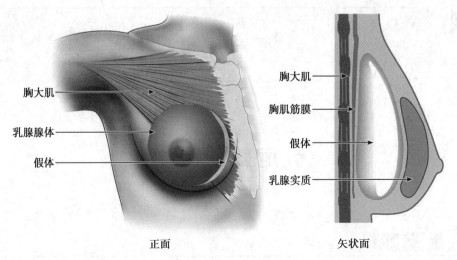

图 19-1 乳腺后间隙隆乳术

假体位于乳房腺体组织后胸大肌前

（2）缺点：①当腺体组织厚度小于 2cm 时，不适合乳腺后间隙隆胸；②存在乳腺导管细菌感染间隙的可能，术后包膜挛缩发生率相对较高；③随时间推移可能出现组织变薄、皮肤松弛、可见假体边缘及皱褶等。

2. 胸大肌后植入间隙　是将假体植入乳房实质组织和胸大肌及其筋膜的后方，并在乳房下皱襞区域保留整个胸大肌起点（图 19-2）。

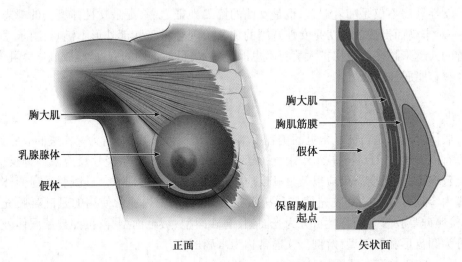

图 19-2 胸大肌后隆乳术

假体位于胸大肌后肋骨及肋间肌前，并保留整个胸大肌起点

该间隙植入的优缺点：

（1）优点：假体隆乳术的首要原则是：患者假体终身都应该有最大范围的软组织覆盖，该间隙对假体提供了最大范围和最厚的软组织覆盖，故降低了术后假体覆盖不足，需再次手术的风险。胸大肌内侧和胸大肌下缘起点保留完整，降低了假体边缘显露和假体向下移位的风险。与乳腺后隆胸相比，包膜挛缩发生率较低，对乳房 X 线摄

影的影响更小。无腺体组织厚度要求,适应证更广。

(2)缺点:胸大肌内侧缘的组织压力可使假体向外侧移位,逐渐加大两侧乳房间距。胸大肌下缘的组织压力易使假体向上移位和胸大肌收缩导致乳房变形。存在下皱襞区域死腔,术后疼痛感较乳腺后间隙重。

3. 双平面植入间隙　是将假体植入胸大肌和乳房实质后面,即上半部分在胸大肌及其筋膜的后方,下半部分在乳腺实质后方。通过离断下皱襞处胸大肌的起点,使胸大肌下缘向上旋转。根据胸大肌下缘向内上侧旋转的范围不同,分为 1 型、2 型、3 型双平面(图 19-3)。

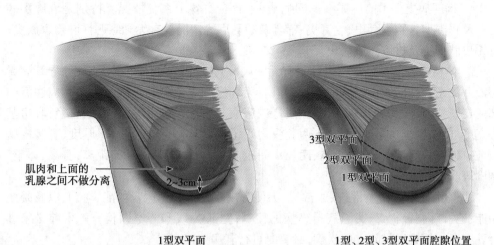

肌肉和上面的乳腺之间不做分离
2~3cm
3型双平面
2型双平面
1型双平面

1型双平面　　　　　　　　　　**1型、2型、3型双平面腔隙位置**

图 19-3　1 型、2 型、3 型双平面隆乳术

1 型双平面在乳房下皱襞离断胸大肌起点;2 型、3 型双平面在离断胸大肌起点的基础上,分离乳腺组织与胸大肌,使胸大肌向内上旋转,接近乳晕下缘形成 2 型双平面;胸大肌向内上旋转至乳晕上缘,形成 3 型双平面

(1)优点:双平面植入间隙具有乳腺后植入间隙和全部胸大肌后植入间隙的优点,而最大限度降低了两者的缺点。在乳房上内侧,利用现有的组织层面,提供了长期最佳的软组织覆盖。可以纠正管状乳房、乳腺轻度下垂、乳房下极收缩等畸形。避免了假体向上移位和假体外移;避免了下皱襞区域死腔和肌肉收缩导致乳房变形的可能,乳房下皱襞的位置和形状更加可控。术后疼痛感较全部胸大肌后植入间隙轻。

(2)缺点:下皱襞厚度小于 0.5cm 时,不适合双平面隆胸。与胸大肌后植入间隙相比,乳房下皱襞处覆盖有降低。经腋窝切口入路盲视下无法行双平面植入间隙隆胸,需要在内窥镜辅助下操作,手术操作相对复杂。

(二)手术适应证

1. 乳腺发育不良或妊娠哺乳后乳房萎缩者。

2. 以美容目的而要求做隆乳手术者。

3. 乳房轻度下垂,本人要求改善并增大乳房体积者。

4. 单纯性乳腺切除术后。

(三)手术禁忌证

1. 乳腺组织有炎症并尚未愈合者。

2. 乳癌术后经检查有复发或转移倾向者。

3. 全身性疾病未彻底治愈,或心、肝、肺、肾功能不良者。

4. 未满 16 岁胸部乳腺组织尚未发育者。

5. 有精神疾病或心理不正常,要求条件不符合实际情况者。

6. 患免疫系统或造血系统疾病者。

7. 乳房中、重度下垂者。

8. 妊娠期或哺乳期。

（四）术前准备

1. 询问病史 术前应详细询问病史,了解全身各个系统情况。特别是乳腺疾病史以及青春期乳腺发育史、生育史、哺乳及哺乳后等情况。有无乳腺恶性肿瘤家族史,有无皮肤病史及过敏体质病史。

2. 体格检查 重点是检查乳腺有无肿块、副乳及淋巴结有无肿大,乳腺导管有无溢液并注意乳腺的大小,外形是否对称、有无乳房下垂及下垂程度等。同时应注意胸部的皮肤情况,注意皮肤有无炎症、溃烂或瘢痕。测量并记录乳头、乳晕直径;乳房基底宽度、乳头至乳房下皱襞距离、两乳头之间距离、乳房上下极软组织厚度、乳房皮肤向前拉伸度;锁骨至两乳头距离、两乳头间距离、胸骨切迹至两乳头距离;身高、体重、胸围等。

3. 辅助检查 做血常规、尿常规、大便常规检查;测定肝、肾功能、血糖,以及凝血功能;乙肝、丙肝、梅毒、艾滋病传染病的检查;胸部 X 线和心电图检查。术前必须进行乳腺彩超检查以排除乳腺疾病,必要时可行乳房 MRI 检查。

4. 其他准备

（1）术前 1 天洗澡,剃去胸部及腋窝毛发。

（2）胸部正位、侧位、斜 45°位照相。

（3）术前 30 分钟使用抗生素预防感染。

（4）根据乳房测量数据,结合受术者的意见,拟定手术切口入路、假体植入层次和选择适当的隆乳假体品牌和型号。

（5）与受术者充分沟通,达成共识,签订手术知情同意书。

（五）体位及麻醉

一般采用仰卧位,双上肢外展 90°。麻醉常选择气管插管全身麻醉、静脉麻醉。

（六）切口设计

隆乳术手术切口的选择可根据受术者自身的条件和意愿综合考虑。硅凝胶乳房假体隆乳常选用腋窝切口、乳晕下缘切口、乳房下皱襞切口及乳头乳晕劈开切口。在国内以腋窝切口、乳晕下缘切口最常用,乳房下皱襞切口因会遗留切口瘢痕而未得到广泛使用,乳头乳晕劈开切口因对乳腺导管的损伤而很少使用(图 19-4)。

腋窝切口具有切口远离乳房部位、切口瘢痕隐蔽的优点,所以在国内使用最广

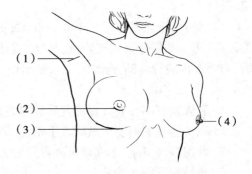

图 19-4 隆乳手术切口选择
（1）腋窝切口;（2）乳晕下缘切口;（3）乳房下皱襞切口;（4）乳头乳晕劈开切口

泛。经该入路行双平面隆胸手术,必须使用内窥镜,设备和技术要求相对较高。而经乳晕切口和下皱襞切口隆胸,则可以在直视下完成双平面隆胸的操作。乳晕切口的优点是直视下操作,切口到各个方向操作的距离相等,而且,瘢痕位于乳晕与皮肤交界处,愈合后瘢痕不明显;乳房下皱襞切口最主要的缺点是在亚洲人种当中切口瘢痕较明显,所以其开展受到限制。

（七）手术方法

1. 腋窝切口隆乳术　术前在腋窝顶部设计切口及长度,平行于腋窝皮肤皱纹,切口长一般3~5cm。根据假体的大小设计胸部剥离范围并标记。沿切口线切开皮肤及皮下组织,先在皮下脂肪层(深筋膜浅层)向乳头方向剥离,至胸大肌外侧缘,切开胸肌筋膜浅层,暴露胸大肌外缘的肌肉,紧贴胸大肌后方剥离进入胸大肌下间隙。此时可用U型剥离子进行传统的胸大肌下间隙剥离,根据术前设计剥离范围盲视下剥离,剥离的范围一般不超过:上到2肋,下到6肋,外界达腋前线,内侧到胸骨旁线。所剥离的腔隙直径应该比乳房假体的直径大1.5cm,注意内下界胸大肌与腹直肌的附着点,外下界为胸大肌与前锯肌及筋膜的附着点,剥离较难,可以锐性剥离。如果术前设计为双平面隆胸,则在进入胸大肌后间隙后,放入内窥镜,在内窥镜下进行胸大肌后间隙剥离及离断乳房下皱襞处胸大肌起点行双平面隆胸。按照预定的剥离范围在胸大肌后间隙精准分离出一大小适宜的腔隙,边分离边止血。检查间隙满意后植入乳房假体。缝合切口,胸部塑型加压包扎(图19-5)。经腋窝入路内窥镜隆胸具有操作可视、分离间隙精准、止血彻底、可离断乳房下皱襞胸大肌起点行双平面隆胸等优点,近年来逐步得到推广应用。

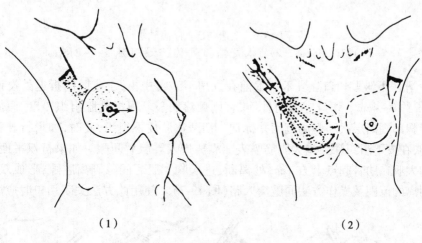

（1）　　　　　　　　　　　　（2）

图 19-5　腋窝切口设计与剥离
(1)设计;(2)剥离

2. 乳晕切口隆乳术　术前在乳晕下边缘乳晕与皮肤交界处设计切口,相当于4~8点位置的弧形切口,长约3~4cm。根据乳腺组织厚度、假体的大小设计胸部剥离层次和剥离范围并标记。沿切口线切开皮肤及皮下组织至乳腺表面。腺体表面适度剥离后,纵行切开乳腺腺体组织达胸大肌筋膜表面。如手术医生解剖及技术熟练,也可以在乳腺腺体组织表面剥离至乳腺边缘,然后绕过乳腺到达胸大肌筋膜。此时,如果假体植入乳腺后间隙,则在胸大肌筋膜表面剥离术前设计大小的间隙,彻底止血后植入假体。如果假体植入胸大肌后间隙,则切开胸大肌筋膜,钝性分离胸大肌进入胸大肌后间隙,用手按设计的范围分离胸大肌后间隙。如果需要行双平面隆胸,可以用光导拉钩显露乳房下皱襞胸大肌起点并离断,形成胸大肌后和乳腺腺体后双平面间隙。用拉钩将切口尽量上提使腔隙扩大,植入假体。逐层缝合乳腺腺体、皮下组织及皮肤,胸部塑型并加压包扎(图 19-6)。

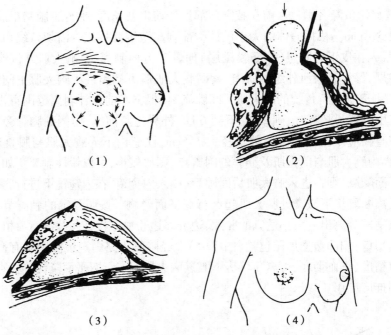

（1）　　　　　　　　　　（2）

（3）　　　　　　　　　　（4）

图 19-6　乳晕切口入路隆乳术
(1)切口与分离;(2)置入假体;(3)假体置入胸大肌下;(4)术后

3. 乳房下皱襞切口隆乳术　术前在乳房下皱襞中央,于皮肤的折返处设计弧形切口,长约 3~4cm。切口应偏向外侧,否则瘢痕明显。根据乳腺组织厚度、假体的大小设计胸部剥离层次和剥离范围并标记。切开皮肤皮下组织,此时,如果行乳腺后间隙隆胸,在皮下组织深层胸大肌筋膜表面剥离进入乳腺后间隙。如果行双平面隆胸,则将胸大肌在肋骨起点上方 1cm 处离断,进入胸大肌后间隙剥离腔隙,形成双平面。腔隙剥离的范围及操作方法同腋窝入路(图 19-7)。使用此方法关闭切口时应注意深

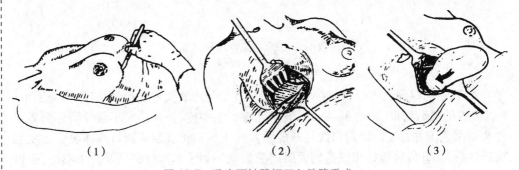

（1）　　　　　　　　　（2）　　　　　　　　　（3）

图 19-7　乳房下皱襞切口入路隆乳术
(1)切口设计与切开;(2)剪开皮下及筋膜暴露胸大肌;(3)分开胸大肌后间隙置入假体

层组织的缝合固定,防止假体下坠及疝出。术后用弹力绷带加压包扎,以降低缝合切口的张力,同时可以防止假体下移。

（八）假体隆乳术的常见并发症及其防治

1. 出血及血肿

(1)主要原因:创面止血不彻底,或是结扎线脱落,术后过早活动上肢或乳房按摩,也可引起创面出血形成血肿。表现为乳房迅速增大、胀痛、皮肤有瘀斑,切口持续渗血。

(2)治疗:小的血肿可自行吸收,无需特殊处理。大的血肿应即刻取出假体,清除凝血块后彻底止血,酌情植入假体,创面置引流管,加压包扎,术后应用止血药同时应用抗生素防止感染。

2. 感染

(1)主要原因:乳房假体污染、手术器械及手术室空气消毒不彻底、术者无菌操作不规范以及血肿形成等均可招致感染发生。表现为手术区域红肿、皮温升高、触疼,甚至有波动感。

(2)治疗:感染早期应使用足量有效的抗生素控制感染。如局部皮肤出现波动感则需切开引流。严重的感染通常需取出乳房假体,引流创腔,待感染完全控制3个月后方可再次行隆乳手术。

3. 包膜挛缩　到目前为止,包膜挛缩的真正原因尚不清楚,可能与以下因素有关:①感染:局部迟发性感染。统计表明,假体植入乳腺后间隙较植入胸大肌后间隙(包括双平面)发生率高,可能与乳腺导管内细菌移位到乳腺后间隙有关。②假体表面性状:近年来大量临床数据表明:毛面假体的包膜挛缩发生率显著低于光面假体。③手术者操作粗暴,组织损伤严重,术后出现血肿、血清肿。④无菌性炎症:假体渗漏,乳房假体不清洁或粘附异物导致假体周围组织的纤维化。⑤受术者的特异体质。

(1)诊断:目前将隆乳术后包膜挛缩做如下分级。Ⅰ级乳房质地柔软,和未进行手术的一样;Ⅱ级轻度包膜挛缩,和未进行手术的相比,质地欠柔软,可以触及假体,但看不出假体轮廓;Ⅲ级中度包膜挛缩,乳房质地较坚硬,可以容易的触摸到假体,可能存在假体变形,能够看出假体轮廓;Ⅳ级重度包膜挛缩,乳房坚硬,伴有疼痛和触痛,外观明显变形。包膜的厚度与触摸的硬度并无明显的比例关系。

(2)预防:应从以下几个方面加以预防:严格无菌操作,防止感染发生;植入假体时防止把滑石粉、棉纱等异物带入;避免将假体植入乳腺后间隙;用抗生素、地塞米松溶液浸泡假体或生理盐水冲洗腔隙后再植入假体;轻柔操作、减少创伤、严格止血,防止血肿生成;毛面假体不主张术后按摩,光面假体术后胸部适当按摩等措施来防止包膜挛缩的发生。

(3)治疗:Ⅰ、Ⅱ级包膜挛缩不需要手术处理,Ⅲ、Ⅳ级包膜挛缩则需要取出假体,根据被手术者的要求,重新植入或者不植入假体。重新植入需要全部剥离切除包膜,减少包膜挛缩的复发。术后常规放置引流,适度加压包扎。

4. 假体破裂或渗漏

(1)主要原因:假体质量原因或术中假体被锐器刺伤和假体置入时损伤未及时发现,或假体皱褶处受胸壁运动的反复摩擦导致假体外膜撕裂。表现为一侧乳房体积较对侧乳房体积逐渐变小,有时伴有红肿热痛炎症表现,触之有异物或硬块状感觉。

（2）治疗:一旦发现假体破裂或渗漏应该尽早取出假体。硅凝胶假体破裂致硅凝胶漏出者,需要尽可能地彻底清除漏出的硅凝胶,生理盐水冲洗,如不能即刻植入假体,可在术后 3~6 个月植入新的假体。

5. 乳房假体植入位置异常

（1）主要原因:手术前设计存在偏差,术中剥离腔隙的范围有误,假体植入的位置不当,术后加压包扎的方向和力度不正确,术后假体的包膜挛缩等均可造成。

（2）治疗:通常需要再次手术处理。手术的要点是按正确的假体植入位置调整剥离腔隙,包括扩大、移位或缩小腔隙。术中需要切开挛缩的纤维囊,必要时切除部分纤维囊。按照标记重新剥离或缝合,确保假体腔隙的正确位置,保持双侧对称。术后加压包扎 7~10 天,防止假体重新移动。

6. 假体外露

（1）主要原因:通常由于假体植入层次表浅、切口对合不佳,缝合张力过大,局部血供不佳致皮肤坏死或切口感染等致使假体外露。常见于乳晕切口和乳房下皱襞切口。

（2）治疗:切口愈合不佳或假体植入层次表浅而导致假体外露者应取出假体,重新剥离并加固组织薄弱区后再植入假体逐层缝合切口。如因感染或皮肤坏死导致假体外露者,应及时取出假体,积极地抗感染治疗,待创口愈合 3~6 个月后,再次行隆乳手术。

二、自体脂肪移植隆乳术

自体脂肪移植隆乳术发展至今已有几十年的历史,随着技术的不断成熟,在医美机构得到广泛开展。其优点在于无异体组织排异反应,抽脂塑身隆胸一举两得,但需要一次以上的填充才能达到满意的效果。

（一）手术适应证

胸部发育扁平或乳房轻度松弛下垂;小乳症;乳房萎缩;波伦综合征（Poland syndrome）、先天性胸廓畸形;乳腺癌切除术后的乳房重建;外伤性、医源性乳房局部组织缺损;假体隆乳术后局部组织覆盖不足等。

（二）禁忌证、术前准备、体位及麻醉

同硅胶假体隆乳术。

（三）术前设计

根据患者乳房情况结合患者个人意愿,预估脂肪填充量,一般每次填充量一侧不超过 300ml;供区选择:脂肪来源供区通常包括上、下腹部,大腿内、外、后侧;髂腰部,背部及臀部等部位。这些部位储存有大量的脂肪组织,脂肪容易获取,并且能使局部形态得到改善。术前确定供区和乳房填充的范围并标记。

（四）手术方法

脂肪抽吸可以采用注射器吸脂、吸脂机吸脂、水动力吸脂等。无论哪一种方法吸脂,都是在注射肿胀液后,轻柔和小负压的抽吸,以对脂肪细胞的完整性起到保护作用。经吸脂术获取的脂肪组织主要包括完整的脂肪颗粒、液化的脂肪、纤维组织、细胞碎片和含血液成分的肿胀液。经过洗涤或静置、低速离心、棉布过滤等方法处理,就可提取黄色的脂肪颗粒。用较粗的长钝注射针头将脂肪颗粒均匀地注射到乳房腺体表面以及腺体与胸大肌筋膜之间和胸大肌后腔隙。通常每侧注射脂肪的量为 100～300ml 左右。注射技术要点为：缓慢、微量、均匀地推注和多隧道、多层次的注射。颗粒脂肪注射移植术后 6～12 个月吸收率为 30%～60% 不等，术后 3 个月可再次注射，可反复注射 3～4 次，以达到满意效果为止。

（五）术后处理与并发症

1. 术后注意事项　供区吸脂部位穿弹力衣加压 1 个月；脂肪注射受区乳房无需特殊处理，1 个月内避免按摩。

2. 并发症　脂肪移植隆乳除了一般的并发症感染、出血、切口瘢痕等以外，还包括以下几个方面：

（1）吸收：移植物吸收是脂肪移植最常见的并发症。在脂肪抽吸、处理及注射各个环节进行仔细规范的操作，以增加移植到受区的脂肪细胞的成活率。

（2）囊肿：囊肿常由移植的脂肪细胞坏死后积聚而成，较小的囊肿具有自限性，可以自行吸收；较大的囊肿在术后早期可以通过抽吸的方式促进去自行吸收。

（3）硬结：乳房内硬结是其常见的并发症之一，是脂肪坏死后的纤维化所致。硬结外层为成活的脂肪组织，中间为纤维囊壁包裹的囊肿。术后短期内小的硬结，挤压使其破裂被吸收；较长时间形成的，需要通过手术切除。

（4）钙化：通常在脂肪移植数月后出现，发生于脂肪坏死或囊肿形成的局部区域。需要与乳腺癌鉴别。

（5）栓塞：为脂肪注入血管内所致，注射时应边退针边进行脂肪注射。

（6）气胸：原因是进针层次错误，误入胸腔。操作者应当熟悉解剖层次，避免粗暴操作。

第二节　巨乳缩小成形术

乳房的过度发育使乳房体积过度增大，形成乳房肥大症俗称巨乳症。其发病的确切原因目前还不十分清楚。过大的乳房使女性失去了匀称、苗条的身材和应有的曲线，同时伴有行动不便，肩背部酸痛，乳房下皱襞湿疹等现象，使身心受到难以启齿的痛苦及心理上的压抑，失去了参加社会活动的勇气。巨乳缩小手术的目的就是切除部分乳房皮肤及腺体组织，使乳房体积缩小和乳房的位置改善，从而恢复乳房的正常外形。其手术原则如下：①术后乳房大小合适、位置良好；②术后乳房为半球形，形态良好，两侧对称；③乳头、乳晕感觉良好；④皮肤切口隐蔽、瘢痕少，没有猫耳畸形，没有局限性、凹陷性畸形或乳房扭曲畸形；⑤尽可能保持乳房的泌乳功能；⑥术后乳房质感良好，具有正常乳房组织的弹性。乳房缩小整形术的术式种类繁多，但各术式均存在一定的不足，目前还没有最好的手术方法。

一、乳房肥大的病理及分类

（一）乳房肥大的概念

中国妇女正常乳房的重量为 250～350g，按照容积计算，正常美丽乳房的容积为250～350ml。超出上述范围属于乳房肥大或乳房肥大症。

（二）乳房肥大的分度

轻度肥大 400~600ml；中度肥大 600~800ml；重度肥大 800ml 以上。容积大于 1 500ml 为巨大乳房（简称巨乳）。

（三）乳房肥大分类

1. 乳腺过度增生性乳房肥大　表现为整个乳腺组织过度增生，肥大的乳房坚实，常有压痛。在月经期间，常有自发性胀痛，并伴有乳房下垂，多发生于已婚育的妇女。严重的病例由于过大乳房的牵拉及经久的胀痛，可伴有心理疾病。

2. 肥胖型乳房肥大　表现为整个乳房匀称的肥大，在组织结构上，多以乳房中的脂肪均匀增生为主，常伴有全身性肥胖，并有不同程度的乳房下垂。

3. 青春型乳房肥大　表现为青春发育期乳房渐进性增大，并呈过度发育，乳腺组织增生、肥大，乳房表现为匀称性肥大，乳房下垂不明显，多有家族史。

肥大或巨大的乳房，由于重量影响而常常出现肩背酸痛，形成老年驼背姿势，活动后易疲劳，严重者伴有颈椎病、肩关节炎。乳房下皱襞与胸腹壁交界处长期受汗液浸渍，常形成湿疹和并发感染。

二、手术适应证

1. 先天性巨乳症，行动不便及影响体形美观者。
2. 乳房肥大下垂，乳房下皱襞皮肤经常湿疹糜烂者。
3. 乳房肥大并出现驼背、突肚等畸形者。

三、手术禁忌证

1. 乳房存在炎症及肿瘤者，或者局部湿疹糜烂尚未愈合者。
2. 全身性疾病尚未彻底治愈者，或凝血功能不良者。
3. 严重心理疾病，或要求不切合实际者。

四、术前准备

1. 询问病史　包括手术动机、月经史、妊娠史、哺乳史、家族史及近亲有无巨乳症史。
2. 体格检查　乳房的形态、大小、下垂程度、乳头乳晕的位置以及两侧对称程度。胸部皮肤有无炎症、湿疹或感染。
3. 辅助检查（见隆乳术）。
4. 术前 1 天洗澡，胸部备皮。
5. 术前照相；签订手术知情同意书。

五、新乳头乳晕的定位设计

乳头正常位置的确定方法：①第四肋间隙或第五肋的水平；②胸骨颈静脉切迹至乳头做一连线，距胸骨颈静脉切迹 18~24cm 处与第五肋水平相交点为新乳头位置；③胸骨中线至乳头距离 9~12cm；④乳房下皱襞在乳房表面投影上 2~3cm 并与锁骨中点至乳头连线的相交点为新乳头位置；⑤新乳头的水平位置相当于受术者上臂中点的位置。

六、麻醉选择

巨乳缩小成形术通常选择全身麻醉或高位硬膜外麻醉。手术范围小者可用局部肿胀麻醉。

七、手术方法

（一）水平双蒂法（Strombeck 术式）

1. 切口设计　采用 Wise 模板（图 19-8）设计切口,并将模板两臂的长度定为 5cm。

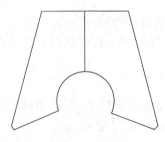

图 19-8　Wise 模板

2. 沿设计线切开新乳头乳晕部位的皮肤、皮下组织和腺体。

3. 将设计线下至原乳头乳晕间的皮肤去表皮保留真皮,保留原乳头乳晕处的皮肤。

4. 切除去表皮以下至乳房下皱襞间的全部皮肤、皮下组织和腺体。保留直径 4~4.5cm 的乳晕。

5. 将所形成的水平双向真皮腺体蒂携带乳头乳晕向上转移至新乳头乳晕位置。

6. 缝合切口。所缝合成的切口为倒 T 形。

7. 放置引流,加压包扎。

该术式具有以下特点:皮瓣不需潜行分离,所余乳腺组织是胸廓内动脉、胸外侧动脉供血的双蒂乳腺组织瓣,乳头位于蒂的中部,乳头的附着和血供不受干扰,保留了乳腺蒂部位的真皮,乳头感觉良好。该术式的不足之处是乳房下皱襞的水平瘢痕较长。该方法适用于中度肥大的乳房(图 19-9)。

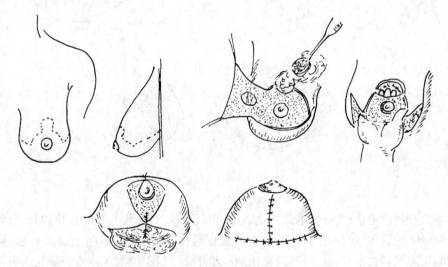

图 19-9　水平双蒂法

水平双蒂改进法（Pitanguy 术式）:为矫正 Strombeck 术式乳房上极空虚的缺点,Pitanguy 术式以水平双蒂作为基本技术,在形成的水平双向真皮腺体蒂携带乳头乳晕向上转移时,充分利用保留的乳房下极的部分脂肪组织置于带有乳头、乳晕双蒂瓣的深层,改善了乳房上极空虚的缺点(图19-10)。

(二) 垂直双蒂法(Mckissock 术式)

1. 新乳头乳晕的定位与切口设计同 Strombeck 术式。

2. 从新乳头乳晕两侧垂直向下至乳房下皱襞划两条线,作为垂直双向蒂瓣的界线。要保证蒂的宽度不得少于 5cm。

3. 将垂直双蒂部位去表皮保留真皮,保留4.5cm 直径的乳头乳晕皮肤。

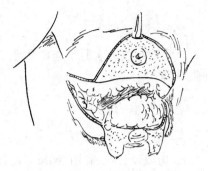

图 19-10　水平双蒂改进法

4. 将垂直双蒂瓣两侧的乳房组织全部切除,包括皮肤、皮下和腺体组织。

5. 将垂直双向真皮腺体瓣与胸大肌分离,携带乳头乳晕向上转移至新乳头乳晕位置,缝合固定,其腺体瓣呈折叠状缝合固定。

6. 缝合切口,最后切口呈倒 T 形或海锚形(图 19-11)。

该术式的蒂活动度大,易于乳头转位,新乳房形态好,适用于中度或较严重的巨乳症或乳房下垂,但对于特大巨乳以及乳头下垂移位超过 15cm 者不适用。

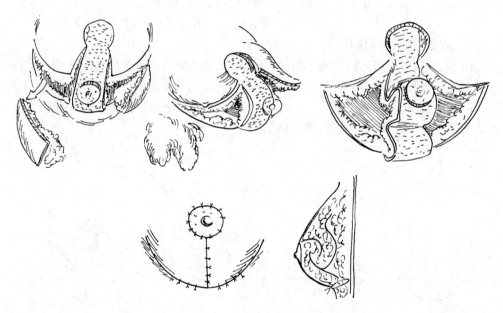

图 19-11　垂直双蒂法

垂直双蒂改进法(Winer 术式):为改善 Mckissock 术式乳房下极臃肿的缺点,切除了乳晕以下的腺体,仅保留了乳晕以上的真皮腺体蒂瓣,成为单向上部真皮腺体蒂。蒂瓣的长度限制在 6~7cm,蒂瓣长宽比例应小于 2∶1(图 19-12)。关于新乳头乳晕的定位与切口设计同 Mckissock 术式。

"真皮帽"法(Ladardrie 术式):"真皮帽"技术的主要方法是保留乳头乳晕周围的真皮组织以及真皮下至少 1cm 厚的腺体,形成乳晕周缘的帽状真皮结构,按需切除深层的腺体,靠真皮间的相互粘连悬吊乳房腺体(图 19-13)。该术式保留了连接皮肤与

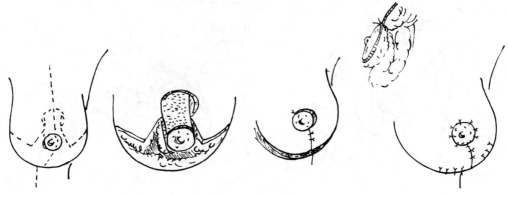

图 19-12　垂直双蒂改进法

腺体的基本解剖结构 Cooper 韧带，主要适用于轻度乳房肥大及单纯乳房悬吊。

（三）双环法（Felicio 术式）

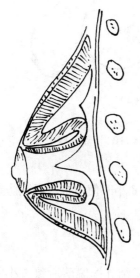

图 19-13　真皮帽法（La-dardrie 术式）

双环法巨乳成形术最早由我国医学科学院整形外科医院乔群提出，现多采用改良术式。对于轻、中、重度乳房肥大的治疗具有较好的临床效果，是目前临床上较为常用的手术方法。

1. **手术设计**　在乳晕周围设计两个相嵌的环形切口，即内环和外环。内环以乳头为中心，直径为 3~4cm，外环直径约 10cm，外环上端即为新乳头乳晕上缘。内外环之间可根据乳房肥大的程度与皮肤松弛的程度，确定去除量，切口也可设计成椭圆形等不同的形状。

2. **手术方法**

（1）沿双环切口线切开皮肤，去除双环间的表皮，形成真皮环。

（2）沿外环皮下组织与乳腺间向四周剥离至腺体外缘。

（3）切除乳腺下方 5~7 点之间三角形腺体组织。

（4）拉拢缝合切除后乳腺组织两端切缘，使剩余腺体成形为圆锥形并上提至正常乳房位置，用 4 号丝线固定于胸大肌筋膜。

（5）外环予 4-0 尼龙线荷包缝合收紧至内环，6-0 尼龙线间断缝合皮肤切口（如图 19-14）。

（四）吸脂法乳房缩小术

吸脂法乳房缩小术多用于轻度肥胖型乳房肥大以及男性乳房肥大无腺体者；因其能较好地保留乳房的泌乳功能，所以可以适用于术后欲生育的女性。通常使用传统的负压吸脂器。选用乳房下皱襞小切口或乳晕切口，吸出多余的脂肪。术后乳房没有感觉障碍，瘢痕细小。乳房皮肤的弹性回缩在术后 3 个月基本稳定，手术效果良好。

八、术后处理

乳头和乳晕处通常用柔软的厚敷料覆盖，并用弹性绷带或胸带予以适当加压包扎

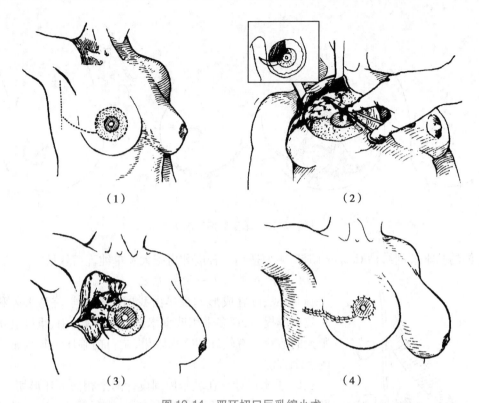

（1）   （2）

（3）   （4）

图 19-14 双环切口巨乳缩小术

（1）切口设计；（2）沿外环皮下组织与乳腺间向四周剥离至腺体外缘；（3）切除乳腺下方 5~7 点之间三角形腺体组织；（4）缝合皮肤切口

和塑型固定。术后 24~48 小时拔除负压引流管。术后 24~48 小时使用抗生素预防感染。术后 10~14 天完全拆除缝线。

九、术后并发症的处理

1. 血肿 为术后常见的并发症，多因术中止血不完善或结扎线脱落所致。小的血肿可自行吸收，无需特殊处理。大血肿表现为乳房增大，皮肤张力增加，疼痛，应及时打开切口止血，防止皮瓣及乳头乳晕坏死。

2. 乳头乳晕的坏死 多由于手术操作粗暴，破坏了乳头乳晕的血供。完全坏死少见，多为局灶性坏死。表现为乳头、乳晕皮肤发紫、水疱，散在局灶性坏死。手术中应注意皮瓣分离的厚度及腺体剥离的范围，同时在乳头乳晕周缘及基底部避免电刀过度烧灼。如完全坏死需二期再造。

3. 切口裂开 多发生于新乳房垂直切口的缝合处，主要原因是局部皮肤张力过大，局部血运不佳，愈合不良，缝合线过细等。处理方法是二期缝合，可酌情去除适量的腺体组织，做皮下缝合后，再缝合皮肤，以减少切口张力，促进切口愈合。

4. 形态不良 乳房缩小整形术后形态不良包括乳房过大或过小、乳房位置不良、乳房失去半球形形态，双侧乳房形态不对称、双侧乳头位置和饱满度不对称及乳头凹陷等。多为术前设计失误或术中切除腺体或脂肪组织的量不一致造成，应尽力避免。矫正方法为再次手术。

5. 脂肪液化 手术操作粗暴、切除范围过大、缝合张力过大、局部使用电刀过频等均可导致脂肪坏死。脂肪液化重在预防,发生后需局部引流,清除液化的脂肪组织,对症处理,待其愈合。

6. 皮肤坏死　主要原因是皮下分离过于广泛,皮肤血运破坏较大所致。对症治疗和换药处理,必要时切除坏死组织并植皮。

7. 其他　还包括乳头感觉丧失、泌乳功能丧失及表皮样囊肿形成等。

第三节　乳房下垂与乳头内陷成形术

一、乳房下垂矫正术

（一）定义

乳房下垂也称乳房松垂症。为女性中较为常见的病态乳房,是一种乳房形态及位置的异常,表现为乳房整体位置的下降。

（二）分类

根据其形态特征分为三类:

1. 纺锤状　乳房下垂乳房基底部的横纵径缩短为特征的乳房下垂。乳房基底部圆形冠状面小于乳房远端冠状面,酷似纺锤。系乳房组织疝坠至乳晕区域皮下所致,常合并大乳晕综合征,多见于哺乳后中青年女性。

2. 三角巾状　乳房下垂整个乳房扁平状,像挂在胸壁的三角巾,故得名,乳房基底部冠状面呈长椭圆形,乳房纵径大于横径,没有明显的乳房组织疝坠至乳晕区域皮下。多见于中老年妇女,特别是绝经后妇女。

3. 圆柱状（筒状、牛角状）　乳房下垂乳房基底部冠状面及远端冠状面基本相等,或远端冠状面略小。乳房纵径较长,乳头位于乳房下线,外观如圆柱或牛角。乳房内主要是纤维及脂肪组织相对增多,乳腺组织较少,乳房手感致密,皮肤弹性较好,多见于青年女性。

（三）分度

根据乳房乳头与乳晕下皱襞关系分度:

1. 下垂的乳头位置与乳房下皱襞平行为Ⅰ度。

2. 下垂的乳头位置介于乳房下皱襞和乳房最低点之间称Ⅱ度。

3. 乳头位于乳房下皱襞和乳房最低点(在乳房下皱襞以下),即乳头在乳房的最低位置为Ⅲ度。如乳房下部肥大者最低缘下垂已到达肋弓水平也属此类。

（四）术前准备、手术原则、手术方法与并发症

术前准备与巨乳缩小术术前准备相同。通常巨乳都有下垂的情况,第二节巨乳缩小成形术术式已经包含了乳房下垂的整形术。本节讨论的乳房下垂整形术是针对皮肤过多或松弛,没有腺体或脂肪增生,或仅有少量增生的妇女乳房下垂矫正。因此,除去乳腺塑形内容,乳房下垂整形手术原则基本与巨乳缩小术原则相同。乳房下垂整形术的并发症基本与巨乳缩小术并发症相同,扩大乳房体积矫正乳房下垂者,除一般并发症发生可能外,还有可能发生隆乳术的并发症。

（五）常用下垂乳房上提术

目前认为,乳头到乳房下皱襞最大拉伸距离小于10cm,可以通过双平面隆胸来矫

正轻度的乳房下垂。乳头到乳房下皱襞最大拉伸距离大于10cm则需要通过乳房上提手术来矫正乳房下垂。在巨乳缩小常用手术方法中,除去乳腺塑形内容,均可用于下垂乳房上提整形,其中,双环法适用于轻、中、重度下垂乳房整形。如果患者要求矫正中重度乳房下垂的同时,希望有一对丰满的乳房,可以通过双环法手术加假体隆乳术来矫正乳房下垂,方法是双环法切口进入乳房后间隙或胸大肌后间隙,剥离假体放置腔隙,植入假体,余步骤同双环法。

二、乳头内陷矫正术

（一）定义

乳头内陷是指乳头凹陷于乳晕之中,轻者乳头失去凸起,部分乳头凹陷于乳晕之中;重者乳头外观缺失,完全陷于乳晕平面以下,呈火山口样畸形或"肚脐"样改变。

（二）病因

乳头内陷多半是先天性畸形,主要为乳头乳晕的平滑肌和乳腺导管发育不良,致使乳头勃起缺乏动力。后天性乳头内陷畸形多因外伤、炎症、肿瘤及手术等造成,如巨乳缩小整形术后易导致乳头内陷的发生。据统计,先天性乳头内陷发病率为2%。乳头深陷于乳晕之中,凹陷乳头内可积存污垢或油脂,造成奇痒、湿疹或炎症。严重乳头内陷则难以让婴儿吮吸乳汁,给患者带来心理上的压抑或生活上的不便。

（三）分类

Ⅰ型:乳头部分凹陷,乳头颈存在,轻易用手即可将内陷的乳头挤出。

Ⅱ型:乳头全部凹陷在乳晕之中,但可用手挤出乳头,乳头较小,多半没有乳头颈部。

Ⅲ型:乳头完全埋在乳晕下方,无法使内陷的乳头挤出。

（四）乳头内陷的病理

乳头内陷的病理表现为乳腺管短缩,乳头内肌肉发育不良,乳头下较少有纤维肌肉组织,乳头下组织空虚,缺少支撑组织,并在乳腺管间充塞有短缩的纤维束。

（五）手术适应证

1. 乳头内陷经非手术方法治疗无效者。

2. 乳头内陷影响哺乳者。

3. 乳头内陷反复感染者。

4. 乳头内陷影响美观,自愿要求手术矫正者。

（六）治疗原则

乳头内陷以手术治疗为主,而物理治疗采用持续低负压吸引对轻度乳头内陷和乳头内陷矫正术后治疗复发有效。乳头内陷的整形手术方法有二十余种,单纯施行乳头部分的乳头内陷整形手术,术后较易复发,尤其是重度乳头内陷。为了使手术成功减少复发,应注意下列原则:

1. 松解乳头内陷的纤维束,必要时可切断部分或大部分短缩的乳腺导管。

2. 组织移植填充空虚的乳头。

3. 在乳头颈部制造一恰当的狭窄环,防止被充填到空虚乳头内的组织脱出,可采用荷包缝合固定。或做乳头颈部部分皮肤切除,以缩窄乳头颈,加强乳头基底支持组织。

4. 必要时做皮瓣移植,加大乳头或制造乳头颈。

5. 术后做一定时间的乳头牵引,防止乳头内陷的复发。

（七）手术方法

1. 支架法 该术式由中国医学科学院整形外科医院发明。根据乳头直径,以注射器末端制作外支架,长度 1.5～1.8cm。以注射器针头于 3、6、9、12 点钟位置穿刺小孔。向外牵拉乳头,将两根 0.6mm 钢丝通过十字交叉穿过乳头基底,并固定于外支架。术后每月复查,调紧钢丝,4～6 个月去除外支架,术后效果良好(图 19-15)。

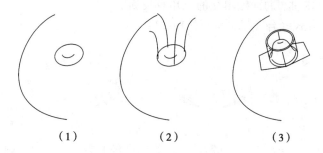

（1）　　　　　　（2）　　　　　　（3）

图 19-15　支架法乳头内陷矫正术
(1)乳头内陷治疗前;(2)十字交叉在乳头基底穿过钢丝;(3)通过钢丝将内陷乳头牵拉固定于外支架

该手术方法的优点:①适用于轻、中、重度的乳头内陷矫正,乳头内陷的程度越重,需要治疗的时间越长;②产生的瘢痕小,对乳头外形、乳头感觉及哺乳功能不产生明显的影响;③取材方便、方法简单、费用低且不易复发。

2. 井字形埋线法 轻、中度乳头内陷单独采用该法,效果比较显著;重度乳头内陷需要采用该法结合乳晕部皮瓣成形。

（1）乳头缝线牵引上提乳头。

（2）于乳晕区横、纵两个方向惯穿乳头基底走井字形用 3 号尼龙线作 U 形缝合,远离乳头基底部缝线走行于皮下,打结线埋于皮下(图 19-16)。

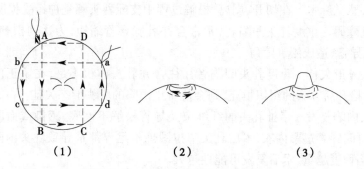

（1）　　　　　　（2）　　　　　　（3）

图 19-16　井字形埋线法手术示意图
(1)埋线缝合路径;(2)埋线在乳晕下行走路径;(3)术后

该手术方法的优点:①方法简单易学;②几乎不留瘢痕;③不损伤乳腺导管,保留哺乳功能。

3. 去表皮乳晕三角瓣支撑法 该法由 Lee 等(1988)首先报道,我国邢新等人采用此法治疗乳头内陷,效果满意,可用于轻、中、重度乳头凹陷整复。

(1)于乳头凹陷裂隙两端乳晕上设计两对应等腰三角形,底边位于乳头基底圆形轮廓线上,呈弧形,两腰长度不超过乳晕范围。

(2)切开三角瓣各边达真皮浅层,去除其表皮,然后将三角瓣两腰皮肤全程切开达皮下浅层,并行皮下剥离,形成蒂在乳头基底的乳晕真皮瓣。

(3)经乳晕真皮瓣蒂部下方分离松解乳头下短缩的纤维结缔组织,必要时可松解切断短缩的乳腺导管,直至与对侧切口贯通,形成乳头下隧道。

(4)将两侧乳晕三角真皮瓣填充于乳头下隧道,可在瓣尖穿牵引线,经乳头传出,在乳头顶打凡士林油辅助固定填充的三角真皮瓣。

(5)以 V-Y 方式缝合乳晕创面(图 19-17)。

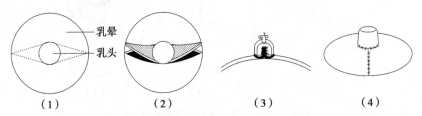

图 19-17　去表皮乳晕三角瓣支撑法乳头内陷矫正术
(1)乳晕切口设计;(2)去表皮后的真皮瓣;(3)乳头下贯穿缝合真皮瓣;(4)缝合皮肤

该手术方法的优点:①手术简便,易于掌握;②乳头血运及感觉保护较好;③去表皮乳晕三角瓣填充乳头下,增加乳头体积的同时又可加强乳头下支撑力;④V-Y 缝合创面使三角瓣蒂部向乳头中央靠拢,乳头更为突出;⑤切口瘢痕少而不明显;⑥乳头形态满意。

(八)并发症

除感染、血肿、切口裂开等一般手术并发症外,乳头凹陷手术还有如下并发症:

1. 乳头坏死　常见原因为松解纤维束时破坏乳头深部的血供,乳头颈部狭窄环过紧也可能导致乳头坏死。

2. 乳头感觉麻木　在切开、剥离、松解过程中支配乳头感觉神经受损所致。

3. 泌乳障碍　重度乳头凹陷者,常常合并乳腺导管缩短,为达到松解彻底效果,需切断乳腺导管,造成泌乳障碍。

4. 乳头外形欠佳　重度乳头凹陷者往往合并乳头体积不足,在矫正内陷的同时没有注意对抬升后乳头的组织填充,则会使矫正内陷的乳头形态欠佳。

5. 乳头内陷复发　牵扯乳头的纤维束及导管松解不彻底、感染或血肿机化后组织挛缩、长时间穿着过紧内衣,术后乳头牵拉锻炼不足等都是导致乳头内陷复发的原因,乳头凹陷程度越重,术后复发可能性越大。

第四节　乳头及乳晕成形术

乳头乳晕的缺失多因烧伤、感染、乳腺肿瘤疾病手术切除等原因造成,再造方法分为简单的文刺法和组织移植法。前者是通过颜色刺入局部皮肤模拟乳晕形态;后者则选用健侧部分乳头、乳晕中厚皮片,或者肤色较深部位的皮肤移植再造乳头、乳晕。其次,乳头、乳晕的肥大也是一种需要矫正的畸形。

一、乳头过大的矫正

乳头的正常值:男性直径为 4~6mm,高 4~5mm。女性直径为 8~12mm,高为 7~9mm,大于此值即为乳头过大。女性乳头过大常为过度发育的结果,男性乳头过大常为男性乳房女性化畸形所致。

(一)手术适应证

1. 男性的乳头女性化畸形。

2. 女性双侧乳头明显不对称。

3. 女性乳头过大,主动要求手术矫正。

(二)手术方法

1. Sperli 法　将乳头分为等分的 6 个区,对其中间隔的三个楔形区域进行切除,同时对乳头基底部进行圆周状切除,此方法可同时缩小乳头的直径和高度。对于乳头周径不大而只是过长者,可以仅做乳头下半部分的圆周状皮肤切除,缝合皮缘缩短乳头长度(图 19-18)。

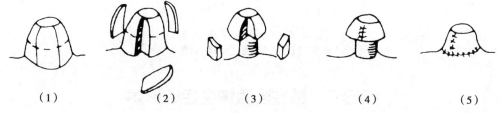

图 19-18　Sperli 法乳头缩小术
(1)分区;(2)楔形切除;(3)圆周状切除;(4)缝合上部;(5)缝合下部

2. 武藤靖雄法　对乳头基部进行圆周状切除并缝合,降低乳头高度。可同时楔形切除一部分乳头组织矫正其肥大(图 19-19)。

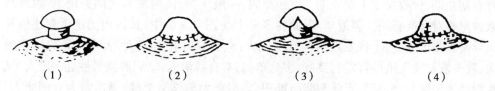

图 19-19　武藤靖雄法乳头缩小术
(1)基部切除;(2)缝合;(3)基部切除加圆周状切除;(4)缝合

(三)并发症及预防

1. 如果切除组织过多,可能导致乳头的坏死。切除组织的原则是宁少勿多,以免乳头坏死。

2. 手术中破坏了一部分的乳腺导管,可能导致泌乳时乳汁排出不畅。需要哺乳的女性应尽量避免施行此类手术。

二、乳晕过小及过大的矫正术

（一）乳晕过小

乳晕过小的矫正方法同乳晕再造方法，也可以通过文身法或者组织移植的方法进行矫正。

（二）乳晕过大

可以选择单纯的乳晕皮肤切除方法进行矫正。手术方法：以乳头为圆心，2cm 为半径画圆，切除此范围以外的乳晕表皮，保留真皮，外圈皮肤在横径方向的内、外各切除一块三角形皮肤以缩小半径，使其与新乳晕的半径一致。最后外圈皮下稍加以游离后对位缝合（图 19-20），或外圈皮肤先行荷包缝合与内圈乳晕缘对称位后再缝合皮肤。

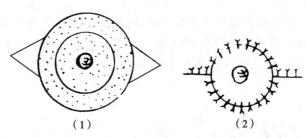

（1）　　　　　　　　　　（2）

图 19-20　乳晕过大的矫正术
(1)切口设计；(2)缝合后乳晕变小

第五节　男性乳腺增生症成形术

男性乳腺增生症，又称男性乳房肥大或男子女性型乳房。

一、临床概要

一侧或双侧乳房呈女性样发育肥大，或伴有乳头乳汁样分泌物，多数发生于男性青春期初期，少数发生于老年期。发病原因，一般认为，体内激素比例失调，导致雌激素含量相对升高有关。但近年来，此症多发生在正常人群中，其体内测定激素比值并无异常。临床分类：①特发性男性乳房肥大：全身只有乳房肥大，表现为乳腺体积增大，乳头乳晕及生殖器官发育良好，多为单侧，常自行消退；②肥胖型男性乳房肥大：又称假性乳房肥大，全身呈肥胖型脂肪堆积，乳房肥大与体型肥胖一致，常为双侧肥大，其乳头乳晕、生殖器并无异常，测定体内激素水平均正常；③青春期型男性乳房肥大：全身体型匀称，仅有一侧或两侧乳房肥大，少数患者乳腺内触及硬结，体内激素水平正常；④老年型男性乳房肥大：多发生于 50~70 岁，体型匀称，开始为一侧后发展成两侧均增大，乳腺内可触及小硬结；⑤继发性乳房肥大：常因性腺功能、肝肾功能、甲状腺功能异常引起乳房肥大，也可发生于肿瘤、药物等原因引起的男性乳房肥大。

二、治疗方法

1. 非手术治疗　适用于继发性乳房肥大，一般采用病因治疗，药物治疗原发病，当症状稳定后乳房肥大的现象仍无改善者可考虑手术治疗。

2. 手术治疗

（1）手术适应证：特发性乳房肥大和青春型乳房肥大持久不退；肥胖型乳房肥大和老年性乳房肥大症状明显，且本人要求手术的愿望强烈者。

（2）手术方法：手术可在局部肿胀麻醉下进行。一般选择乳晕下半圆弧形切口。对于轻中度男性乳房肥大者，在皮下深层脂肪层行负压抽吸，使纤维化腺体组织与胸大肌及胸肌筋膜分界清晰，再行乳腺组织块切除，至少保留乳晕下方 0.5~1.0cm 厚度的腺体，以免术后出现乳头乳晕坏死及凹陷。创面置负压引流管，缝合皮肤。对于重度男性乳房肥大伴有明显多余皮肤者，在脂肪抽吸及腺体切除的基础上，还要进行多余皮肤的切除。切口类似双环法乳房上提术切口，根据皮肤松弛程度，适当调整外环的大小及形状。胸廓厚敷料加压包扎，2~3 天后视引流量情况拔出负压引流管。术后穿弹力衣持续压迫 1 个月。

（黄国强）

复习思考题

1. 简述隆乳术、乳房缩小成形术的适应证与禁忌证，手术前后处理，术后并发症的防治及处理。

2. 简述乳腺后间隙、胸大肌后间隙、双平面隆乳术各自的优缺点。

3. 常用隆乳术切口入路隆乳的优缺点有哪些？

4. 简述乳房下垂的定义、分类、诊断。

5. 请论述乳头内陷的定义与分类，其整形手术方法各自的优缺点。

6. 简述乳头及乳晕成形美容术的术式及方法。

第二十章

手术减肥及体形塑造美容手术

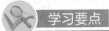

学习要点

肥胖的定义及分类;全身性减肥美容术的手术适应证、禁忌证、常见手术方法;腹部成形美容术的适应证、禁忌证、手术前后处理及术后常见并发症的防治与处理;脂肪抽吸美容术的适应证与禁忌证;脂肪抽吸美容术的操作方法及注意事项。

第一节　全身性减肥美容术

一、肥胖的定义

肥胖是身体的脂肪组织增多或相对增多,一方面是摄入能量的过剩,另一方面是能量的消耗减少。一般情况下脂肪组织的增多或相对增多,主要反映在脂肪细胞数量和脂肪细胞体积的变化上。一般认为,18~20 岁以前脂肪组织增多主要是脂肪细胞数量的增多,而在 25 岁以后脂肪组织的增多主要是脂肪细胞体积的变化。但也有人认为少数成人的肥胖既有脂肪细胞数量上的增多,也有脂肪细胞大小的变化。目前国际上普遍采用"体重指数"作为判断肥胖的标准,根据世界卫生组织的规定:体重指数(BMI)= 体重(kg)÷[身高(m)]^2,大于 25 为超重,大于 30 为肥胖。我国科学家通过汇集分析国内人群的调查数据,建议确立适合我国人群的肥胖标准,也就是体重指数大于 24 时为超重,大于 28 时为肥胖。女性肥胖以脂肪主要堆积在下腹、上腹、乳房下皱襞的胸壁、侧腹壁、侧腰部和大腿上部的皮下浅筋膜内为主(图 20-1);男性腹部皮下脂肪往往很少,肥胖以脂肪堆积在腹腔脏器的结缔组织中为主(图 20-2)。故男性正常腰围应控制在 85cm 内,女性应控制在 80cm 内,否则也算肥胖。

二、肥胖的分类

根据肥胖的病因,临床上将其分为:单纯性肥胖和继发性肥胖。

1. 单纯性肥胖　又称原发性肥胖,主要由摄食过多或摄入过量能量高的食物引起的,只有肥胖而无任何器质性疾病的肥胖症。按照不同的标准又分为以下几种。

(1)根据肥胖的程度

世界卫生组织(WHO)根据 BMI 将肥胖分为 3 度。

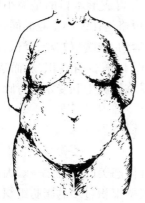

图 20-1 女性肥胖体形

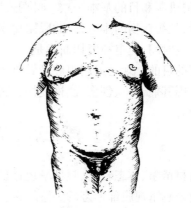

图 20-2 男性肥胖体形

Ⅰ度肥胖:BMI 为 30~34.9;

Ⅱ度肥胖:BMI 为 35~39.9;

Ⅲ度肥胖:BMI≥40。

也可根据超过标准体重的程度分为轻度肥胖(超重 20%)、中度肥胖(超重 30%)和重度肥胖(超重 50%)。

(2)根据脂肪的分布部位:可分为全身性均匀性肥胖、向心性肥胖、上身或下身肥胖、腹型和臀型肥胖等。局部性肥胖是机体的某一个或数个部位脂肪堆积,造成局部脂肪堆积后的体态变形。如部分女性在一定年龄后,特别是有过生产史者,在腰腹部出现脂肪堆积性肥胖;有的人的上身比较瘦,而臀和大腿却特别肥胖;也有的人面部并不胖,但颈前却呈现火鸡颈样脂肪堆积等。这种肥胖常伴有局部皮肤松弛,软组织下垂。因此,这种肥胖也常是一种衰老的象征。

(3)根据肥胖的特征:可分为体质性肥胖和获得性肥胖。体质性肥胖是由于合成代谢增高而分解代谢低,合成大于分解造成脂肪堆积,这些病例自幼肥胖,脂肪细胞增生肥大,分布全身,又称为脂肪细胞增生肥大型肥胖症、幼年起病型肥胖症。获得性肥胖又称过食性肥胖,往往食量过大,食物能量过高,如甜食、油腻过量饮食,脂肪分布于躯干,脂肪细胞仅有肥大而无数量上的增生,多数在 25 岁以后因营养过度或遗传因素引起,此种情况又称脂肪细胞单纯肥大型肥胖病或成年起病型肥胖病。

2. 继发性肥胖 又称病态性肥胖。常因神经和内分泌或代谢性疾病引起的。如间脑性肥胖、垂体性肥胖、甲状腺性肥胖、多囊卵巢综合征、药物性肥胖等。

三、全身性减肥美容术手术适应证

BMI≥40 或 BMI≥35 伴有与肥胖相关的疾患时,具有全身性减肥美容手术适应证。经多种方法减肥无效者,肥胖影响正常生活和工作者,肥胖已经影响器官功能者均可考虑施行此类手术。

四、全身性减肥美容手术方法

一般在临床上常用于全身性减肥手术可通过开腹手术或腹腔镜手术完成。主要术式有:可调式胃束带植入术、胃成形术、胃肠短路术以及迷走神经切断术。尽管术式不同,但机制和目的基本一致。可调式胃束带植入术和胃成形术目的是缩小胃腔,减少容量,延缓食物的排空,以此限制食物的摄入;胃肠短路是在缩小胃腔的同时延长食物的排空时间;迷走神经切断术是通过降低神经反射运动,减缓胃蠕动,降低食欲来达到减肥的目的。现已采用腹腔镜做胃部各种缩小手术,以减少胃容积,从而达到减肥目的。因其痛苦小、创伤轻、恢复快、减肥效果好,备受临床医生和受术者青睐。

第二节 腹部成形美容术

身材苗条、体态轻盈、腹部平坦且富有弹性是女性体态美的表现之一。因此,现代女性越来越重视腹部形态的美感。腹壁多脂症是指腹壁聚积过多的脂肪组织,可以是局部的脂肪堆积,也可以是全身性肥胖的局部表现。腹壁松垂症是指腹壁皮肤、肌肉组织过度松弛致使腹壁下垂。引起腹壁畸形的原因有妊娠、衰老、反复减肥引起的体重波动、生活习惯、药物及遗传因素等。腹部成形美容术能矫正腹部松垂或脂肪堆积等。

（一）手术适应证与禁忌证

1. 适应证 ①腹部或其他部位严重肥胖伴有皮肤过度松弛,受术者要求手术切除;②腹部具有局限性瘢痕的肥胖者,其不但要求去脂,同时又要求去除瘢痕;③肥胖症;④要求在外科其他手术的同时切除腹部多余的皮肤和脂肪。

2. 禁忌证 ①应用激素或内分泌疾病所致腹部肥胖;②有严重器质性疾病或精神、心理异常者;③腹壁有感染者;④妊娠期、哺乳期或日后希望生育者;⑤瘢痕体质者;⑥具有慢性腹内压增高因素存在或腹外疝者。

（二）术前准备

1. 完善相关常规检查,包括胸片、血尿常规、心电图、肝肾功能以及凝血功能检查等。

2. 了解受术者的要求,询问有无减肥史。充分了解受术者腹壁松弛及脂肪堆积的程度,分别在仰卧位和站立位的状态以及在腹壁完全松弛的情况下,估计所要切除皮肤及皮下脂肪组织的量。同时确定切口的位置和长度,并做出标记。对于拟行腹直肌分离的受术者,可让其仰卧,上抬大腿,使腹直肌处于收缩状态,然后用手掌置于两腹直肌之间,以确定肌鞘分离的程度,并判断肌张力的大小。

（三）体位及切口设计

腹部成形美容术一般取仰卧位,两膝垫高,便于减少缝合时的张力。

腹壁成形美容的切口有多种,根据在躯干的位置不同,大致可以分为四类:横切口、垂直切口、纵横联合切口及 T 形切口。

1. 横切口 各种低位横切口是目前临床上最为常用的切口。优点是瘢痕较为隐蔽,可以切除脐以下腹壁的大块松弛的皮肤和皮下组织,缺点是对腰部曲线和骨盆外形改善不理想,但可以通过腹肌、腹膜提紧术加以弥补。临床上经常应用的横切口有低位水平切口、低位弧形切口、低位曲线切口,低位 W 形切口等(图 20-3)。

2. 垂直切口 适用于腹壁皮肤有大量横行方向的过剩和腹肌及腱膜松弛,它是在腹部做垂直方向的梭形切除,皮下进行广泛的分离。由于侧面至中线的皮肤和皮下组织切除,可以显现一个较为理想的腰和骨盆外形,但瘢痕不易隐蔽(图 20-4)。

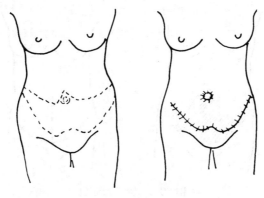

图 20-3　W 形横切口

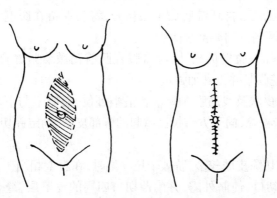

图 20-4　垂直切口

3. 纵横联合切口　适用于腹壁有大量垂直和横行方向的皮肤过剩或是有大量皮下脂肪组织。此切口可以将围绕脐周和低位中线区松弛皮肤、皮下脂肪组织切除，缺点是瘢痕不能完全隐蔽(图 20-5)。

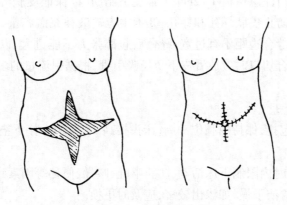

图 20-5　纵横联合切口

4. T 形切口　多用于腹壁下垂者，按"T"形设计，横切口线位于脐下，两端可延伸到腋后线，竖切口则环绕脐周，而后沿腹正中线向下做适当的延长(图 20-6)。

（四）手术要点及注意事项

1. 切开剥离　按切口设计线切开皮肤及皮下组织达深筋膜，沿深筋膜浅层进行

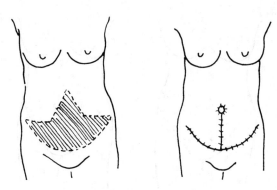

图 20-6 倒 T 形切口

广泛皮下剥离,剥离至脐周和腹直肌前鞘时,注意结扎脐旁动脉及腹直肌穿出的皮动脉,防止出血。剥至脐后,再环绕脐做全层切开,将脐保留在腹壁原位。继续向上剥离,直达肋缘为止,两侧应剥离至腋前线。

2. 加强腹壁 如有腹壁的松弛,应将腹直肌前鞘做缩紧缝合,缝合缩紧宽度为 5~7cm 左右,使腹壁收紧并得到加强。

3. 切除多余的皮肤及浅筋膜 受术者呈半卧位,使躯干与下肢成屈曲状屈髋屈膝位,保持腹壁尽量松弛,向下方牵拉已掀起的腹部皮瓣,确定并切除松弛的皮肤及皮下组织。

4. 脐重建 当切除皮肤较多,脐被牵拉移位时,在腹壁相当于新脐部位做一个十字交叉的穿透性小切口,使脐外露,并削薄切口四周的皮下层,缝合脐周与切口周缘皮肤。

5. 缝合包扎 缝合创缘,必要时做减张缝合,放置引流。包扎伤口,在敷料外用数层弹力绷带缠扎,或穿紧身弹力裤。

6. 注意事项 ①受术者在术后至少需缚收腹带 2 周,以适应术后腹部过紧的感觉;②削薄皮下层时注意保留 1~2cm 正常皮下脂肪,以保证皮肤的血管、神经支配和皮肤的正常弹性,防止皮肤坏死和穿孔;③术中应输液补充血容量,如出血超过 500ml 时可酌情输血;④缝合边距不宜过宽,缝合后腹部张力不能过大,以防皮缘坏死;⑤为防止皮下血肿,缝合切口时应放置皮下负压吸引管,根据引流量的多少,于术后 48~72 小时拔除。

（五）术后处理

1. 腹部加压包扎,保持屈膝位一周,床头抬高 18°~20°,膝下垫一枕,以减少腹部张力。

2. 术后 48 小时内限制下床活动,防止呕吐、咳嗽、便秘等因素致使腹内压增高。

3. 保持敷料清洁干燥,如渗出较多,应及时更换。

4. 术后鼓励受术者在床上做踝、膝关节活动,防止静脉血栓形成。

5. 一般引流液少于 15ml/d,可酌情拔出。

6. 术后 5 天下床活动,但须避免过伸活动。

7. 术后 2 周拆线。

8. 使用弹力腹带固定 3 个月,3 个月内避免剧烈活动。

（六）术后并发症的防治及处理

1. 血肿和血清肿　多因术中止血不彻底,腹部加压包扎不够,引流不充分或术后过早活动等引起。预防的措施是术中完善止血,保持引流通畅,适当加压包扎。发生血肿或血清肿后,可反复多次穿刺抽吸及加压包扎,必要时再次置入引流管或手术止血。

2. 脐坏死　由于脐部剥离过多、脐部对位不良或是脐部缝合张力过大等致使脐部血液循环不佳而导致脐坏死。术中应保证足够的脐部基底面积,防止剥离过度或缝合张力过大。

3. 瘢痕增生　腹部成形术后切口部位可以发生瘢痕增生,所以切开部位应尽可能地选择在隐蔽的部位。局部炎症、异物反应、张力过大及脂肪液化坏死等可加重瘢痕增生的程度。

4. 皮肤坏死　多见于下腹部正中部位。广泛的皮下组织的分离、下腹部皮肤切除过多、组织损伤过重、局部张力过大等均可导致血供障碍,从而导致皮肤坏死。消除上述因素为预防皮肤坏死的可靠方法。

5. 腹壁感染　局限性感染常见于切口部位,多为无菌操作不严格或线结等异物引起。一旦发生感染,应及时拆除部分缝线,切除坏死组织,清除脓液,彻底引流,换药处理,同时使用抗生素控制感染。

6. 腹壁两侧不对称　由于脐定位偏离中线,或两侧组织切除不一致,或腹壁折叠缝合不一致,导致术后两侧腹壁不对称。轻者不必处理,重者可再次手术矫正。

7. 髂嵴两侧皮肤堆积　多因手术设计不当,下腹部正中皮肤切除时两侧多余皮肤未去除或去除不够,形成类似"猫耳朵"畸形,必要时可通过延长切口予以矫正。

8. 感觉异常　多为暂时性的,一般于半年至一年后会逐渐恢复。

第三节　脂肪抽吸美容术

脂肪抽吸美容术是利用负压吸引装置及与之相连的抽吸管,通过皮肤小切口,将皮下脂肪抽吸出体外达到形体塑造的手术方法。

一、手术适应证与禁忌证

（一）手术适应证

1. 体表局部脂肪赘积,影响体型曲线　如上腹部、下腹部、髂腰部等处的脂肪赘积使上下腹隆凸、腰部曲线不显。

2. 为改变全身性肥胖者的局部症状而实施的局部减脂手术　如吸除大腿内侧脂肪以减少走路时大腿内侧的摩擦。

3. 某些手术的辅助手术　如男性乳腺增增生症矫正术、腋臭根治术等。

（二）手术禁忌证

1. 有心脑血管疾病、重要脏器疾病、糖尿病及凝血功能异常者。

2. 长期服用或正在服用抗凝剂、扩血管药物及皮质类固醇等。

3. 局部皮肤有感染灶者。

4. 心理上不健全、减肥期望值过高者应慎重。

5. 病态性肥胖,如间脑性肥胖、库欣综合征、药物性肥胖等,应在原发病治愈或控制后方可视情况决定是否手术。

二、手术器械与设备

1. 真空泵　负压吸引器在封闭的瓶内达到真空,通过电动机抽出瓶内空气,形成负压。一般真空负压达 99.1kPa,专业吸脂机的负压可达 101.33kPa。最简单的真空负压系统是利用 20~50ml 注射器抽吸形成负压。

2. 连接导管　连接于负压吸引器与抽吸管间的连接管。常为硬质较硬的透明硅胶导管。可承受管腔内的负压,避免在抽吸过程中导管塌陷,可实现连续抽吸,又可以观察抽吸物的质和量。

3. 吸管　目前常用的吸管是金属的。吸管管径从 1.5mm 到 5mm 不等。吸管远端有侧孔,分单孔、双孔和三孔。

4. 正压注水泵　用于注射肿胀液的动力装置。可将肿胀液以每分钟 200~500ml 注入预定吸脂部位。

5. 肿胀液注射针　内径 1.5~2mm,长度 10~40cm 不等,针头远端有多个微细侧孔,可将肿胀液均匀注入皮下脂肪。

三、肿胀麻醉

因具有出血少、组织损伤轻,麻醉时间长,安全性高,并发症少等优点,是脂肪抽吸术首先的麻醉方法。其常用的主要配方是:生理盐水 1 000ml,2% 利多卡因 20~40ml,肾上腺素 0.5~1mg(ml),5% 碳酸氢钠 5~20ml。

美国食品和药物管理局(FDA)及中华人民共和国药典规定利多卡因最大用量为 7mg/kg 体重,一次用量不超过 400mg。但肿胀麻醉液中利多卡因用量远远超过规定量,其安全应用的可能机制为:①肿胀麻醉是注射在局部吸收相对缓慢的脂肪组织内,脂肪组织内血管较少;②肿胀压迫,血管外压力增大,吸收相对减少;③肾上腺素使局部血管收缩,药物吸收减慢;④利多卡因为脂溶性药物,与脂肪有亲和力,可组织其扩散,延缓吸收;⑤大部分(50%~70%)的肿胀麻醉液随脂肪被同时吸收;⑥碳酸氢钠使游离碱基增多,碱化药物使离子型利多卡因减少,吸收缓慢;⑦组织创伤后局部的反应是渗出大于吸收,肿胀时效也是利多卡因吸收减慢的因素。如辅以静脉复合或硬膜外麻醉,利多卡因用量可减至 200mg/1 000ml 以内,以减少利多卡因用量过大的毒副作用。肿胀麻醉液一次注入量在 3 000~5 000ml 内较安全。

使用肿胀麻醉液应注意以下事项:①利多卡因的吸收在个体间有差异,应考虑到受术者的具体情况,术中应随时观察受术者的主观症状及表现;②对于年龄大于 50 岁者,或既往有糖尿病、高血压的受术者,应减少用量;③对多部位吸脂者应分别注入肿胀麻醉液,不要同时将肿胀麻醉液全部注入待抽吸的区域;④肿胀麻醉液注入后宜等待 10~15 分钟,以待肿胀麻醉液中的肾上腺素发挥最大效应;⑤每个灌注部位,乳化、抽吸时间应控制在 1 小时内,以尽量减少药物的用量和吸收。

四、手术部位选择及手术禁区

脂肪抽吸术是消除局部脂肪堆积改善体形的一项技术,通过抽脂管吸引或超声辅助下抽吸脂肪从而实现体形重塑。手术常选择具有板状层脂肪及脂肪易沉积的部位,如腹部、髂腰部、臀部、股部、面颊部、颏颈区、上臂部和乳房,膝部、小腿及踝部也是常见吸脂部位。根据吸脂部位的不同选择不同的切口,其原则是术后切口不易被人察觉,不易形成增生性瘢痕,方便操作和易引流。因此,第一,选隐蔽切口;第二,选轮廓线切口;第三,选顺皮纹方向切口。如,面部吸脂切口以耳垂下作纵向小切口为佳,下颌脂肪袋抽吸术以下颌下横向左右各作一两个切口为佳;颈部以颈部外侧横向左右各作一两个小切口为佳;乳房以乳晕边缘上下、左右各作一小切口或在腋前线选切口为佳;上臂外侧可在腋部上方的臂部或近肘部后外侧选择切口为佳;上腹可选择近上腰的外侧,下腹应在脐孔周围及近腹股沟的阴毛处,臀部在臀沟略上方选择切口,大腿吸脂切口若只吸大腿前侧和外侧可只选内三角裤下方边缘前外侧交界处作切口,若为内侧应选择大腿内侧下方,以方便吸引。在腹、下肢、臀3个部位将各主要皮支血管的穿出点及周围区域划为相对禁区。它位于腹正中两侧,相当于腹直肌前鞘的纵行区域,腹股沟韧带内、中1/3交点及该韧带斜向上方的腹壁,股内侧沿大隐静脉走向的区域和臀上、下缘中部。在上述相对禁区内抽吸时,应注意勿损伤该区的神经、血管和淋巴管。

五、手术方法

在吸脂手术各部位中,腹部吸脂最常见。据统计资料显示,占吸脂总数的50%~75%。因此,本节以腹部吸脂为代表重点叙述。而其他部位吸脂方法和原则基本相同,本节不赘述。

(一)标记抽吸范围

受术者站立位画线,通过等高线划定并标记抽吸范围。一般以脂肪堆积多的部位为中心,向周围画多个同心圆,由小圆向外画大圆,越靠外圆脂肪堆积越少,重点需要抽吸的部位用+标记。"+"越多,表示脂肪沉积越多。

(二)消毒范围

由于脂肪组织血运差易感染,因此,吸脂术消毒范围必须彻底,且范围应足够大。一般消毒范围,面积应大于抽吸面积的20%~30%或超过15cm才安全。而对臀部及大腿内部的吸脂还要将会阴部肛门区保护好,防止污染扩散到术区。

(三)手术切口选择

取仰卧位,切口可采用阴阜或脐孔周围切口。也可采用脐上两侧切口或脐下两侧切口。脐两侧切口也是常采用的手术入路,该切口的优点是可抽吸腰部脂肪。但可能会在腹壁上留下瘢痕,术前需向受术者交代。

(四)肿胀麻醉

由进针点向四周放射状均匀注入肿胀麻醉液。注射量以形成局部张力、皮肤呈"橘皮样"为度,或注射部位出现"涌泉征",即注射针孔出现喷泉样肿胀液溢出。一般上腹部2 000~3 000ml,下腹部3 000~4 000ml,全腹可达6 000~8 000ml,甚至更多。对吸脂范围较大者,可采用椎管内麻醉。对术前有恐惧心理者,可采用全身麻醉。无论采用何种麻醉,抽吸部位均应采用肿胀麻醉技术。

(五)抽吸方式

抽吸管于皮肤小切口下1cm深准确插入皮下脂肪层,左手掌握抽吸深度,吸管侧孔朝向皮肤面,反复拉锯式抽吸。一个隧道抽吸后转向下一个隧道。各隧道呈放射状排列,不同切口的抽吸隧道间呈扇形交叉。严禁"横扫式"抽吸,以免损伤筋膜血管网而导致皮肤缺血坏死。边抽吸边观察抽吸量和抽吸颜色,抽吸时术者一手捏起皮肤以感知抽吸的层次,另一只手操控吸脂管由深至浅层抽吸。抽吸完后,至少应保留 1cm 厚度的皮下脂肪,且平整,无凹凸不平现象(图 20-7)。

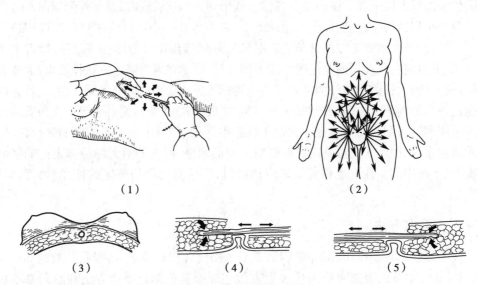

（1）　　　　　　　　　　　　　　　　　（2）

（3）　　　　　　（4）　　　　　　（5）

图 20-7　腹壁抽吸入路及抽吸层次

（六）术中观察内容

术中应观察受术者反应,包括对肿胀液的中毒反应和对手术的反应,并随时做出处理。此外,应观察抽吸物的质与量,当抽吸物中脂肪颗粒含量减少,大多为肿胀液及血性液体时,说明脂肪大部分已被吸出。检查皮肤表面是否平整,如有不平应仔细修整,修整完毕即可结束抽吸。另外,全身麻醉会掩盖局麻药的早期中毒反应,因此,术中还要密切观察受术者的各项生命指标。

（七）术后处理

脂肪抽吸结束后,术者用纱布卷由抽吸远端向抽吸口方向滚动挤压抽吸部位,尽量排空皮下肿胀液,缝合切口。可依据抽吸脂肪的面积及抽吸脂肪的量,决定是否放置引流,若放置,术后 24~48 小时拔除引流。局部覆盖纱布及棉垫后加压包扎,一般 3~7 天,后继续穿弹力服 3~6 个月。

（八）抽吸量

脂肪抽吸的一次安全量为 2 000ml 以下。一次抽吸量在 1 000ml 以下对人体影响较小,可在门诊进行;抽吸量在 1 000~1 500ml 则应静脉补充晶体液,并留院观察 24~48 小时;一次抽吸量在 1 500ml 以上,需住院抽吸。脂肪抽吸对人体是一种损伤,抽吸量越多,抽吸面积越大,对人体的损伤亦越大。它的病理生理过程类似于烧伤或挤压伤。根据术中脂肪抽吸量的多少,术后应按损伤的处理原则进行术后处理,以确保受术者的安全。

（九）并发症及常见原因

1. 皮肤瘀斑　几乎每例受术者都有皮肤瘀斑,多出现在皮下体位较低处。原因是由于抽吸时损伤毛细血管。处理:不需特别处理,10 天左右可慢慢自行吸收。为预防瘀斑和减少瘀斑发生,术后可口服草木犀流浸液片,一日三次,每次两片,服用一周。

2. 皮肤水泡 可出现在针眼周围,粘贴胶布处,或包扎过紧的腰部等。原因是抽吸皮肤过薄,包扎过紧造成表皮损伤、形成表皮下水淤。处理:可将水泡挑破,但不要去掉表皮,破处涂少许甲紫溶液。预防:抽吸不应过薄,包扎不宜过紧,粘贴胶布处应及时更换部位或采用抗过敏微孔纸胶布。

3. 皮肤凹凸不平 皮肤凹凸不平几乎难以完全避免,由于抽吸不均或包扎不当所致。有些轻度凹凸不平的患者,在 3~6 个月后可自行恢复平整。当凹凸不平严重时,可做如下处理:可再次对凸起处进行抽吸,但需在术后 3 个月左右进行抽吸为宜。预防:吸脂完毕后,应用较小的吸脂头"找平",并反复用手触摸检查,并在过渡区进行适当修整;包扎时,应用大辅料均匀地将整个吸脂区覆盖,并加压包扎。

4. 血肿、血清肿 多无自觉症状,一般表现为局部皮肤高起,触之有波动感。血肿、血清肿系手术损伤毛细血管或小静脉引起出血,而术后又引流不畅所致。处理:应尽早穿刺确诊,抽出或挤出血肿、血块,放置引流 3~5 天,并进行加压包扎。预防:手术中应轻柔操作,发现抽出液为红色,应暂停抽吸,改换抽吸方向。术后,必要时可注射酚磺乙胺(止血敏)或氨甲苯酸(止血芳酸)进行预防,术后放置引流应有效且放置 48 小时以上。

5. 皮肤松弛 术后皮肤松弛多发生于超胖患者及 35 岁以上肥胖患者。由于过度肥胖皮瓣过度扩张而发生弹力纤维断裂所致。加上中老年人胶原蛋白丢失和补充不足,从而导致此类现象发生。处理:对于过度松弛的皮肤可以考虑手术切除。预防:手术时应由脂肪深层至浅层逐层抽吸,从而刺激皮下弹力纤维,加上适当延长局部加压包扎,可起到一定的作用。此外,有人认为采用直立抽吸的隧道均为纵轴向,愈合后可产生一系列垂直向的纤维蒂以牵引和支撑手术区皮肤,避免皮肤松弛。

6. 肿胀 术后局部及术区下会出现肿胀。一般 1~3 个月消退,少数部位(膝、踝)可持续近一年。术区肿胀可能是脂肪液化,手术创伤渗液而又引流不畅所致,术区下肿胀是由于术区肿胀及术区包扎引起静脉回流障碍所致。

术区肿胀有液体应引流,必要时可插上负压引流并加压包扎。仅有术区下肿胀在加压包扎解除后会慢慢恢复,做下肢吸脂应注意术后抬高患者,一周内减少行走。此外,术区肿胀可能是吸脂损伤组织引起的反应,此时可服用草木犀流浸液片等药物予以治疗。

7. 伤口不愈合 表现为吸脂口经久不愈,吸脂腔隙皮肤不能与下方紧贴。这有可能是因为感染加上引流不畅所致,并造成吸脂腔隙周围形成一层纤维膜性囊壁。处理:局部进行冲洗,并注入庆大霉素引流、换药,如仍不愈合应从吸脂口进入腔隙内搔刮纤维囊壁,露出新鲜创面后再行加压包扎。预防:手术中应严格无菌操作,术后应适当应用抗生素预防感染,并进行有效引流。同时对吸脂区进行有效包扎,注意适当制动。

8. 局部发硬 由于脂肪被抽吸,皮肤与肌肉粘连及淤血未完全吸收引起。使局部表现为板样硬,特别是腹部。处理:无特殊处理,一般加强按摩即可。预防:吸脂区应保持在皮下 1~2cm 厚的皮下脂肪,尤其在面部及腹部。

9. 感觉减退 术后术区感觉略迟钝,这是由于浅表的血管神经受到损伤造成的。处理:一般 3 个月左右可恢复,必要时可加强局部按摩,给予维生素 B_1 口服。

10. 皮肤坏死　由于抽吸过薄,破坏了皮肤的真皮下血管网所致。处理:应消除坏死皮肤,加强换药,促进伤口愈合,必要时可进行拉拢缝合。

11. 失血与休克　常因手术时间过长、抽吸的量大所致。表现为出冷汗,四肢冰冷,血压下降。此时,可加快输液速度,停止手术,继续观察,并考虑用升压药。一般腹部抽吸的纯脂量控制在 3 000ml 左右。在考虑效果尽量理想的状态下,抽吸宁少勿多。为预防发生出血及休克现象,可在手术前及术中给止血药,术中给予液体补入。

12. 淋巴瘘　此种并发症罕见,因淋巴管损伤所致。所以,术中注意保护淋巴管不受损伤是重要的。多通过加压包扎可愈合。

（黄　艳）

扫一扫
测一测

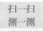 **复习思考题**

1. 试述肥胖症的定义及分类。
2. 腹部成形美容术术后注意事项有哪些?
3. 简述脂肪抽吸美容术的手术步骤及注意事项。

第二十一章

会阴部美容手术

 学习要点

会阴部美容手术的应用解剖;处女膜修补术两种方法的原理;阴道松弛缩紧术三种手术方式的异同;小阴唇肥大缩小术两种手术的方法;包皮环切术的方法及步骤;阴茎延长术的原理。

会阴部包括盆膈以下封闭骨盆下口的所有软组织,即所谓广义会阴。狭义的会阴是指肛管与外生殖器之间狭小区域的软组织。会阴部所涉及的美容手术部位主要是对男女性外生殖器的修复与塑造,其手术目的是为了恢复正常的形态和功能,从而满足人们心理上的需求和达到心情上的愉悦。

国内近年来关于男女外生殖器美容手术的一般针对小阴唇肥大、阴茎过小、阴茎包皮过长、阴道松弛等问题,在形态上的进一步完美,追求功能上的尽善尽美,以达到感观和功能作用上的统一。

第一节　会阴部应用解剖

一、男性外生殖器

(一)阴茎的正常形态和结构

阴茎由 3 个阴茎海绵体组成,根部由两个阴茎海绵体脚将其固定在耻骨弓上,尿道海绵体位于两个阴茎海绵体腹侧。阴茎的皮下组织疏松,无脂肪,皮肤有很大的伸展性和滑动性。

(二)阴茎悬韧带

阴茎悬韧带:阴茎除了阴茎脚固定于耻骨弓及同侧坐骨支、球部附着于尿生殖膈下面以外,尚借助阴茎悬韧带固定于耻骨联合及腹白线的下部,阴茎浅悬韧带实际上是阴茎筋膜在耻骨联合处增厚的结果。切断阴茎浅悬韧带后,可使埋藏于耻骨联合前方的海绵体延伸 3~5cm。

二、女性外生殖器

（一）大阴唇

在发生学上与男性阴囊相当。大阴唇为一对具有弹性的纵形皮肤皱褶,左、右侧的前、后端互相连合。前端称唇前连合,向上移行于阴阜,后端称唇后连合,位于肛门前方约 3cm。两大阴唇间的裂隙称阴裂。成年处女和肥胖女子的大阴唇多互相接触,阴裂闭合。大阴唇分内、外两面,外侧面皮肤常有汗腺、皮脂腺及色素,因此滑润而呈暗褐色,在成人还有稀疏阴毛。内侧面皮肤细薄平滑,呈淡蔷薇色,类似黏膜,含有皮脂腺但无阴毛。

（二）小阴唇

一对纵形皮肤皱襞,位于大阴唇内侧,短小而薄,表面光滑无毛,富于弹性。左、右小阴唇前端分成内、外两个皱褶。外侧褶向上,于阴蒂头上方左右连合,围拥阴蒂,称阴蒂包皮。未产妇的小阴唇系带后端,左、右连接形成皮肤皱褶,称阴唇系带,为阴唇前庭的后界。经产妇的阴唇系带多由分娩而被撕裂。小阴唇分内、外两面,皮肤细薄柔软,富有皮脂腺。

（三）阴道

阴道呈扁管状,分为前、后两壁,上、下两端。前壁较短,长约 6cm,后壁较长约7.5cm,其横径由下向上逐渐变宽。平时前后壁相贴,故阴道下部横断面呈 H。上端较宽大,围绕子宫颈,后壁在子宫颈的附着线比前壁稍高。经产妇的阴道腔及阴道口均变广阔,长径也显著延长。老年人的阴道壁松弛失去弹性。

（四）处女膜

处女的阴道口有一环形黏膜皱褶,称处女膜。处女膜一般于围生期破裂,阴道腔与前庭相通。处女膜位于阴道与阴道前庭分界处,由含有微细血管的结缔皱褶和黏膜而成。处女膜的厚薄、大小颇不一致,有的薄而柔软,有的厚而坚实,有呈肉状处女膜。有的处女膜较窄小,甚至没有;有的则很宽大,甚至将阴道口完全封闭,称处女膜闭锁或无孔处女膜。处女膜破裂后,阴道口周围留有处女膜痕,老年妇女的处女膜痕萎缩变硬。

第二节 女性外生殖器美容手术

一、处女膜破裂修复术

处女膜在未婚女性多保持完整,性交后则破裂出血,除性交外,下肢的剧烈运动、非正规妇科检查、骑跨伤、不正确的药物及卫生巾使用也可导致处女膜破裂。

（一）临床表现及诊断要点

1. 检查可发现处女膜有两条以上裂口。

2. 外伤导致的处女膜破裂多不规则。

3. 性交引起的处女膜破裂而未生育者,多位于 4 和 8 点处。

（二）治疗方案及原则

1. 手术方案 处女膜修复术。

2. 手术适应证与禁忌证

(1)适应证:处女膜破裂,本人要求修复者。

(2)禁忌证:外阴及阴道炎症、月经期前及月经期、妊娠期。

（三） 术前准备

1. 术前 3 天每晚用 1/5 000 高锰酸钾溶液坐浴。

2. 术前 3 天冲洗阴道,每天 1 次;服用甲硝唑,每天 3 次,每次 0.4g。

3. 术前 1 天剃去阴毛。

（四） 手术方法及步骤

1. 体位及消毒铺巾　取截石位,用 2.5%~5% 聚维酮碘行会阴部皮肤消毒,冲洗阴道,铺无菌巾。

2. 基本术式　处女膜破裂处边缘注射少量局麻药,剪刀沿裂缘剪除少许组织,形成新的创面,用 5-0 美容针线分内外两层间断缝合。

3. 创缘对位缝合法　将裂口边缘瘢痕组织剪除,形成新的创面,适当分离裂口处的阴道黏膜层后,将处女膜创面对位缝合。

4. 瓦合法　梭形切除部分阴道壁以及后联合处黏膜,然后将切口两侧的处女膜剖开,一侧剪除内侧黏膜,另一侧剪除外侧黏膜,然后将两侧处女膜创面对创面呈瓦合状重叠缝合。此法适合于各种类型的处女膜破裂,尤其是处女膜较薄而血运较差者(图 21-1)。

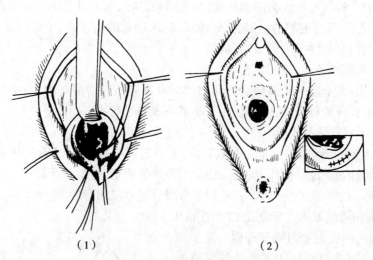

(1)　　　　　　　　　　　(2)

图 21-1　处女膜修复术示意图
(1)找出裂缘;(2)形成新鲜创面互相瓦合缝合

5. 注意事项

(1)修复后要求处女膜孔能容纳 1 小指尖为度。

(2)修补缝合线可选择 5-0 丝线、7-0 尼龙线,但以 5-0 可吸收线为首选。

（五） 术后处理

1. 术后注意外阴部的清洁,酌情使用抗生素预防感染。

2. 用 1/5 000 高锰酸钾溶液坐浴,每天 3 次,保持大便通畅。

3. 术后一周内尽量减少活动,术后 6~8 天拆线,术后一个月内禁忌房事和避免剧烈运动。

二、阴道松弛缩紧术

阴道是女性的性交器官,其性刺激在很大程度上依赖于阴茎对阴道壁的摩擦刺激和阴道对阴茎的包裹作用。阴道松弛,前述作用降低,导致男女双方的性快感减弱,影响性生活的质量及和谐。

（一）临床表现及诊断要点

1. 临床表现　患者阴道括约肌功能减弱,黏膜皱襞变少变浅,性交或运动时空气出入阴道腔失去控制,常有不自主吸气、排气现象。严重的患者可伴有膀胱、直肠膨出等,影响正常生活及性生活和谐,并造成心理压力。

2. 诊断要点

（1）了解患者有无外伤史及产伤史。

（2）检查阴道周围括约肌功能,了解阴道特别是外 1/3 段的松弛程度。

（二）治疗方案及原则

1. 手术方案　阴道松弛缩紧术

2. 手术适应证与禁忌证

（1）适应证:经阴道分娩或陈旧性会阴撕裂伤等原因所致的肛门括约肌、肛提肌肌肉撕裂或变薄,肌力减退,阴道与肛门张力低下,致使阴道收缩力下降,导致性生活不满意,经妇产科检查确诊为阴道松弛,尚无感染存在,本人具有手术要求者。

（2）禁忌证:月经前期、月经期及妊娠期;尚未治愈的盆腔炎,子宫内膜炎;外阴及阴道有炎症者;全身性疾病尚未治愈者。

（三）术前准备

主要包括:①术前 3 天开始,每天用 1/5 000 高锰酸钾溶液坐浴,临手术前剃去阴毛;②术前 3 天开始每天冲洗阴道,并按肠道手术进行准备。

（四）手术方法及步骤

1. 体位及消毒铺巾　受术者取截石位,臀部适当垫高,用 2.5%～5% 聚维酮碘消毒会阴及大腿内侧皮肤,使用 0.1% 氯己定溶液冲洗阴道,然后铺无菌巾。

2. 麻醉　在手术区用 0.5%～1% 利多卡因行局部浸润麻醉。

3. 菱形切除缩紧术　于阴道口 3 点和 9 点部位由外向内在阴道两侧壁各做一菱形切口,菱形切除阴道两侧壁的黏膜及浅层肌肉和部分会阴皮肤;创面彻底止血,用 5-0 可吸收线间断缝合菱形区的阴道肌肉并向中间拉拢对合;最后间断缝合两侧阴道黏膜及会阴皮肤;阴道内置碘仿纱布条(图 21-2)。

4. 阴道后壁缩紧术　于阴道口的 4 点、8 点及后壁全长的 1/3～1/2 处取三点标定出一等腰三角形切口(阴道口 4～8 点为该三角形的底边,长约4cm)。用弯剪刀紧贴阴道后壁黏膜下分离,钝性分离直肠与阴道后壁两侧

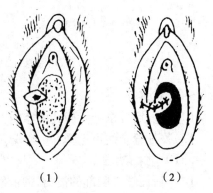

图 21-2　阴道松弛菱形切除缩紧术
(1)菱形切除;(2)缝合后

(1)　　　　　　　(2)

疏松结缔组织至预定范围,使该三角形区内的阴道黏膜充分游离,然后予以切除;于创面深部两侧用手指扣到条索状的肛提肌后,以左手示指或长止血钳将直肠压向后方,然后用4-0尼龙线自上而下的间断缝合两侧的肛提肌,缝合完毕用手指探试其松紧程度满意后,创面彻底止血,然后用5-0可吸收线分别将阴道后壁黏膜及皮肤做间断缝合。术毕阴道内置碘仿纱布条(图21-3)。

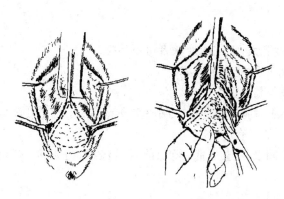

图21-3 阴道松弛后壁缩紧术示意图

5. 经直肠间隙行阴道后壁缩紧术 沿阴道口后方距皮肤黏膜交界处约3mm设计3~4cm长弧形切口,其长度应根据阴道松弛的程度适当调整。术者左手示指伸入受术者直肠内,右手持弯止血钳,钳头向上在阴道后壁与肌层间,沿阴道直肠间隙潜行向上剥离,直肠前壁分离深度约5cm,宽约4cm。充分止血后,在剥离腔内用4-0线将阴道后壁肌肉进行左右对合的紧缩缝合,纵行间断缝合会阴皮肤切口,将新形成的纵行阴道皱襞阴道口部分做30°~45°斜行剪除后缝合切口,阴道内置碘仿纱布条。该术式保留完整阴道黏膜,符合生理要求,同时具有创伤小,康复快,并发症少等优点。

（五）术后处理

1. 术后24~48小时取出阴道内碘仿纱布条。

2. 术后每天用1/5 000高锰酸钾溶液坐浴。

3. 卧床休息3天,避免一切用力活动,术后1个月内禁止性生活。

4. 保持局部清洁,防止大小便污染。

5. 应用抗生素预防感染,术后8~10天拆线。

三、小阴唇肥大缩小术

小阴唇的正常宽度为1.0~1.5cm,立位时贴拢于两大阴唇之间,遮盖住阴道入口,具有保持阴道湿润,防止外来污染的作用。当截石位时,小阴唇分开,暴露出阴道口,若此时小阴唇仍然遮住阴道,或小阴唇的宽度超过2.0cm,称为小阴唇肥大。

小阴唇肥大通常是先天性的,使用过雄性激素、局部持续牵拉、长期慢性炎症刺激、过度手淫或性交等也会引起。

（一）临床表现及诊断要点

1. 临床表现 小阴唇伸展至大阴唇之外,肥厚,表面粗糙。通常为双侧弥漫性增大,也可仅仅一侧肥大,范围可从前面的阴蒂包皮至后面的阴唇系带。行走、骑车或月经护垫摩擦会引起疼痛,部分患者性交时造成不便或引起疼痛。重者可表现糜烂、溃疡。

2. 诊断要点

(1)小阴唇伸展至大阴唇之外,肥厚且表面粗糙。

(2)检查小阴唇及会阴部是否有炎症。

(3)检查小阴唇表面是否有糜烂、溃疡。

（二）治疗方案及原则

1. 手术方案

(1)小阴唇轻度肥大,无临床症状者可不治疗。

(2)手术选择小阴唇肥大缩小术。

2. 手术适应证与禁忌证

(1)适应证:小阴唇肥厚或超出大阴唇 1.0cm 者;行走时阴唇摩擦不适,影响尿流方向和性生活,本人要求治疗者。

(2)禁忌证:外阴及阴道炎症、经期前及月经期、妊娠期;有全身性疾病尚未治愈者。

（三）术前准备

术前 3 天每晚用 1/5 000 高锰酸钾溶液坐浴;术前 3 天冲洗阴道,每天一次;术前 3 天口服肠道抗菌剂;手术前日剃去阴毛。

（四）手术方法及步骤

1. 消毒铺巾　受术者取截石位,臀部适当垫高,用 2.5%~5% 聚维酮碘消毒会阴及大腿内侧皮肤,使用 0.1% 氯己定溶液冲洗阴道,然后铺无菌巾。

2. 麻醉　在手术区用 0.5%~1% 利多卡因行局部浸润麻醉。

3. 直线切除法　顺小阴唇长轴画出需切除的组织,保留小阴唇 1cm 宽度,留下的部分能盖住阴道口即可。沿切口线切除多余小阴唇,妥善止血后用 5-0 丝线间断缝合创缘(图 21-4)。

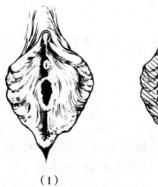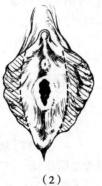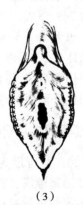

（1）　　　　　　（2）　　　　　　（3）

图 21-4　小阴唇肥大直线切除法示意图
(1)术前;(2)设计线;(3)术毕

4. 楔形切除法　以两侧大阴唇并拢,两缘的高度为基线,于小阴唇上标定出高于此基线约 0.5cm 的平行切口线,内侧切口线高于外侧切口线 0.5~1.0cm,使切口线位于小阴唇外侧或大小阴唇之间。沿小阴唇的标定线切除多余小阴唇组织,妥善止血后,创缘拉拢缝合。创面暴露,外涂抗生素软膏预防感染。

（五）术后处理

1. 术后适当休息,减少行走活动,使用抗生素预防感染。

2. 保持局部清洁,防止大小便污染。

3. 术后次日开始用 0.5% 高锰酸钾溶液坐浴,保持会阴部干燥清洁。

4. 术后 7 天拆线,2 周内禁忌性生活。

第三节　男性外生殖器美容手术

一、包皮环切术

包皮过长是指包皮完全覆盖阴茎头及尿道外口,但包皮口大,能自由外翻,露出龟头。包皮过长是阴茎常见的先天性畸形,发病率约为 21%。

（一）临床表现及诊断要点

1. 临床表现　小儿包皮过长是正常现象,到青春期时阴茎发育过快,包皮退缩,龟头外露。但有部分成年人阴茎头仍然包于包皮之内,包皮腔内常结存包皮垢而易感染,包皮口缩小。常有局部刺痒、灼热感甚至疼痛,因肿胀而阻碍排尿,并可诱发阴茎癌。

2. 诊断要点

（1）包皮完全覆盖阴茎头及尿道外口,但能自由外翻,露出龟头。

（2）包皮过长,无并发症时候一般无症状,但如果不经常外翻后清洗,包皮垢积聚时可有异味及瘙痒感。

（3）检查包皮及阴茎头是否有炎症。

（二）治疗方案及原则

1. 手术方案:包皮环切术。

2. 手术适应证与禁忌证

（1）适应证:阴茎包皮过长及包茎,特别是包皮过长不能显露阴茎头,反复发生包皮感染,以及因包茎影响排尿或曾经发生嵌顿者均属该手术适应证。

（2）禁忌证:包皮或阴茎头急、慢性感染者,或有尿路感染者;尿道下裂患者;有严重凝血功能障碍或全身疾病尚未彻底治愈者。

（三）术前准备

1. 成人需剃去阴毛。

2. 用 1/5 000 高锰酸钾清洗局部或坐浴。

3. 对不合作的小儿可用全身麻醉,并按全麻准备。

（四）手术方法及步骤

1. 消毒铺巾　取仰卧位,双下肢稍向外分开,用 2.5%~5% 聚维酮碘消毒皮肤,铺无菌洞巾。

2. 麻醉　阴茎根部神经阻滞麻醉,小儿可用全身麻醉。

3. 手术方法　①用止血钳扩张包皮口,使包皮向上退缩,如果包皮与龟头粘连,应沿龟头表面小心分离至阴茎冠状沟处;②用两把止血钳分别夹住包皮背面正中两侧,用手术剪沿背侧正中线纵行剪开包皮至距冠状沟 0.5~1cm 处;③再用两把止血钳分别夹住腹侧正中两侧,用手术剪沿腹侧正中线纵行剪开包皮至距冠状沟 1cm 处;④距冠状沟 0.5cm 环形切除多余包皮,但腹侧包皮系带至少应保留 1cm;⑤妥善止血;⑥内外板对齐,用细丝线间断缝合,均匀间隔保留缝线的线尾 6~8 针;⑦取油纱条环绕包扎伤口,但须使龟头口外露,并用预留的线尾打结固定油纱条(图 21-5)。

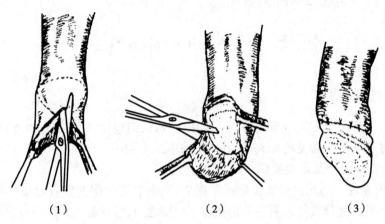

（1） （2） （3）

图 21-5 包皮环切术示意图
(1)背侧切开;(2)包皮环切;(3)内外板缝合

（五）术后处理

1. 术后卧床休息 1~2 天,防止摩擦龟头,最好将阴茎、阴囊托起以减轻水肿。

2. 保持局部清洁干燥,防止尿液浸湿,如被浸湿应及时更换敷料。

3. 术后酌情服用己烯雌酚 3~7 天,以免阴茎勃起致疼痛或出血。

4. 包皮水肿一般在 3~5 天后消退,卧床休息对减轻水肿有重要作用。若切口红肿可用 1/5 000 高锰酸钾溶液浸泡。

5. 术后 6~7 天拆线。水肿明显及切口愈合缓慢者,可延至术后 8~9 天拆线。

二、阴茎延长术

成年男性常态下阴茎长度为 4.5~11cm,勃起状态下长度可达 10.7~16.5cm。如果阴茎勃起时的长度不足 10cm,则称为短小阴茎。

（一）临床表现及诊断要点

1. 临床表现　主要为阴茎短小,但阴茎外观形态大致正常,尿道正常开口于阴茎头部。大部分患者睾丸、阴囊及前列腺发育不全,第二性征发育不明显,部分患者有乳腺增生,严重的小阴茎可出现排尿困难。

2. 诊断要点

(1)阴茎长度比同龄人正常阴茎小 2.5 个标准差以上,但外观形态大致正常,尿道正常开口于阴茎头部。

(2)大多数患者伴有性功能低下。

(3)检查有无睾丸、阴囊发育异常。

(4)检查有无脑发育异常的体征。

(5)性染色体组型和染色质的检查可发现部分小阴茎的发病因素。

(6)可行睾酮、促黄体生成激素、促卵泡激素测定及人绒毛膜促性腺激素刺激试验。

（二）治疗方案及原则

1. 治疗方案

（1）采用药物疗法

（2）可采用阴茎延长术

2. 手术适应证与禁忌证

（1）手术适应证：先天性小阴茎或阴茎短者；两性畸形阴蒂肥大要求转归男性者；外伤所致的阴茎短小或部分缺损者；虽然阴茎海绵体有一定的长度，但仍然影响正常的性生活，不能满足生理需求者。

（2）手术禁忌证：会阴部皮肤有炎症或感染者；尿路感染或全身性疾病尚未治愈者。

（三）术前准备

1. 术前 3 天每天清洗会阴及阴茎，术前 1 天剃除阴毛。

2. 术前切口设计为 M 形切口，并画线标记。

（四）手术方法及步骤

1. 手术切口于阴茎根部做一 M 形切口（图 21-6），切开皮肤和部分浅筋膜后分离出 2~3 条皮下静脉，切断这些静脉不会引起阴茎的血运障碍。

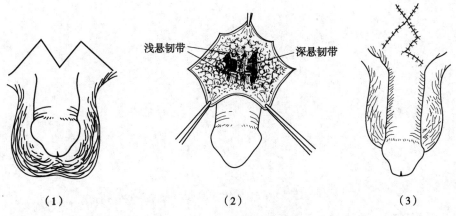

图 21-6 阴茎延长术示意图
（1）切口设计；（2）术中切断阴茎悬韧带；（3）术后

2. 切断阴茎悬韧带 显露阴茎浅悬韧带，分离韧带两侧的疏松结缔组织和浅筋膜，紧靠耻骨联合将浅悬韧带全部切断，再分离至深悬韧带，切断部分深悬韧带。操作中应注意保护阴茎深静脉，若阴茎浅深两组静脉均被切断，因阴茎静脉回流受阻，有可能导致阴茎坏死。

3. 创面修复 耻骨联合下凹陷区，可用周围软组织转移充填并放置引流。将三角形瓣向远端阴茎的方向推进，进行 Y 形缝合，而后将两三角形瓣互相交错缝合成 Z 形。若创面较大，可用阴囊纵隔岛状皮瓣修复或用带蒂的阴股沟皮瓣覆盖创面，皮瓣供区创面直接拉拢缝合。

（五）术后处理

1. 术后 24 小时内应注意观察阴茎的血液循环。

2. 术后用支架支离被盖,以防阴茎受压而影响血液循环;酌情使用抗生素预防感染;保持敷料干燥,防止创面污染。

3. 由于手术中切断了部分阴茎背浅静脉和淋巴管,术后易于出现包皮水肿,可用弹力绷带包扎阴茎或服用七叶皂苷钠片,以减轻阴茎水肿。

4. 根据切口愈合情况决定拆线时间。

（周　羽）

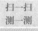

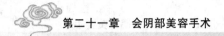 复习思考题

1. 阐述女性外生殖器美容手术的适应证、禁忌证及手术前后处理的要点。
2. 正确描述女性外生殖器美容手术各自的手术方法及步骤。
3. 指出男性外生殖器美容手术的适应证、禁忌证及手术前后处理的要点。
4. 正确描述男性外生殖器美容手术各自的手术方法及步骤。

附录 美容手术相关知识

第一节 无 菌 术

无菌术是临床医学的一个基本操作规范。对外科而言,其意义尤为重要。在人体和周期环境中普遍存在着各种微生物。在手术、穿刺、插管、注射以及换药等过程中,如不采取一系列严格的防范措施,微生物便可通过直接接触、空气或飞沫进入伤口而引起感染。无菌术就是针对微生物及其感染途径所采取的一系列防范措施。无菌术实质上是由灭菌、消毒法和一定的操作规则及管理制度所组成。因此,牢固树立和始终坚持无菌这一黄金规则,不仅为临床诊疗工作提供保障,而且为开展美容外科手术保驾护航。

一、手术人员术前准备

手术人员在进入手术室之前,需要经过一定的准备,方可进行手术。手术前准备通常包括一般准备、洗手、泡手等常规准备,然后才进入手术间,再穿手术衣和戴手套。

(一) 一般准备

手术人员于术前必须剪短指甲并去除甲缝中的污垢,进入手术室应按规定更换手术室专用的清洁衣裤和鞋子,戴好帽子和口罩。帽子应将头发全部遮住,口罩应遮住全部口、鼻。手臂皮肤有伤口或化脓性感染者以及呼吸道感染的人不应参加手术;体力和精神疲惫、情绪不佳者不宜参加手术。

(二) 手臂皮肤消毒

手臂皮肤消毒的范围应包括双手、前臂和肘关节以上 10cm。主要分为机械刷洗和化学药品浸泡或涂擦消毒溶液等两个步骤。机械刷洗是一个重要的步骤,一般通过刷洗的机械作用,即可除掉皮肤上的污垢和附着的细菌。如操作正确,机械刷洗能去除皮肤表面 95% 以上的细菌,而且去除积垢后,可以使化学药品消毒剂更好地发挥作用。近年来,随着化学消毒剂种类的不断增多,国内外各医院所用的洗手方法也有所不同,但基本方法和主要步骤相同。现就介绍几种常用的洗手方法。

1. **肥皂水洗手法** 传统的肥皂水洗手法是先用肥皂和清水洗净双手和前臂,再用软硬适度的无菌毛刷,蘸无菌肥皂液于两手交替刷洗,从指尖开始逐步向上刷洗直至肘上 10cm。刷完后,用流动清水将肥皂沫冲洗干净。冲洗时指尖应朝上,肘部向下,如此反复刷洗 3 遍,共约 10 分钟。刷洗完毕,双手向上,滴尽余水,用无菌小毛巾从手指尖开始至肘部擦干手臂,擦过肘部的小毛巾不可再接触手部;双手保持拱手姿势,手臂不可下垂,也不可触及未消毒物品。然后将手和前臂浸泡在 70%乙醇或 1‰苯扎溴铵溶液内 5 分钟,浸泡范围至肘上 6cm。

2. 灭菌王洗手法　先用清水洗净双手和前臂至肘上 10cm,用无菌毛刷蘸灭菌王溶液 3~5ml,刷手和前臂 3 分钟,流水冲净,用无菌小毛巾擦干,再取含灭菌王的纱布涂擦手和前臂。此法的优点是作用迅速、简便可靠、对皮肤无毒无刺激。

3. 聚维酮碘洗手法　先用肥皂水刷洗双手和前臂至肘上 10cm,共 3 分钟,流水冲净,用无菌小毛巾擦干,再取含聚维酮碘的纱布涂擦手和前臂 1 遍。本法具有简便可靠的特点,故被广泛使用。

紧急情况来不及洗手时,则用 2%碘酒溶液涂擦双手及前臂,再用 70%酒精脱碘即可。

4. 注意事项　在手臂皮肤刷洗及消毒过程中应注意以下几点:①刷手时应稍用力,特别注意甲沟、指蹼、肘后和其他皮肤皱褶处的刷洗;②洗手过程中始终应保持双手指尖向上的拱手姿势,防止污水从肘部流向前臂及手;③肘部以上 10cm 虽经刷洗,但仍应视为不清洁区域,故刷洗后用无菌小毛巾擦干皮肤时,如触及肘部以上应更换;④最好用温水清洗,使毛孔扩张,增加刷洗的效果;⑤严格遵守刷洗、擦洗和浸泡时间,不得随意缩短;⑥洗手后,手和前臂皮肤上定植细菌数量的虽然大大减少,但仍不能视为绝对无菌,在未戴无菌手套以前不能直接接触已灭菌的手术器械或物品。

(三) 穿无菌手术衣和戴无菌手套

1. 穿无菌手术衣　应站在手术间较为空旷的地方,面向手术台。术者接过折叠的手术衣后,提起衣领两侧,轻轻抖开,使手术衣内面对向穿衣人。将手术衣轻掷向上的同时,顺势将双手和前臂伸入衣袖内,并略向前上伸展,由巡回护士帮助向后拉手术衣,将衣袖穿好,然后穿衣者交叉双手将手术衣腰带交给身后巡回护士系好。在此全过程中,要注意,不让手术衣触及地面或周围的人或物,一旦不慎接触应更换。穿好手术衣后的脐以上、颈以下、两腋之前及两臂的范围应视为无菌区,该范围以外为有菌区。

2. 戴无菌手套　手术人员的手在未戴手套之前,只允许接触手套袖口向外折叠的部分,不能接触手套的外面。通常分为戴干手套法和戴湿手套法,但以前者最为常用,现将两种方法分别介绍如下。

(1)戴干手套法:手术者穿好手术衣后,选择合适大小的无菌手套,用左手自手套袋内捏住两只手套的翻折部,将右手伸入手套内,戴好。再用已戴好手套的右手 2、3、4、5 指插入另一只手套的翻折部内提起,然后迅速将左手伸入手套内,并将手套翻折部翻回盖住手术衣袖口。注意在戴手套的过程中,手部皮肤不能触及手套翻折部以外的地方,已戴好手套的手不能接触另一手的皮肤。

(2)戴湿手套法:戴湿手套时应先戴好手套,然后再穿手术衣。自浸泡手套消毒液的容器中提起两手套的翻折部,依上法先戴右手手套,再戴好左手手套。戴好手套后将手腕举起,并握拳挤出手套内残余的消毒液,使消毒液沿腕部、前臂至肘部流出,然后再穿手术衣,此后将手套的翻折部展开,套在手术衣的袖口上。目前临床上均使用一次性无菌手套,故而戴湿手套法基本废弃不用。

3. 注意事项　①手术衣和手套穿戴完毕后,如手术尚未开始,在等待过程中,手术者应将双手保持拱手姿势或互握于胸前,不可随意乱放或触摸其他物品。②因为手套直接接触切口,应特别注意手套上是否有小破口或微孔。③连台手术时,如果第一台手术系无菌手术,可在解开手术衣后面的系带后,手术者用戴手套的手将胸前手术衣扯向前,脱去手术衣,然后用戴手套的右手触及左手手套的外面将其脱去,然后再用裸露的左手伸向右手手套的内面将其脱掉。注意脱手套时皮肤不能与手套外面接触。双手及前臂用消毒液涂擦或浸泡,方法和时间同第一次手术,然后再重新穿手术衣和戴无菌手套,不需再刷手。如果第一台手术系感染或严重污染的手术,手术者必须重新刷洗、浸泡或涂擦双手。

二、手术区域皮肤的准备

（一）消毒

1. 受术者术前应洗澡或擦澡、更衣,剃除手术区及其周围毛发。剃毛时间以接近手术为好,剃毛时切勿损伤皮肤。清除脐和会阴等处的积垢。

2. 手术区皮肤消毒由助手在洗手后尚未穿戴手术衣和手套之前进行。以卵圆钳夹持用2.5%～5%聚维酮碘浸泡的纱布或棉球涂擦手术区,一般以拟定切口为中心,向周围涂擦;如果是会阴部或感染病灶部位的手术,则由四周向中心涂擦,最后消毒会阴部或感染灶。消毒用过的纱布或棉球,均不允许再返回涂擦。

3. 消毒范围应包括手术切口周围15cm。如手术时有延长切口的可能,则应适当扩大消毒范围。消毒腹部皮肤时,应先将消毒溶液滴入脐部,待皮肤涂擦完后,再将脐部消毒溶液擦净（手术区域皮肤消毒的范围和面积见本书第六章第二节"手术中无菌原则"）。

（二）无菌巾、单的铺盖

1. 铺手术巾的目的是为了遮盖预定手术切口以外的区域,防止对手术切口的污染。小手术时,铺一块小洞巾即可。较大手术需先铺4块无菌巾,然后铺中单、大单。4块无菌巾的铺置一般由第一助手在手术区皮肤消毒之后,未穿手术衣和戴手套之前进行,由已穿戴好手术衣和手套的器械护士递给助手铺盖,铺好该4块无菌巾后可用布巾钳固定。无菌巾要双叠或近切口处双叠,铺盖次序依手术部位而异。

2. 腹部手术时铺手术巾的一般次序是:先下后上,先对侧、后本侧。在铺巾前,应先确定切口部位,一经放下,就不要移动。如需移动,只能由内向外,不许由外向内移动。如果未按此规程铺放,则视为消毒巾已被污染,应更换、重铺。第一层铺完,助手应将双手和前臂再次消毒,然后穿手术衣及戴手套。

3. 铺中单及人单应由已穿戴好手术衣、手套的手术人员进行。铺单时要将洞孔对准预定的手术切口部,然后展开,使上端遮盖受术者的头部和麻醉架,下端盖过足部。两侧垂悬至床沿30cm以下,层数不应少于4层。

4. 颌面部手术时无菌巾、单的铺盖方法　当皮肤消毒后,先行无菌巾包头,将2块无菌巾错位重叠,注意避免上层无菌巾的四周超过下层无菌巾而被污染,用拇、示、中三指分别夹住上、下2块无菌巾的上角,再由他人抬起受术者的头部,操作者放松中指,使下层无菌巾平铺在手术台上,拇、示指捏紧上层无菌巾两侧,随即包扎头部,再用无菌钳固定,然后再用3～4块无菌巾铺盖手术区周围皮肤。

5. 无菌巾、单具有透水性,可透过细菌,铺单后切口并未与周围皮肤严密隔离,而且无菌巾、单反复使用巾钳固定,使手术巾有许多小孔,增加了切口污染的机会,因此,现今已用塑料薄膜粘贴固定无菌巾并保护切口。

第二节　常用手术器械及其应用

一、手术刀及其使用

（一）手术刀

手术刀由刀柄和刀片组成,刀柄和刀片有多种型号,可根据不同需要选择。刀片按形状不同可分为圆刃、尖刃、弯刃等,其中圆刃刀片按其大小又可分为大刀片、中刀片和小刀片。小型刀片较为灵活、精确,常用于美容外科及小儿外科等精细手术。异型刀片为特殊用途而设计,钩状刀片用于切开鼓膜以引流中耳感染,刺刀状刀片用于反挑切开脓肿及精细解剖分离。与不同类型的刀片配合使用不同的刀柄,4号刀柄用于安装较大刀片,3号刀柄用于安装小型刀片。更换刀片时,左手握持刀柄,右手用持针器夹住刀片近侧端,轻轻撬起并向前推送,使刀片与刀柄脱离。安装新刀片与此相反,先将刀柄尖端两侧线槽与刀片中孔狭窄部分衔接,向后拉动刀片,使套孔与套钮吻合。安装或取下刀片时不能徒手进行,以免损伤操作者本人。

（二）使用方法

手术刀主要用于切割组织,有时也可用刀柄尾端作为钝性分离组织的工具。用于组织切割的正确执刀方法有4种:

1. 执弓式　用右手拇指与中指、环指捏住刀柄,示指放于刀片背缘,用刀片圆突部分做组织切开。此法动作幅度大而灵活,切开平稳有力,适用于做较长切口的皮肤切开,特别适用于胸腹部、四肢手术切口。

2. 执笔式　执刀方法与执笔姿势相同,动作轻巧精细,用刀片尖部切割,常用于短小切口,如面部皮肤的切开,还常用于或解剖血管、神经等重要组织。

3. 握持式　全手握持刀柄,拇指与示指相扣紧捏刀柄刻痕处,因用力较大而常用于大块组织的切割,如截肢等手术常用此法。

4. 反挑式　其持刀方法与执笔式相似,不同之处在于刀刃向上,切割时刀尖端先刺入组织,然后向上反跳。一般用于管道器官,如胆管、肠管的切开,也可用于浅表脓肿切开引流,可避免损伤深层组织。

二、手术剪及其使用

常用的手术剪有两种类型:①组织剪,又名解剖剪,其刃部有直、弯两种类型,组织剪除用来剪开组织外,有时也用于分离组织,扩大组织间隙,直组织剪多用于剪开表浅组织,弯组织剪常用于剪开切口内深部组织,便于直接观察和操作;②线剪,又可分为剪线剪、拆线剪,前者用于剪断缝线、引流物、敷料等,后者用于拆线。

三、手术镊及其使用

手术镊用于夹持或提拉组织,以便于剥离、剪开或缝合。手术镊有不同的长度,按镊的尖端形状可分为有齿镊及无齿镊。①有齿镊,又称外科镊,镊子尖端内侧面上有数个齿,可以互相咬合,齿又分粗齿和细齿,粗齿用于夹持较硬的组织,如皮肤、皮下组织、筋膜等,细齿用于精细手术,如肌腱缝合、美容手术等,有齿镊不能用于夹持空腔脏器或血管、神经等纤弱组织器官,以免造成损伤;②无齿镊,又称解剖镊或平镊,对组织损伤轻,多用于夹持血管、神经及美容外科等手术;③执镊方法,执镊时用拇指与示、中三指捏住镊子的中部,在手术过程中常用左手持镊夹住组织,右手持手术刀或手术剪进行解剖,或用持针器进行缝合。

四、血管钳及其使用

(一) 血管钳

血管钳又名止血钳,根据形状分为直、弯、直角、弧形血管钳。血管钳前端分为有齿、无齿。按其型号又分为大、中、小及蚊式血管钳等类型。浅部操作多用直钳,深部操作常用弯钳。用于血管手术的血管钳,齿槽的齿细而浅,对血管壁、血管内膜的损伤较轻,称之为无损伤血管钳。

(二) 使用方法

使用血管钳时,用拇指及环指套入柄环内,食指固定血管钳,捏紧并使齿相扣。当弯血管钳用于一般止血时,其尖端应朝下,如用于缝扎或结扎止血时,应注意使其尖端朝上,以便于松钳结扎或缝扎。放松血管钳时,用拇指及环指套入柄环内,捏紧使齿分开,再将拇指内旋后外展即可松开。血管钳对组织有压榨作用则不宜用于钳夹皮肤、脏器及脆弱的组织。

五、鼠齿钳及其使用

鼠齿钳又称组织钳或 Allis 钳,用以夹持皮瓣、筋膜或即将被切除的组织器官,也可用于夹持纱布垫或皮下组织的固定。牵拉皮肤时,要钳夹在紧贴皮肤的皮下组织上,以免造成皮肤坏死。鼠齿钳不能用以夹持或牵拉内脏、血管等脆弱组织。组织钳的使用方法同血管钳。

六、肠钳及其使用

肠钳用于肠吻合时夹持肠襻,以阻断肠内容物污染手术野,便于手术操作。肠钳富有弹性,对组织损伤小,其内侧面上有纵向平行齿槽,可防肠襻滑脱,使用时应在两侧的钳叶套上软胶管,其柄环也只能对合 1~2 扣,否则会造成肠壁损伤。

七、持针器与缝合针的使用

(一) 持针器

持针器又名持针钳或针持。用于夹持缝针进行缝合,有时也可用于持械打结。持针器前端较宽,其相对内面上有刻痕,以增加执针的稳定性。持针器有大小不同规格,通常根据手术部位深浅、缝针大小不同而恰当选用。

持针器的使用方法有 3 种,可根据各人的习惯选择,也可将三种方法交替使用。①掌握法:即手掌把握持针器之后半,拇指置于柄环上方,示指放在近钳轴处,余三指压柄环于掌中,用此种握持法进行缝合时穿透组织准确有力,操作方便。②指套法:此法与执剪刀法相同,拇指及环指分别置于钳环内,用于缝合纤细组织或在手术野狭窄的腔穴内进行缝合,使用时省力,松钳方便。③掌拇法:即示指压住钳的前半部,拇指及其余三指压住一柄环固定于掌中,此法关闭、松开自如,进针稳妥。值得注意的是,当持针器夹持弯针进行缝合时,针尖刺入组织后应循针的弯度旋转腕部将针送入,拔针时也应循弯弧将针拔出,以防断针,并可减轻组织损伤。

（二）缝合针

缝合针又称缝针,分为弯针和直针。其中弯针需用持针器夹持。缝针断面为圆形的是圆针,用于缝合软组织;断面为三棱形的是三角针,只用于缝合皮肤。无创伤缝合针其尾部衔夹有细丝线,其针的尖端为三角形,即针与线连为一体,多用于血管、神经的缝合或美容手术,对组织损伤极小。使用时,首先应根据不同组织选择适当缝合针,并根据缝合针规格大小,选择适当的持针器,否则持针器过大,容易断针;持针器过小,则极易毁损持针器。

八、布巾钳与卵圆钳的使用

布巾钳简称巾钳,其结构与血管钳相似,只不过布巾钳前端有两个半环形尖钩,常用以固定切口周围手术巾,有时也可用于固定牵拉坚韧组织。

卵圆钳长约 25cm,弹性较好,关节几乎位于中间部位,其顶端呈卵圆形,故名为卵圆钳。使用的方法与血管钳相似。卵圆钳分为有齿纹和无齿纹两种。无齿纹的多用于夹持肠管、阑尾、网膜等组织,但夹持时无需关闭钳扣;有齿纹者多用于夹持纱布或其他物品。

九、刮匙与探子的使用

刮匙根据其形状不同,可分为直、弯两种,每一种又有大小、锐性和钝性之分。刮匙多用以刮除伤口肉芽及坏死组织,瘘管、窦道以及死骨等搔刮。

探子又称为探针或探条,根据用途不同,可有多种形状,大体可分为普通探子、特殊探子和有槽探针三大类,普通型又有直形、弯形平头和圆头之分。探针多用以探查瘘管、窦道等,借以引导做窦道及瘘管的切开或切除术。

十、牵开器

牵开器又名拉钩,可有不同形状和大小不同的规格。拉钩主要用于牵开手术切口和组织器官,以便手术野的显露。常用的拉钩有以下两种:①握式牵开器:顶端有扁平形、鞍形及靶形等。顶端扁平或鞍状者,用于牵拉各种组织;牵拉肌肉或瘢痕组织时,常需用靶状牵开器以防滑脱。使用牵开器时多采取手掌向上的握式,可以防止疲劳而又能维持较长时间。②制动牵开器:又称固定牵开器或自动拉钩。牵开力靠机械作用的支撑来维持,无需人力握持。使用牵开器时应忌用暴力,并在牵开器顶叶与牵开组织间衬垫湿纱布,以保护组织或器官,并防止牵开器滑脱。

第三节　手术操作基本技术

一、切开

（一）手术切口的选择原则

1. 有利于手术野的充分显露,便于手术操作。原则上,切口应尽量邻近病变部位,切开后能从最短距离和最佳视野显露病变。切口一般不宜过小,以免手术中牵拉造成过多组织损伤,以及在出现意外情况时不利于紧急处理,一般来说,切口的大小以能够满足病变的显露和手术操作为好。切口方向应便于扩大延长,以适应手术操作的实际需要。

2. 切口应尽量符合局部解剖和生理特点,既要有利于伤口愈合,又要最大限度满足术后功能和外形的恢复。关节的切口,要考虑术后形成瘢痕对关节活动的影响,切开至关节平面时应尽量与关节平行。在肢体重力支点上,如足跟、截肢的残端等处,不应遗留切口瘢痕。颜面、颈部和手部的切口应与皮纹线或皱纹线一致,也可根据手术需要顺轮廓线切开。

3. 切口应尽量减少对组织的创伤,缩短切开和缝合时间,减少术后的炎症反应和瘢痕形成。

（二）组织切开的方法及要求

1. 一般情况下,皮肤切开用手术刀,皮下、深层组织和器官可用高频电流（电刀）或激光刀、氩气刀。手术刀对组织的损伤性较小,电刀等在切割组织的同时有凝固止血的作用。

2. 确定切口的部位、形态和长度后,小切口由术者用拇指及示指在切口两旁固定,较大切口应由术者与助手用手在切口两旁或上下将皮肤固定,然后再做切开。皮肤松弛的部位的美容手术,为保持切口边缘皮肤的平整,此时可先用局麻药注射至皮肤呈肿胀状态,再行皮肤切开。

3. 切开时手术刀刃面应与皮肤垂直,用力均匀,一次切开皮肤至皮下脂肪。应避免多次切割,造成切口参差不齐,影响愈合。还应注意避免切入过深,而损伤深部组织,到达深层组织时要逐层切开,防止对血管、神经、内脏的副损伤。

二、分离

也可称为解剖或游离,此为显露和切除组织的重要操作步骤。可以说,任何手术均应讲究层次清晰,只有解剖层次清晰,才能保证手术安全进行,并使手术损伤降低到最小程度。同时选择正确的分离方法,具备娴熟的操作技巧也十分重要。分离方法有锐性分离和钝性分离两种,实际上在手术操作中通常是将两种方法综合运用。锐性分离是利用刀刃和剪刀刃的切割作用,将致密的组织切开,其切缘整齐,而组织损伤小。钝性分离使用血管钳、刀柄、组织剪的外侧缘、手指或剥离子等进行组织的分离,此法能分开比较疏松的组织,并可避免损伤重要的血管、神经等。分离时应充分利用解剖层次,通常在组织间隙或疏松结缔组织层内进行。

三、止血

（一）术中止血意义

众所周知,任何手术皆需止血。手术过程中由于组织的切开、剥离,以及组织或器官的切除均有不同程度的出血。因此,手术中的止血技术是一项重要而基本的操作。外科医生技术操作的功底如何,很大程度反映在术中控制出血的能力上。完善而彻底的止血,不仅可以防止严重失血,保证手术安全进行,还有利于手术野的显露,减少术后感染和促进伤口愈合。

（二）常用止血方法

1. 压迫止血　是手术中常用的止血法,原理是用一定的压力使血管裂口缩小或闭合,此时血小板、纤维蛋白、红细胞迅速形成血栓,使出血停止。压迫止血用于小的出血点和伤口渗血,广泛渗血还可以应用热盐水纱布或肾上腺素盐水纱布压迫止血。

2. 结扎止血　分单纯结扎止血和缝合结扎止血两种方法。单纯结扎止血是先用血管钳尖端准确钳夹出血点,助手将血管钳轻轻提起直立,术者用结扎线绕过血管钳,助手将血管钳放平并略偏向一侧,显露出钳端,术者在钳端的深面打结。在打第一结的同时,助手慢慢放开血管钳,扎紧第一结后,再打第二结。打结时应避免突然用力或过度向上提而将缝线拉断或将组织撕脱。缝合结扎止血主要是为了避免结扎线脱落,或单纯结扎有困难时使用。术者将血管钳放平后轻轻提起,在血管钳的深面做"8"字缝合结扎组织并拉紧缝线,助手徐徐松开血管钳后打结。对于意外的较大出血,应先用干纱布或手指暂时制止出血,用吸引器清除局部的血液,待看清出血的部位和性质后,酌情用普通血管钳或无损伤血管钳夹住,再做单纯结扎或缝合结扎止血。

3. 填充止血　采用各种止血方法无效时,可用纱布填塞法,系用纱布或纱布垫将出血处填塞压迫止血。填塞物一般于术后 3~5 天逐步松动后取出,过早取出可能再度出血,过晚取出则可能引起感染。

4. 其他止血法　包括止血剂止血法,如明胶海绵止血,或是在创面局部直接喷洒猪源纤维蛋白和凝血酶等黏合剂,也可取得迅速而可靠的止血效果;止血带止血法,如四肢手术可事先用止血带缚扎其近心端,以减少术中出血和保持术野清晰;有条件也可采用电凝、激光和超声刀止血。

四、结扎

结扎是手术操作中最常用的基本技术之一,止血、组织缝合都需要进行结扎。如果结扎不正确,可使结扎线松脱,引起出血和缝合组织的裂开;结扎操作不熟练,将会延长手术的时间。因此,每位外科医生必须做到结扎牢固可靠,动作熟练敏捷。

（一）结扎种类

常用的结扎方法有方结、三重结和外科结。

1. 方结　又称平结,是手术时最常用的一种。特点是第二个结与第一个结的方向相反,不易滑脱。常用于较小血管和各种缝合时的结扎。

2. 三重结　是在方结的基础上再加一个结,第三个结与第二个结的方向相反,比较牢固,又称加强结。常用于有张力的缝合、大血管或肠线的结扎。

3. 外科结　打第一个结时绕两次,在打第二个结时不易滑脱和松动,比较牢固可靠。临床上多用于大血管或有张力缝合后的结扎。

（二）打结方法

常用的有单手打结法、双手打结法、持钳打结法三种。

1. 单手打结法　适用于大多数手术的结扎。一般用左手捏住缝线的一端,右手捏住该线的另一端,双手相互配合操作打结。

2. 双手打结法　除可用于一般结扎外,对深部或组织张力大的缝合结扎比较方便可靠。

3. 持钳打结法　使用持针器或血管钳打结,方便易行。一般是左手捏住缝合针线的一端,右手用持针器打结。用于线头较短或用手打结有困难,以及节省缝线或深部打结,缺点是缝合张力大的切口不易打紧。

（三）剪线方法

剪线时在不引起线结松动的原则下,残留的线头越短越好,以减少组织内的异物反应。结扎完毕后,将双线并拢提起,助手微微张开线剪,顺线尾向下滑到线结的上缘后略向上偏,将线剪断。一般结扎体内组织时所留线头为 1~2mm 左右,对较大血管的结扎可适当加长,肠线和尼龙线留 3~4mm。

五、缝合

缝合是指将已切开或断裂的组织对合靠拢,并用缝线贯穿结扎,使其在良好对合的基础上顺利愈合的外科基本操作技术之一。不同组织、不同部位、不同器官具有不同是缝合方式和方法,正确的缝合方式,良好的缝合技能,能使创伤或组织顺利愈合,否则可导致组织愈合不良,甚至手术失败。除此之外,要想达到理想而满意的缝合效果,还要注意选择适当的器械以及缝针、缝线。当今,各种缝合器、吻合器层出不穷,并不断涌入临床,但这些绝对不能取代最基本的缝合技能。

(一)缝线的种类

缝线分不吸收性和可吸收性两种,丝线、棉线、金属丝等属于不吸收性缝线,肠线以及聚乳酸和聚羟基乙酸等缝线属于可吸收性缝线。

1. 丝线 丝线为目前最常用的缝合、结扎线,其优点组织反应较小和维持张力的强度较久;质软不滑、便于打结,不易滑脱;价廉。缺点是较长时间存在于组织内,不适用于感染和明显污染创口的结扎或缝合。

2. 肠线 肠线属于可吸收性缝合、结扎线,取自羊或牛的小肠黏膜制成,成分为胶原纤维。有普通肠线和铬制肠线两种。普通肠线在组织内约 72 小时即失去作用,7 天左右开始被吸收。铬制肠线的胶原纤维黏合较紧密,在组织内能保持作用 5 天以上,14~21 天逐渐被吸收。肠线主要用于内脏如胃、肠、膀胱、输尿管及胆道等黏膜层的缝合。在感染的创口中使用肠线,可减少由于其他不吸收缝线所造成的难以愈合的窦道。

3. 金属丝 金属丝由合金制成,其张力强度超过其他各种缝线,常用于骨骼固定、筋膜或肌腱缝合、皮肤减张缝合等。减张缝合时应垫以橡皮或乳胶管,防止钢丝割入皮肤。特点是组织反应轻,可在组织内长期存在。缺点是不易打结,并有割断或嵌入软组织的可能,且价格较贵。

4. 合成纤维缝线 合成纤维缝线分不吸收性和可吸收性两种,目前应用较为广泛,如尼龙、锦纶、涤纶、普罗纶、PDS 等,与丝线相比合成纤维缝线的优点包括:①可以制成有相当强度、直径很小的细线,既适合于一般外科又适用于显微外科;②表面光滑,对组织损伤甚小,还可以制成无损伤缝线;③对伤口影响很小。缺点主要是质地稍硬而滑,打结易于自行松脱,故结扎时需增加打结数。

(二)缝合程序

无论进行哪一种缝合,都离不开进针→出针→结扎等步骤。现以间断缝合为例介绍缝合的基本程序。

1. 进针 操作者用左手执镊,提起组织边缘,右手执已夹住针线的持针器,缝合时用腕部及前臂的外旋力量转动持针器,使针进入,注意进针时,针体前部与被缝合组织呈垂直方向,沿针体弧度继续推进,针穿出组织少许。

2. 出针 针体的前半部穿过被缝合组织后,即可用手术镊夹住针体向外缘针体弧度拔针,同时持针器夹住针体后半部进一步前推,协助拔针。也可于针前半部穿透组织后,由助手用血管钳协助将缝针拔出;还可由操作者将已穿透组织的针体后半部分松开,然后用持针器夹住已经穿透组织的前半部,将针拔出。

3. 结扎 将针线拔出后,使组织创缘对合,随即进行打结。

（三）缝合方法

缝合方法有多种,根据缝合后切口边缘的形态可以分为以下几种。

1. 单纯缝合法　缝合后使切口边缘对合整齐。单纯缝合又可分为:①间断缝合法,为最常用的缝合方法;②连续缝合法;③"8"字缝合法,即贯穿缝扎;④锁边缝合法,又称毯边缝合法,常用于胃肠吻合时后壁全层缝合,或整张游离植皮的边缘固定缝合等。

2. 外翻缝合法　缝合后使切口外翻,内面光滑。常用于血管吻合、腹膜缝合、减张缝合等。外翻缝合法包括以下几种:①间断水平褥式外翻缝合法:常用于血管吻合或减张缝合;②间断垂直褥式外翻缝合法:常用于松弛的皮肤缝合;③连续外翻缝合法:多用于缝合腹膜或吻合血管。

3. 内翻缝合法　即缝合后,切口内翻,外表面光滑。常用于胃肠道缝合。内翻缝合法包括以下几种:①垂直式内翻缝合法:分间断和连续缝合两种,间断内翻缝合多用于胃肠吻合时缝合浆肌层;②间断水平褥式内翻缝合法:用于缝合浆肌层或修补胃肠道小穿孔;③连续水平褥式内翻缝合法:多用于缝合浆肌层;④连续全层水平褥式内翻缝合法:多用于胃肠吻合时的全层缝合;⑤荷包口内翻缝合法:用于埋藏阑尾残端,缝合小的肠穿孔,或用于固定胃、肠、胆囊、膀胱造口等放置的引流管。

（四）缝合要点及注意事项

1. 选择适当的缝线　无论使用何种缝线(可吸收或不可吸收的),对于人体来说都是异物,所以应尽可能地选择好适宜的缝线并减少缝线的用量。因此所选用的缝线的拉力能胜过组织的张力即可。

2. 缝合方法得当　不同的组织、不同的器官,应根据具体情况选择得当的缝合方法。因此,选择正确的缝合方法是做好缝合的基本保障。

3. 操作正确　注意进针、出针、缝线的走行、缝合的深浅以及缝合的外翻或内翻等操作技巧,规范地缝合不同的组织和器官。

4. 组织对合良好　良好的组织分层对合是达到最佳愈合的基本条件,只有这样才能达到愈合后表面平整,粘连最轻,瘢痕最少的效果。

5. 针距和边距恰当　不同的手术及其不同的创口,缝合的针距和边距均不相同,故在实际操作中应根据具体情况决定缝合的边距和针距,并做到均匀一致,缝合过稀、过密均不利于组织愈合。

6. 结扎张力适当　结扎时以将创缘对拢为宜,过浅或过松都将留下死腔,易出现伤口积血、积液,增加伤口感染或裂开的机会;过深或过紧则易于将缝合的组织切割,或使绑扎的组织缺血坏死,严重影响创口愈合。

第四节　清创缝合术

临床上将污染的伤口经过手术处理,使其转变成或接近清洁伤口,然后予以缝合的方法,称为清创缝合术。

一、清创目的

将污染的伤口在经过清洗、切除失活组织、除去伤口内异物、妥善止血等处理措施之后变为清洁伤口,缝合后争取达到一期愈合。

二、适应证

适用于所有开放性损伤,除个别浅而小的擦伤、弹片伤、刺伤、切割伤外,均需进行清创缝合术。清创的时限应力争在伤后 8 小时内进行,血运丰富的部位(如头面部)的伤口,如沾染少、失活组织不多,清创缝合的时限可延迟至伤后 12 小时或 24 小时之内进行。

三、术前准备

要求在短时间内做好妥善的术前准备,其主要包括:①充分了解伤情,判断伤口局部有无神经、血管、肌腱和骨骼的损伤;②防治休克,通常待休克控制,全身情况稳定后再行清创;③有活动性大出血者,应先控制出血,然后再行清创;④酌情进行必要的实验室检查和其他检查。

四、麻醉和体位

可根据伤情、伤口的部位、大小、形状以及伤者的全身情况选择适当的麻醉方法。根据伤口的部位选择适宜的体位。

五、操作方法及步骤

清创的具体方法取决于创伤的部位和程度,但其主要的步骤和方法如下所述。

(一) 清洁皮肤

伤口内暂时填以无菌纱布,剃去伤口周围毛发,除去伤口周围的泥沙、草叶、纸片、污垢和油腻等异物,这样可大大减少伤口局部的细菌数量,此为清创缝合术必不可少的步骤。可用软毛刷蘸洗涤剂轻轻刷洗伤口周围,然后用清水冲洗。油垢不易除去时,可用汽油进行擦洗。刷洗时勿让清水流入伤口内,其范围距伤口应超过 30cm,反复刷洗 2~3 遍后,再用无菌纱布擦拭干净。

(二) 冲洗伤口

洗净伤口周围皮肤后,揭去伤口纱布,然后用大量等渗盐水冲洗创口内部,并用镊子或止血钳夹持棉球或纱布轻轻擦拭创面,除去伤口内异物、血块等,然后用干纱布将伤口周围皮肤擦拭干净。可按等渗盐水→双氧水→等渗盐水的顺序连续冲洗 3 遍。

(三) 消毒和铺巾

伤口冲洗后,可用传统的消毒方法进行消毒,也可用 2.5%~5% 碘伏消毒伤口周围皮肤,消毒范围应超出伤口边缘 20cm 以上。消毒完毕后,术区铺无菌治疗巾。

(四) 清理伤口

仔细探查伤口,清除血凝块、异物、组织碎片;切除明显挫伤的皮肤创缘,或皮下组织,头面部和手部皮肤除确有坏死者外,应尽量保留具有活力的组织;必要时可扩大创口,充分暴露创腔深部,以便处理深部创伤组织。彻底切除失活组织,包括坏死肌肉,挫损沾染过重的肌腱,沾染的血管外膜、神经鞘膜、关节囊壁;咬除明显沾染的骨折断端和摘除无骨膜的游离碎骨片等。充分止血并用等渗盐水反复冲洗。清理伤口直至创面清洁、新鲜为止。切口内彻底止血。最后再次用等渗盐水和双氧水反复冲洗伤口。皮肤重新消毒铺巾,术者更换手套和器械,然后根据各组织特点进行修复。

(五) 缝合伤口

按组织解剖层次一期缝合创缘,如仍有少量渗血、渗液,可置放橡皮片、软胶管引流;如伤口污染严重或已超过 8~12 小时而清创后仍有感染的可能者,可在清创、止血的基础上仅缝合深层组织,并在创口内置放引流物,观察 3~5 天后如伤口无感染,再将伤口缝合(延期缝合)。对于皮肤少量缺损,而缝合张力较大时,可在切口的一侧或双侧做减张缝合。如皮肤缺损较多,则可采用皮片或皮瓣移植来修复。

六、术后处理

(一)伤肢制动抬高

伤肢适当固定和抬高,保持良好的血液循环,有利于伤口愈合。特别是大量软组织损伤、骨折和血管修复后,更应注意伤肢的血液循环。

(二)观察伤口情况

严密观察伤口渗液和引流的情况,引流物一般在术后 24~48 小时拔出,如有感染或出血,应立即拆除缝线,并给以相应处理。

(三)抗感染及对症处理

酌情给予抗生素预防或控制感染,使用破伤风抗毒素预防破伤风发生,同时予以对症治疗。

七、注意事项

清创的要点及注意事项主要包括:①创伤清创术应尽早进行,越早效果越好;②严格执行无菌操作规则,创口应认真清洗和消毒;③在清理伤口时,必须考虑组织失活情况的判断和考虑形态及功能的恢复,尽可能地保留和修复重要的神经、血管、肌腱,较大游离骨片应清洗后放回原位;④除大出血外,不应在缚止血带的情况下进行清创,并应彻底止血,以免形成伤口血肿;⑤缝合时注意组织层次对合,勿留死腔,避免张力过大。

第五节　伤口换药术

伤口换药,又称之为伤口更换敷料。伤口换药技术是临床医生,尤其是外科医生必备的基本操作技能之一。换药技术的好坏直接关系到伤口能否顺利而健康地愈合,从换药的过程中更能反映出操作者的基本素质和执业态度,因此,一个真正训练有素的外科医生都非常重视换药这一基本技术操作。

一、换药目的和适应证

(一)换药目的

一般说来,伤口换药的主要目的包括以下五个方面。

1. 了解和观察伤口愈合的情况,以便酌情给予相应的治疗和处理。判断伤口的情况,观察伤口有无出血、红肿、液化等情况。

2. 清洁伤口,去除伤口内异物、坏死组织、渗血、渗液,进行必要的引流,以减少细菌的繁殖和分泌物对局部组织的刺激。

3. 伤口局部外用药,促使炎症局限,或加速伤口肉芽组织生长及上皮组织扩张,促进伤口尽早愈合。

4. 包扎固定患部,保护切口,避免再损伤和感染,促进伤口的愈合。

5. 保持局部温度适宜,促进局部血液循环,改善局部环境,为伤口愈合创造条件。

(二)换药的适应证

1. 术后 3~4 天检查伤口愈合情况,观察伤口有无感染。

2. 手术后伤口有出血、渗血或渗液的可能,或外层敷料已被血液或渗液浸湿者。

3. 位于肢体的伤口包扎后,出现患肢水肿、胀痛、皮肤颜色青紫,局部有受压情况者。

4. 伤口内安放的引流物需要松动、部分拔出或全部拔出者。

5. 伤口化脓感染者,需要定时清除坏死组织、脓液和异物者。

6. 伤口局部敷料松脱、移位、错位或包扎固定失去应有的作用者。

7. 外科缝合伤口已经愈合,需要拆除缝线者。

8. 手术前创面准备,需要对其局部进行清洁、湿敷者需要定时局部外用药物治疗者。

9. 各种瘘管漏出液过多而需要处理,或是大小便与其他分泌物污染、浸湿伤口敷料者。

（三）换药前准备

换药操作之前,医务人员应常规做好以下准备。尽管换药是一项相对简单的操作,但是也应做好必要的准备,才能顺利完成换药操作。

1. 衣帽整洁　无论任何时候、任何季节,换药前均应着装整洁,穿好工作服,佩戴工作帽。

2. 戴口罩　佩戴口罩,并需要将口鼻严密遮盖,以免说话时飞沫飞溅污染伤口。

3. 穿工作服　穿工作服的目的是防止脓血、药物等污染工作人员衣服,但不要求所穿工作服无菌。

4. 清洁双手　首先修剪指甲,用肥皂水清洗双手,如果将双手用消毒液浸泡或涂擦更好。对特殊伤口或感染较重的伤口有必要戴手套进行换药操作。

5. 伤员的准备　换药前对需要换药的伤员也应同时做好准备。①换药前谈话——解释换药的目的,消除紧张情绪,有利于在换药过程中密切配合;②体位——按照伤口的部位,采用不同的体位,既要使伤口暴露充分,又要安全、舒适,便于医务人员操作,同时要注意文明、保暖以及隐私的保护。

6. 换药地点　可根据患者一般情况、切口的部位和种类,酌情决定在病床旁或换药室进行换药。

7. 换药的物品准备　一般根据换药的实际需要准备好相应的物品。通常需准备换药碗2个,镊子2把,纱布、棉球、引流条、剪刀,适量消毒液、等渗盐水和过氧化氢溶液,以及弯盘(盛换下来的脏敷料)等。现在已有一次性换药包,打开即用。对较深的伤口,需另准备探针和刮匙。敷料应根据伤口的情况进行准备,避免浪费。换下的敷料,应立即丢入敷料桶,特殊感染伤口的敷料需要特殊处理。

（四）换药的步骤和方法

1. 换药顺序　换药时,必须严格遵守无菌原则,避免交叉感染。依伤口感染的性质和程度,确定换药的先后次序,即先换无菌伤口,再换普通有菌伤口,感染严重的伤口后换。对破伤风、气性坏疽、铜绿假单胞菌等特殊感染伤口,应放到最后单独处理。

2. 敷料的解除　揭胶布由外向里,动作要轻柔;手取外层敷料,钳取内层敷料;敷料与创面粘连时,应湿敷后再揭开敷料。

3. 引流物的处理　用作预防性引流的橡皮条,一般于24~48小时拔出;用作深部引流的烟卷引流或乳胶管引流,可于术后1~7天拔出;烟卷引流条或乳胶管引流须妥善固定,以防掉入伤口内或体腔内。作为止血填塞的凡士林纱条,应于术后3~5天开始,逐渐逐段轻轻取出。

4. 各种伤口的换药方法

（1）缝合伤口的换药方法:此为各类伤口换药中最基本的一种。揭开的敷料上如有脓性渗液,说明伤口有感染存在,此时可在红肿、压痛明显处穿刺,如抽出脓液,应及早拆出感染处缝线,敞开伤口,彻底清除伤口内的缝线和坏死组织予以引流,并按感染伤口换药处理。对术后切口的缝线处出现的红晕或小脓点,则为缝线反应,也应将反应处最明显的缝线拆除。

(2)深部感染伤口的换药方法:①采用引流条充分引流,对脓液较多者,须注意伤口是否引流不畅或有死腔、异物及窦道存在,必要时应扩大引流;②通常使用的引流物有橡皮片、凡士林纱布、烟卷引流条及乳胶引流管等,安放引流物时应注意深浅、松紧适度;③对窦道形成或经久不愈的伤口,除扩大伤口充分引流外,还可行窦道搔刮或切除术。

(3)浅表伤口的换药法:健康的肉芽组织颜色鲜红呈颗粒状,渗出物少,易出血,可用无刺激的凡士林纱布外敷料;对肉芽组织水肿者,可用3%~5%高渗盐水湿敷料;如肉芽组织生长过高,可用剪刀剪平或用硝酸银溶液烧灼,然后用高渗盐水洗净。

5. 固定敷料 伤口处理完毕,依渗液多少覆盖一定数量的纱布,一般伤口可用2块纱布,如渗出液较多,可用厚敷料覆盖;粘贴胶布时,应注意局部皮肤清洁、干净、无毛或少毛;胶布粘贴要求宽度、长度适当,粘贴胶布的方向应与肢体或躯体的长轴垂直,切忌环周粘贴,必要时可根据伤口的部位或手术的性质,应用绷带或胸腹带固定敷料或加压包扎。

6. 整理工作 换药结束后应将各种污物、器械归类处理;妥善安置好患者;整理好换药床上的床单及被褥;工作人员洗手等。

二、引流物的种类和使用

引流,此指将人体内积聚的渗液、血液、脓液或其他液体导流于体外或体内脏器的技术。其目的主要是为预防、治疗感染或分流减压。引流或不引流、将引流物放置到哪个部位、选择何种引流物等也是外科医生毕生的课题。

(一)常用引流物

1. 凡士林纱条 用于新切开的脓腔,较为新鲜及分泌物较少的肉芽创面,或不宜缝合的伤口的引流。优点是保护肉芽和上皮组织,不与创面粘连,易于撕揭而不引起疼痛。缺点是不易吸收分泌物,不适宜渗出物较多的伤口。

2. 纱布引流条 干纱布引流条,因其具有吸附作用,多用于分泌物较多的感染性伤口;盐水纱布引流条多用于各种感染切开的脓腔;如在盐水纱布引流条加入适量的抗生素溶液,即为抗生素纱布引流条,因其对脓液具有稀释和吸附作用,多用于严重感染切开引流后或需要湿敷的伤口。

3. 橡皮引流条 多用于浅表部位手术后渗血,或四肢、头面部较小伤口的引流。

4. 烟卷引流 多用于体腔的引流,或肌层深部脓肿以及深部创腔的引流。由于术后有时可被分泌物堵塞,故应酌情旋转或逐渐拔除。目前许多医院已逐渐用橡皮引流管代替卷烟引流,但有时两者也并不能相互替代。

5. 胶管引流 可分为乳胶管和硅胶管,后者对组织的刺激性小。一般来说,选择何种材质的引流管应根据具体情况而定。目前常用的引流管根据其结构不同,可分为普通引流管和双套管引流管,后者为含有较粗吸出管和较细滴入管的复合导管,均适用于体腔的引流、深部创腔的引流以及管腔器官内的引流,并可接负压引流装置。

(二)引流物的选择

切口内仅有少量渗液者可用橡皮条引流;脓液较多时可用烟卷引流或盐水纱布引流;深在的创腔或腹腔引流可用胶管引流;胸腔引流则需要用硬橡皮管引流,以免受肋骨压迫;脓腔引流可酌情选择盐水纱布、凡士林纱布或乳胶管引流。

（三）引流物的放置

脓腔应先清除脓液,清洗、吸尽残余液体后再放引流;探明伤口的深度、方向、大小,将引流物放置于创腔底部,向上稍拔出少许,使之与底部肉芽稍有距离,以便肉芽由底部向上生长而愈合;腹腔引流最好另做切口引流,以免影响伤口愈合;纱布引流时应去除碎边,以防遗留异物;引流物应妥善固定,严防脱落;长期放置引流时,应酌情定期更换引流物。

（四）引流物的拔除

术后预防性引流可于一次性拔除;脓腔引流应逐渐拔除;去除固定的缝线,松动、旋转,使其与周围组织充分分离后拔除;多根或多吸引的引流物应逐根拔除;拔除引流物时应注意其数量,完整性,有无残留物。

三、拆线与伤口记录

（一）拆线时间

拆线时间,可根据伤口部位、局部血液供应情况、受术者的年龄来决定。一般头面部、颈部可于术后4~5天拆线;下腹部、会阴部可于术后6~7天拆线;胸部、上腹部、背部、臀部可于术后7~9天拆线;四肢可于术后10~12天拆线(近关节部位可适当延长);减张缝线可于术后14天拆除;有时也可间断拆线。青少年可缩短拆线时间;老年人以及营养不良者,可延长拆线的时间。

（二）伤口的分类

一般习惯将所有伤口,包括手术后缝合的伤口分为四类:清洁伤口、可能污染伤口(清洁-沾染伤口)、污染伤口及感染伤口。记录伤口愈合情况时,仅包括前三类初期完全缝合的伤口,而对于切开引流、仅部分缝合或植皮的伤口,则不包括在内。

1. 清洁伤口　即Ⅰ类伤口,用"Ⅰ"字表示,此指缝合的无菌伤口,如甲状腺手术的伤口。这类伤口,只要处理正确,一般都能达到一期愈合。

2. 可能污染的伤口　即Ⅱ类伤口,用"Ⅱ"字表示,如胃大部切除术,伤后6小时内经过清创术缝合的伤口,会阴部的手术伤口,以及伤口裂开后再度缝合的伤口。此类伤口,如经过严格的消毒处理和无菌技术操作,一般能避免发生伤口感染。

3. 污染伤口　即Ⅲ类伤口,用"Ⅲ"字表示,此指邻近感染区域或组织直接暴露于污染或感染物中的伤口,如急性弥漫性腹膜炎手术的伤口。此类污染伤口,发生感染的几率显然增大,但如果将此类伤口经过特殊处理,仍可达到一期愈合。

对于非手术伤口,即外伤所致的伤口,一般认为在伤后12小时之内处理者,属于污染伤口。此类伤口,应及时进行清创缝合术,尽可能使伤口达到一期愈合。

（三）伤口愈合的分级

伤口愈合分为3级:①甲级愈合,用"甲"字表示,指伤口愈合优良,没有不良反应的初期愈合;②乙级愈合,用"乙"字表示,说明伤口愈合欠佳,愈合处有炎性红肿、硬结、血肿、积液、未化脓而吸收者;③丙级愈合,用"丙"字表示,指伤口已化脓,需开放引流及换药后才能愈合。

应用上述分类分级的方法,在手术后观察伤口愈合的情况,并做出记录。如胃大部切除术后愈合优良,则记以"Ⅱ/甲"表示;腹股沟疝修补术后,伤口发生红肿、硬结,但完全吸收而愈合,则以"Ⅰ/乙"表示,余类推。

（刘晓红　李全兴）

主要参考书目

1. 李全兴. 美容手术概论[M]. 北京：人民卫生出版社，2010.

2. 李全兴. 美容手术概论[M]. 2版. 北京：人民卫生出版社，2014.

3. 党世民. 外科护理学实践指导及习题集[M]. 北京：人民卫生出版社，2012.

4. 陈四清，彭兰地. 外科护理实训教程[M]. 北京：科学出版社，2008.

5. 陈祎凡，邓香兰. 美容心理学[M]. 武汉：华中科技大学出版社，2017.

6. 梁英，刘晓燕. 美容整形外科护理[M]. 北京：化学工业出版社，2007.

7. 胡琼华，刘林嶓. 美容外科与护理技术概论[M]. 北京：科学出版社，2006.

8. 黎冻. 美容外科学概论[M]. 北京：人民卫生出版社，2010.

9. 顾劲松，刘林嶓，杨加峰. 美容外科学概论[M]. 2版. 北京：科学出版社，2015.

10. 栾杰，穆大力. 乳房整形美容2016观点[M]. 北京：科学技术文献出版社，2016.

11. John B. Tebbetts. 特贝茨隆乳术[M]. 陈育哲，余力，译. 北京：人民军医出版社，2014.

12. 中华医学会. 临床技术操作规范：医学美容分册[M]. 北京：人民军医出版社，2004.

13. 陈言汤. 美容外科学[M]. 北京：人民卫生出版社，2005.

14. 柳大烈，艾玉峰. 美容外科学[M]. 2版. 北京：科学出版社，2003.

15. 肖斐. 美容外科学[M]. 北京：中国中医药出版社，2006.

16. 张福奎. 皮肤美容手术图解[M]. 北京：人民卫生出版社，2008.

17. 高景恒. 美容外科学[M]. 2版. 北京：北京科学技术出版社，2012.

18. 赵启明，邬成霖. 皮肤美容外科学[M]. 杭州：浙江科学技术出版社，2003.

19. 吴祥德，耿翠芝. 乳腺外科手术学[M]. 北京：人民卫生出版社，2009.

20. 鲁开化. 常用美容手术及并发症修复[M]. 上海：第二军医大学出版社，2005.

21. 杨晓惠，李健宁. 实用整容外科手术学[M]. 北京：人民卫生出版社，1991.

22. 斯皮内利. 眼睑及眼周美容外科手术图谱[M]. 李建宁，马勇光，尤维涛，译. 北京：北京大学医学出版社，2006.

23. 黎介寿，吴孟超，周树夏. 手术学全集：口腔颌面外科卷[M]. 北京：人民军医出版社，1994.

24. 宋儒耀，方彰林. 美容整形外科学[M]. 3版. 北京：北京出版社，2002.

25. 王炜. 整形外科学[M]. 杭州：浙江科学技术出版社，1999.

26. 李冬梅. 眼睑手术图谱[M]. 北京:北京科学技术出版社,2006.

27. 陈孝平. 外科学. [M]. 北京:人民卫生出版社,2005.

28. 张福奎. 外科基础操作处置技术[M]. 2版. 北京:人民卫生出版社,2007.

29. 于江,朱灿,曹思佳. 微整形注射美容[M]. 北京:人民卫生出版社,2013.

30. 何伦,王向义. 美容医学基础[M]. 北京:人民卫生出版社,2012.

31. 高天文,刘玮. 美容皮肤科学[M]. 北京:人民卫生出版社,2012.

32. 王志军,刘林嶓. 美容外科学[M]. 北京:人民卫生出版社,2012.

复习思考题答案要点和模拟试卷

《美容外科学概论》教学大纲

08检